用药安全主管

MEDICATION SAFETY OFFICER'S HANDBOOK

[美] 康妮·M.拉尔森（Connie M. Larson） [美] 黛比·赛恩（Deb Saine） ◎ 主编
蔡立坚 陆 芸 宋海庆 ◎ 主审
闫素英 张伶俐 ◎ 主译

中国药理学会药源性疾病学专业委员会
合理用药国际网络（INRUD）中国中心组临床安全用药组
北京市卫生健康委员会临床安全用药工作组
药物不良反应杂志社
◎ 联合组织翻译

安全用药管理者的
| 必备知识 | 岗位职责 | 工具技巧 |

科学技术文献出版社
SCIENTIFIC AND TECHNICAL DOCUMENTATION PRESS

图书在版编目（CIP）数据

用药安全主管 /（美）康妮·M.拉尔森（Connie M.Larson），（美）黛比·赛恩（Deb Saine）主编；闫素英，张伶俐主译. —北京：科学技术文献出版社，2021.12
书名原文：Medication Safety Officer's Handbook
ISBN 978-7-5189-8860-0

Ⅰ.①用… Ⅱ.①康…②黛…③闫…④张… Ⅲ.①用药法—基本知识 Ⅳ.①R452

中国版本图书馆CIP数据核字（2021）第261841号

著作权合同登记号　图字：01-2021-6752

本书英文版由康妮·M.拉尔森和黛比·赛恩主编，版权归美国卫生系统药师协会所有。
中文简体字版归北京尚医联合文化传播有限公司所有。
Medication Safety Officer's Handbook
By Connie M. Larson and Deb Saine/ISBN 978-1-58528-210-4
Copyright © 2013 American Society of Health-System Pharmacists, Inc. All rights reserved.
Simplified Chinese Translation copyright © 2021 by Beijing Bettercare Culture Co., Ltd.
All rights reserved.

用药安全主管

策划编辑：邓晓旭　　责任编辑：邓晓旭　胡　丹　　责任校对：张吲哚　　责任出版：张志平

出 版 者	科学技术文献出版社
地　　址	北京市复兴路15号　邮编　100038
编 务 部	（010）58882938，58882087（传真）
发 行 部	（010）58882868，58882870（传真）
邮 购 部	（010）58882873
官方网址	www.stdp.com.cn
发 行 者	科学技术文献出版社发行　全国各地新华书店经销
印 刷 者	北京久佳印刷有限责任公司
版　　次	2021年12月第1版　2021年12月第1次印刷
开　　本	710×1000　1/16
字　　数	335千
印　　张	28.25
书　　号	ISBN 978-7-5189-8860-0
定　　价	99.00元

版权所有　违法必究

购买本社图书，凡字迹不清、缺页、倒页、脱页者，本社发行部负责调换

献　词

本书献给用药安全主管和其他用药及患者安全领域的领导者，愿大家都能找到开展这项重要工作的灵感和动力。

对于经历过用药差错的患者及其家属来说，我们致力于为所有人提供更安全的医疗系统。

——康妮·M. 拉尔森和黛比·赛恩

我要将本书献给托比·克拉克，是他在很多年前设立了用药安全主管一职，并鼓励和激发了我对用药安全工作的兴趣。另外，还要感谢我的孩子们——朱莉亚、艾玛和杰克，感谢他们给予我的爱和持久的支持。

——康妮·M. 拉尔森

我要将本书献给我的妈妈——她是我认识的第一位药师，还有我的爸爸——他以智慧和爱心指引着我。

——黛比·赛恩

翻译名单

中国药理学会药源性疾病学专业委员会
合理用药国际网络（INRUD）中国中心组临床安全用药组
北京市卫生健康委员会临床安全用药工作组
药物不良反应杂志社
联合组织翻译

顾　问	王育琴　首都医科大学宣武医院　李玉珍　北京大学人民医院
主　审	蔡立坚　美国罗斯威尔帕克综合癌症中心
	陆　芸　美国明尼苏达大学药学院，海澎医疗集团
	宋海庆　首都医科大学宣武医院
主　译	闫素英　张伶俐
副主译	张青霞　梅　丹　谭　玲

译　者（按照姓氏拼音排序）

安卓玲	首都医科大学附属北京朝阳医院	陈　杰	中山大学附属第一医院
陈世财	首都医科大学附属北京潞河医院	褚燕琦	首都医科大学宣武医院
董　迪	北京积水潭医院	董　梅	哈尔滨医科大学附属肿瘤医院
费皓天	四川大学华西第二医院	冯　欣	首都医科大学附属北京妇产医院
郭晓丽	北京优联医院	韩　冰	复旦大学附属闵行医院
韩　毅	山东省千佛山医院	胡　扬	北京协和医院
黄　欣	山东省千佛山医院	菅凌燕	中国医科大学附属盛京医院
李秋月	北京协和医院	栗　芳	首都医科大学附属北京佑安医院
林　阳	首都医科大学附属北京安贞医院	刘　娟	哈尔滨医科大学附属第二医院
刘　蕾	民航总医院	陆国红	上海交通大学医学院附属仁济医院
梅　丹	北京协和医院	庞　露	中国医科大学附属盛京医院
邱　峰	重庆医科大学附属第一医院	谭　玲	北京医院
王雅葳	首都医科大学宣武医院	王彦改	首都医科大学宣武医院
吴海燕	中山大学附属第一医院	许　莎	首都医科大学附属北京安贞医院
闫素英	首都医科大学宣武医院	余自成	同济大学附属杨浦医院
袁偲偲	首都医科大学附属北京妇产医院	张　沫	首都医科大学附属北京安贞医院
张　茜	首都医科大学附属北京朝阳医院西院	张　征	首都医科大学附属北京朝阳医院
张伶俐	四川大学华西第二医院	张青霞	首都医科大学宣武医院
张晓兰	首都医科大学附属北京潞河医院	赵桂宏	首都医科大学附属北京潞河医院
赵环宇	首都医科大学附属北京同仁医院	甄健存	北京积水潭医院

翻译秘书　张青霞

中译本序一

2021年是中国共产党百年华诞之年，更是中华复兴第二个百年的开局之年，党中央提出高质量发展和全面推进健康中国建设的战略方针。在宏观政策变化的大背景下，中国医院的药师们始终秉承着"Do no harm（不伤害原则）"的初衷，正在实现患者用药安全的路上砥砺前行。由中国药理学会药源性疾病学专业委员会（以下简称"DID专委会"）等组织翻译的《用药安全主管》即将问世，它的出版恰逢其时。

"用药安全主管（medication safety officer，MSO）"概念的出现和MSO制度的实施始于20世纪末、21世纪初。2000年，美国医学研究所（Institute of Medicine，IOM）发表了里程碑式报告——《孰能无过：构建更为安全的卫生保健体系》，震惊了医药界。严重的用药安全问题成为常见的致死因素，造成每年数十万人死于原本可避免的用药差错所导致的药源性疾病。同时，研究表明：用药差错相关成本每年高达420亿美元，相当于全球卫生总支出的1%，而改善患者用药安全却可为一些国家每年节省60亿～290亿美元。在用药安全问题已成为全球共同关注的医疗焦点之际，MSO作为用药安全的权威专家和管理者应运而生。自2005年美国的医疗机构开始设立MSO之后，英国、爱尔兰、沙特阿拉伯和澳大利亚等国相继设立MSO岗位，该岗位在保证患者用药安全中发挥着不可替代的关键作用。

我国的MSO历程始于2016—2017年，DID专委会多次组织国内专家赴美国参加ASHP/ISMP（美国卫生系统药师协会/美国安全用药实践研究所）等组织的学术交流活动，并专门选派专家云ISMP接受学习培训，与美国不同医院的MSO进行广泛的交流。在此基础上，2017年9月，DID专委会向国家卫生健康委员会医政医管局正式提交 MSO 试点申请建议书，该建议书由四川大学华西第二医院的张伶俐副院长执笔完成。MSO 试点建议得到时任国家卫生健康委员会医政医管局张宗久局长和焦雅辉副局长以及其他领导的充分肯定、支持及具体指导。一共有 9 家医院成为全国首批 MSO 试点医院，分别是：首都医科大学宣武医院、中国医学科学院北京协和医院、四川大学华西第二医院、山东省千佛山医院、中山医科大学附属第一医院、中国医科大学附属盛京医院、安徽省立医院、哈尔滨医科大学附属第二医院和重庆医科大学附属第一医院。在 9 家试点医院的领导和药学部主任的大力支持和不懈努力下，我国开始了不同模式的 MSO 探索。

在我国的 MSO 探索初期，DID 专委会专门组织编译了美国《2011ISMP 医院用药安全自我评估标准》，并在试点医院等全国 67 家医院开展实测，获得了我国医疗机构用药安全的第一手数据。同时，这次实测也是一次针对美国医疗机构安全用药管理的全面深入学习和借鉴的过程。该研究成果在中华医学会《药物不良反应杂志》上发表的论著入选中国科协优秀科技论文项目"百篇优秀论文"。

MSO 的实施完全是新思维、新模式的探索，并不是一件一蹴而就的事情，如果能有一部具体翔实的操作手册和指南，势必令业界同行大受裨益。为此，DID 专委会决定翻译《用药安全主管》。这本书是由美国 15 家医疗机构的 12 位资深用药安全专家/MSO 精心编写而成的，担任本书翻译工作的团队是国内多年致力于用药安全的 23 个医疗机构优秀药学团队的 40 位专家及药师。在 DID 专委会副主任委员闫素英教授和张伶俐教授的主导下，大家投入了极大的热情和专注，表现出了新时代药师的职业担当和专业水平。尤其是在新冠疫情来袭的艰难日子里，各位译者在完成繁重的本职工作和抗疫工作之余笔耕不辍，成就了今天的付梓。

《用药安全主管》的中译本清晰、准确地还原了原著所传递的全新思想和精髓：用药安全主管（MSO）的使命就是防止患者受到伤害，是我们医药人的初衷——Do no harm 的具体体现！希望广大读者通过阅读本书，能够理解和珍惜这份情怀，进而更专注于避免、预防和改善用药过程中产生的不良后果或伤害；更多地使用先进的用药安全管理模式，创新自己的工作流程；更多地去团结有志于用药安全的合作伙伴——医生、护士、管理专家、信息专家、患者等；更坚实地搭建用药安全的文化根基，针对用药安全最具挑战性的环节采取行动，最终达成患者安全的核心目标。希望读者能应用这本书的理念，在中国用药安全的探索、实践与研究中，真正让患者获益！

我一直认为MSO这个新岗位的诞生和用药管理新模式的出现，实际上就是一场变革，是需要勇气和历史使命感的。如同1997年诺贝尔和平奖得主——伟大的特蕾莎修女说过的：我们不太能够做出伟大的事情，但是我们要用伟大的爱心做一些小事情。我认为MSO就是我们用伟大的爱心做的一件小事情，是一粒小种子，希望这粒小种子能够在药师和安全用药团队的精心培育下生根发芽，汲取我们每一份微薄的力量成长为一棵参天大树、成为一片森林，为亿万患者遮风挡雨，为健康中国助力！

当前，我国的医院药学正处在蓬勃发展的成长阶段。为了让更多的药师加入到安全用药队伍中，在翻译本书的同时，DID专委会还组织开展了MSO培训，来自上海、北京、山东、安徽的450余位药师完成了MSO培训；同时，不同医院的实践和研究也大大地推进了我国的MSO进程。

在《用药安全主管》中译本即将出版之际，我们要特别感谢编写原著的美国同行，感谢康妮·M.拉尔森（Connie M. Larson）、黛比·赛恩（Deb Saine）！感谢以闫素英和张伶俐教授为首的翻译和审校精英团队！感谢长期致力于中美学术交流的两位专家学者——蔡立坚博士和陆芸博士，是他们的先行引进、积极沟通和持之以恒的努力，才让MSO在中国落地开花。更要感谢各级领导的信任、鼓励和帮助，特别是国家卫生健康委员会医政医管局原局长张宗久、国家卫生健康委员会医政医管局医疗安全与血液处高新强处长、张睿副处长和国家卫生健康委员会医政医管局医疗管理处张文宝处长，北京市卫生健康委员会药械处刘清华处长，首都医科大学宣武医院党委书记岳小林和党委副书记李嘉。感谢DID专委会主任委员宋海庆教授和北京大学人民医院李玉珍教授等，是他们的高瞻远瞩和悉心指导，才有了MSO试点、MSO培训和MSO图书的出版。最后，对于健康界传媒的帮助和贡献表示感谢！

祝贺《用药安全主管》中译本正式出版！

王育琴

首都医科大学宣武医院药学部主任药师、教授

中华医学会《药物不良反应杂志》总编辑兼社长

中国药理学会药源性疾病学专业委员会名誉主任委员

合理用药国际网络（INRUD）中国中心组临床安全用药组组长

2021.12.10

中译本序二

我第一次接触到用药安全主管（MSO）这个概念是在 2002 年。那时，国际用药安全网络（IMSN）年度会议在香港召开，会上有专家介绍了 MSO 的理念和工作模式。我当时的直觉就是：这是一个 "good idea"。用药安全工作是需要由人去做的，设置这样一个岗位并赋予其职责和一定的权力，无疑有利于工作的开展。

记得我刚进入医院药剂科工作时，一切业务工作都要由手动完成：打着算盘划价，拿着药瓶和牛角匙把调配好的药品装入纸袋……而且，所有的领药单、处方和医嘱都是手写的。当时，互联网这个词还没被发明出来，药房自动化设备只是幻想。而今天，医疗机构像一个日夜不停运转的复杂的"机器系统"：计算机与强大的临床决策支持系统高效、准确地处理着处方和医嘱，药房里的"机器人"精准地调配药品，条形码和患者腕带保证人—药匹配，护士通过智能输液泵准确地控制输注速度……更不用说人工智能技术在医疗与合理用药领域的应用了。但不幸的是，科技的发展和医疗技术的进步并没有带来用药差错的大幅减少，药品不良事件和用药差错仍在我们的身边发生，患者安全依然是一个亟待改进和解决的严重问题。

这是为什么？其实我一直坚定地认为，在用药差错和患者安全领域，按重要性和基础性划分，第一是文化，第二是人，第三是管理。虽然技术不可谓不重要，但与前三者相比，它只能排在第四位。文化需要培育和积淀，它的形成是一个长期的、缓慢的孕育过程；而人与管理的问题如果解决得好，就能够对防范用药差错、保障用药安全起到最为直接和重要的作用。这就是我 2002 年第一次接触 MSO 理念时之所以会立刻产生那种直觉的原因。

也是从 21 世纪初开始，美国的一些大型医院开始把用药安全的任务落实到相关管理人员的职能当中。2010 年，部分医院开始设立全职的 MSO，医疗集团旗下的大型医院还设立了用药安全部，由专职药师担负领导职责。2013 年，美国成立了用药安全总监协会。时至今日，MSO 基本已成为美国大型医院的"标配"。除美国外，加拿大和欧洲一些国家的相关组织也颁布了一系列用药安全指南，建立了规范的 MSO 工作模式和流程。MSO 真正发挥了用药安全领导者和实践者的作用。近年来，我国的一些医疗机构学习和借鉴国际经验，组织了相关培训，设立了类似 MSO 的工作岗位，并赋予其相关管理职责。但总体来说，无论是在理念上还是在实践中，都与国际水平有着相当大的差距。

由康妮·M. 拉尔森和黛比·赛恩主编的《用药安全主管》，从基础理论到实际操作，全面、系统地论述了 MSO 的工作理念、岗位职责和实践技能。用本书前言中的一句话来说："《用药安全主管》作为一种资源，不仅能带你入行，还能带你走上用药安全之路。"

感谢国内知名医院药学专家王育琴教授、闫素英教授等人带领团队将本书翻译成中文并介绍给国内读者，祝贺《用药安全主管》出版！

张晓乐
北京药盾公益基金会理事长
中国药师协会患者教育工作委员会主任委员
2021.10

中译本序三

安全无小事，患者安全是全球健康优选事项，用药安全是患者安全的重要组成部分。2001年，随着美国医学研究所（IOM）发布《跨越质量鸿沟：21世纪新的卫生系统》，一系列卫生保健质量活动启动，英国国家患者安全局（NPSA）随之建立。2006年，IOM研究发现：每年，在美国的150万住院患者中，平均每人每天出现1次用药差错。卢西恩医生（Lucian Leape）于2013年报告称：每年因医疗差错导致死亡的美国人可能远多于13年前IOM发表的《人非圣贤，孰能无过》中的估值。中国医院协会从2007年开始发布"患者十大安全目标"，截至目前共发布7版，7版目标中均有用药安全的相关内容，而且用药安全相关内容在5版中都位列目标第二位。2021年10月25日，美国医院评审联合委员会发布了"2022年患者安全目标"，其中目标3就是"确保用药安全"。

用药安全主管（MSO）的主要工作职责是确保用药安全。美国全年因药品不良事件和用药差错导致的急诊患者约有70万人、住院患者约有12万人，其中约40%的差错是可以预防的。美国的MSO通过预防药品不良反应的发生，减少患者伤害。相关研究证明，美国拥有700张床位的医疗机构每年可因此节约经费约280万美元。

2020年8月4日，发布的《国家卫生健康委办公厅关于印发药事管理和护理专业医疗质量控制指标（2020年版）的通知》（国卫办医函〔2020〕654号），将"用药错误上报率"和"严重或新的药品不良反应上报率"纳入药事管理专业医疗质量控制指标。在2021年2月9日，发布的《国家卫生健康委办公厅关于印发2021年国家医疗质量安全改进目标的通知》（国卫办医函〔2021〕76号）中，目标七为："提高医疗质量安全不良事件报告率"。

《国家医疗服务与质量安全报告》显示，我国医疗机构的安全不良事件发生情况与国际相关数据相比较，在识别和报告率上均存在一定的差距。因此，在国家倡导高质量发展的时代，构建医疗机构的医疗质量安全文化和学习平台、提高医疗机构安全不良事件的识别和报告率，提升医疗质量和安全水平尤为迫切。

《用药安全主管》一书详细地讲述了MSO在药品不良事件和用药差错的识别、报告、分析和防范方面所起的作用。MSO的工作任务包括审查和分析用药差错及药品不良事件。本书为医疗机构在MSO岗位设置、MSO如何实操等方面提供了切实可行的参考。我相信，所有有志于医疗质量持续改善的医务人员，都会通过阅读本书获益匪浅。

借此机会，祝贺本书正式出版，并向本书的译者和校对人员为我国提升用药安全水平做出的贡献表示衷心的感谢！

赵志刚
北京市医院管理中心总药师
首都医科大学药学院临床药学系主任
首都医科大学附属北京天坛医院药学部主任
2021.12.8

中译本序四

用药安全直接关系到患者的健康和生命安全,是全球患者安全的严重挑战之一。有数据显示,全球每年与用药差错相关的成本高达420亿美元,相当于全球卫生总支出的1%。我国的用药安全形势同样不容乐观,面临着药品不良事件报告系统尚不完善、缺少专职的管理机构和人员、未建立系统性的用药安全文化、医疗机构内部缺乏有效沟通等诸多问题。本书推荐设立MSO岗位,将MSO作为医疗机构用药安全专职管理人员,为实施用药安全管理工作提供重要抓手,使MSO制度成为创新用药安全工作模式、提升用药安全水平的有效手段。

本书将MSO的责任分为领导责任、用药安全的专业知识、影响实践变革、研究和教育五大领域,有效地保障"药物安全战略计划金字塔模型"的落地实施,其职责范围涵盖了医疗机构用药安全的全流程。《用药安全主管》描述了MSO的职责、人员资质、隶属架构和安全文化等基本概念,详细地阐述了如何发生变革、持续质量改进、用药差错报告和分析、事件管理等实施过程的操作原则。本书既可作为MSO初学者的入门教材,又可作为用药安全领域深耕者的实践宝典。本书是用药安全领域里的一本内容翔实且富有创新性的工具书,在给广大医药同仁们带来新理念的同时,也为医疗机构开展用药安全管理提供了新的模式。

目前国外许多大型医疗机构都设立了MSO岗位,效果评估显示:MSO是解决用药安全问题的有效措施之一。"纸上得来终觉浅,绝知此事要躬行",希望大家能够将书中的理论更多地应用于临床用药安全管理的实践当中,并在实践中进行更多有益的思考,真正让用药安全的种子开花结果。

借此机会，特别感谢中国药理学会药源性疾病学专业委员会对MSO理念的积极引进和广泛推广，感谢本书译者团队的高质量翻译，感谢北京市卫生健康委员会临床安全用药工作组的各医疗机构成员的大力支持。

赵荣生

北京大学第三医院药剂科主任

中国药学会医院药学专业委员会副主任委员

中国医院协会药事专业委员会副主任委员

2021.12.13

译者序

世界卫生组织指出，用药安全问题是医疗保健系统发生医疗伤害的主要原因，可能会导致严重的伤害、残疾，甚至是死亡。同时，用药安全问题还会导致经济严重受损——每年，全球与用药差错相关的成本约为420亿美元。目前，用药安全问题已成为全球共同关注的医疗焦点问题之一。2017年，世界卫生组织"第二届全球患者安全部级峰会"发布了第三项全球患者安全挑战——用药安全，这项全球性举措呼吁在未来5年内将所有国家的"严重的可避免的药物相关伤害"减少50%。2019年，世界卫生大会通过了《全球患者安全行动》（WHA72.6号决议），将每年9月17日定为世界患者安全日，同时发布用药安全的3个关键领域行动技术报告，提出患者用药安全行动指南，旨在更有效地推进患者安全工作。

解决用药安全问题包括避免、预防或纠正与药物治疗相关的所有意外伤害，这些意外伤害可能会以不同的严重程度发生在各级护理中，因此，寻求改进和提升用药安全的有效手段与工作模式至关重要。全球经验显示，建立用药安全主管（MSO）制度、设立医疗机构MSO岗位，可有效提升用药差错事件的报告质量、降低患者的用药风险、节省医疗费用。本书旨在为建立MSO岗位及其工作开展提供指导，旨在通过该项工作，使MSO成为一股促进安全用药的积极变革力量，同时也为医务人员在日常医疗活动中有效地预防和解决安全事件提供实用的工具和技巧。

本书是国内出版的首部关于用药安全主管的系统介绍。在此，我们要特别感谢国家卫生健康委员会医政医管局原局长张宗久——在他的倡导下，我们一行10人赴美国进行短期考察，有机会接触MSO这一概念，并从中发现了这样一个优秀管理体系带给用药安全的长期益处！感谢为翻译工作做出突出贡献的蔡立坚教授——他搭建了中美药师信息交流的桥梁，他的指导促进了本书翻译出版工作的进程！我们尤其要感谢中国药理学会药源性疾病学专业委员会名誉主任委员、《药物不良反应杂志》总编辑王育琴教授为促成本书在中国的翻译出版所做出的突出贡献——王育琴教授一直致力于中国医疗机构的用药安全工作，在她的努力下，中国药学工作者有机会通过本书了解到MSO的国际前沿探索和工作标准，本书亦是她所倡议的"安全管理模式的创新举措"的体现！感谢合理用药国际网络（INRUD）中国中心组临床安全用药组和北京市卫生健康委员会临床安全用药工作组的全体成员单位的大力支持和参与！感谢参与本书翻译的全体专家，你们各位的努力成就了本书的面世！感谢科学技术文献出版社的编辑老师，你们严谨认真的工作作风，最大程度地还原了本书的原稿内容及风格！最后，还要感谢本书原作者康妮·M.拉尔森（Connie M. Larson）和黛比·赛恩（Deb Saine）。

用药安全也是我国卫生行政管理部门高度重视的一项健康挑战，因为日益复杂的卫生系统导致人们更易出错。我们诚挚地将本书献给MSO岗位和其他用药及患者安全领域的医务工作者，愿大家都能找到开展这项重要工作的方法和动力。

最后，感谢健康界传媒为推动我国医疗机构的MSO项目实施所做出的积极贡献。

闫素英　张伶俐
2021.12.12

前 言

欢迎来到用药安全主管（medication safety officer，MSO）的世界！这个竞技场引人入胜、充满挑战，且活力四射。作为用药安全主管，我们需要结合用药方面的专业知识与质量改进原则及领导技能，将大家团结在一起，实现共同的目标：让患者免受伤害。我们总能听到诸如"我应该从哪里入手？""我需要了解什么？"之类的问题，并意识到：没有任何一种资源能够平衡各方信息。对致力于用药安全工作的从业者来说，打造一本用药安全主管操作指南或许是为他们提供帮助的理想方式。《用药安全主管》作为一种资源，不仅能带你入行，还能带你走上用药安全之路。

本书旨在为新任及现任的用药安全主管提供指导。即使无此头衔，所有医疗专业人员也都有责任在任何执业地点提高用药的安全性。本书是解决和处理用药安全工作中的问题和挑战的首选资源。对那些对用药安全工作和质量改进感兴趣的人来说，本书提供了实用的工具和技巧。另外，本书还提供了与用药安全相关的各地示例，可供大家将之应用于各自所在的工作场所。

我们发现，供稿人同我们一样对用药安全的话题颇有兴致，且乐于分享其专业知识和想法。我们的目标是关注对用药安全主管来说至关重要的关键主题，并介绍来自该领域专家的知识、职责、工具和技巧。我们认为，本书的独特之处在于：为扮演独特角色和担任独特职责的用药安全主管提供了指导，同时提供了实用策略，以便将用药安全工作的概念应用于日常实践当中。

以下问题的答案可在本书的相关章节中找到：

- 用药安全主管的职责是什么？
- 面对诸多事务，如何确定优先事项？

- 若无正式授权，将如何开展变革？
- 处方用药的安全评估审查应包含哪些内容？
- 求助！如何为经过修正的根本原因分析设计相关模板？
- 员工用药安全培训应包括哪些内容？
- 从哪里可以找到与用药安全主题相关的更多信息？
- 字母缩写！这些缩略语代表什么意思？

看看我们已完成的工作，它确实引发了这样一个问题：有人能够做到所有的这一切吗？千万不要被这个问题吓倒！即使在最佳情况下并得到大量的帮助，也没有人能够成为事事皆通的专家。好消息是，你不必了解一切，因为我们为你提供了来自众多专业人士的资源和信息，可帮助你更好地完成工作并提升你所在工作场所的用药安全性。

用药安全是一场旅程！引用玛格丽特·米德的话：

> 不要怀疑那些有想法、有决心的人们改变世界的能力；
> 事实上，改变世界的恰恰是这样一小部分人。

康妮·M. 拉尔森
黛比·赛恩
2013 年 5 月

供稿人名录

L. 海莉·伯吉斯（L. Hayley Burgess）
药学博士
美国HCA公司管理服务部临床服务组用药安全和系统创新主任
美国田纳西州纳什维尔市
（美国HCA公司是一家医疗公司，主要经营医院、独立的外科诊疗室、透视成像诊疗中心、肿瘤放射治疗中心、康复理疗中心等各种不同的医疗机构——译者注）

凯瑟琳·A.克雷亚（Kathryn A. Crea）
药学博士
美国药学专业委员会认证的药物治疗学专科药师（BCPS）
美国俄亥俄州哥伦布市俄亥俄医疗集团河畔卫理公会医院认证主任及患者安全主管
美国俄亥俄州芬德利市/芬德利大学药学院助理教授

林恩·E. 埃申巴赫（Lynn E. Eschenbacher）
药学博士/工商管理硕士（MBA）
威克麦德医疗集团健康与医院临床服务主任助理
第一年住院药师培训项目主任/美国卫生系统药师协会（ASHP）住院照护执业者分部主席
美国北卡罗来纳州罗利市

萨拉·海因（Sarah Hein）
药学博士
坦帕总医院用药安全专家
美国佛罗里达州坦帕市

乔安妮·G. 科维特克（Joanne G. Kowiatek）
项目管理硕士/注册药师/ASHP会员
美国匹兹堡大学医学中心（UPMC）癌症中心肿瘤学顾问药师
美国宾夕法尼亚州匹兹堡市

康妮·M. 拉尔森（Connie M. Larson）
药学博士
伊利诺伊大学医院与健康科学系统用药安全主管/药学、安全和质量副主任
伊利诺伊大学芝加哥药学院药学实践临床副教授
美国伊利诺伊州芝加哥市

卡拉·M. 米勒（Karla M. Miller）
药学博士/经认证的精神病学药师（BCPP）
美国HCA公司管理服务部临床服务组药房服务和临床治疗副总裁助理
美国田纳西州那什维尔市

玛乔丽·肖·菲利普斯（Marjorie Shaw Phillips）
理学硕士/注册药师/ASHP会员
佐治亚州摄政医疗中心临床研究与教育药学协调员
佐治亚大学药学院药学实践临床教授
美国佐治亚州奥古斯塔市

黛比·赛恩（Deb Saine）
理学硕士/注册药师/ASHP会员/美国用药安全主管协会会员（FAMSO）
温彻斯特医疗中心用药安全项目经理
美国弗吉尼亚州温彻斯特市

苏珊·J. 斯克莱达尔（Susan J. Skledar）
公共卫生硕士/注册药师/ASHP会员
匹兹堡大学药学院副教授
匹兹堡大学医学中心药房卫生系统处方管理/用药政策团队临床药师
匹兹堡大学医学中心药学部临床药师
美国宾夕法尼亚州匹兹堡市

安·E. 维米尔（Ann E. Wehmeyer）
药学博士/BCPS
拉什大学医学中心绩效改进和临床疗效部高级患者安全专家
美国伊利诺伊州芝加哥市

丽莎·M. 汉隆·威廉（Lisa M. Hanlon Wilhelm）
药学学士/注册药师
赫尔希医疗中心药学部用药安全与合规专家
美国宾夕法尼亚州赫尔希市

致 谢

感谢我们的供稿人分享了他们作为用药安全主管的集体经验、见解和智慧。这是一段漫长的旅程，谢谢你们能够坚持不懈！特别要感谢杰出的项目编辑鲁思·布鲁姆提供的帮助，没有你，我们完成不了这本书。也特别感谢美国卫生系统药师协会（American Society of Health-System Pharmacists，ASHP）的布鲁格曼和比尔·弗格尔，他们的奉献和鼓励推进了本书的编写工作。

康妮想要感谢多年来与她共事的众多从业者：

我从事药师工作的最初几个月是一段宝贵的经历，与伟大的人一起工作帮助我设想并实现了我想成为的那种药师：关心患者、牢记职责。感谢崔西·巴洛对我的想法给予的支持，并为加强我们的用药安全项目提供了颇有价值的信息。感谢格洛丽亚·斯波莱德和艾格尼丝·多米尼克这两位世界上最优秀的技师——感谢你们多年来提供的所有帮助和创意。同时，感谢我的主任安德鲁·唐纳利对MSO这一职位的持续支持和鼓励。

黛比想要感谢与她一起共事过的药房主任：

致麦迪逊的比尔·赫伯特：感谢你提出的愿景，你在1990年创立了致力于用药安全的药师职位，那时MSO尚未广为人知。感谢你让我有机会走上这条职业道路。还要感谢黎巴嫩的鲍勃·赛里奥——感谢你赋予我自主权，让我能够自由探索和创建MSO职位，并帮助我将其发展成为一股积极变革的力量。特别要感谢你"允许"我"加班加点"。还要感谢温彻斯特的汤娅·史密斯和邦妮·皮特——感谢你们对我的专业服务和领导活动所给予的支持，鼓励我在国内外探索和体验各种用药安全实践。还要感谢用药安全部咨询小组（Medication Safety Section Advisory Group，MSSAG）的创始成员。我们的深入讨论，极大地扩充了我的知识结构，并有助于将用药安全提升到药学实践的最前沿。我还要带着万分爱意深深地感谢我的孩子们——贝丝、朱莉和凯文，他们接受"这本书"成为我们日常生活中的"常客"。最后，感谢我的丈夫帕特，是他给予了我灵感、建议，以及一直以来的冒险精神。

目 录

第 一 章　**入门**
　　　　　（黛比·赛恩、康妮·M. 拉尔森）　　　　　　/ 001

第 二 章　**参与组织工作**
　　　　　（林恩·E. 埃申巴赫）　　　　　　　　　　/ 051

第 三 章　**实现变革**
　　　　　（L. 海莉·伯吉斯、卡拉·M. 米勒）　　　　/ 073

第 四 章　**认证与合规**
　　　　　（安·E. 维米尔）　　　　　　　　　　　　/ 097

第 五 章　**人为差错与安全文化概述**
　　　　　（萨拉·海因）　　　　　　　　　　　　　/ 145

第 六 章　**持续质量改进原理**
　　　　　（苏珊·J. 斯克莱达尔）　　　　　　　　　/ 171

第 七 章　**用药系统的安全性**
　　　　　（康妮·M. 拉尔森）　　　　　　　　　　　/ 213

第 八 章　**用药技术和安全性**
　　　　　（丽莎·M. 汉隆·威廉）　　　　　　　　　/ 261

第 九 章　**用药差错的上报与分析**
　　　　　（玛乔丽·肖·菲利普斯）　　　　　　　　/ 291

第 十 章　**事件管理**

　　　　　（凯瑟琳・A. 克里亚）　　　　　　　　　　/ 321

第十一章　**差错预防策略与员工教育**

　　　　　（凯瑟琳・A. 克雷亚、黛比・赛恩）　　　/ 345

第十二章　**重要的网站和其他资源**

　　　　　（乔安妮・G. 科瓦泰克）　　　　　　　　/ 371

术语表　　　　　　　　　　　　　　　　　　　　　/ 410
缩略语表　　　　　　　　　　　　　　　　　　　　/ 418

CHAPTER 1

第一章
入门

黛比·赛恩　康妮·M. 拉尔森

> 过去的药物成分简单、药效差、相对安全。现在的药物成分复杂、药效显著、存在潜在危险。
>
> ——西里尔·钱德勒教授[1]

引言

钱德勒教授的上述陈述放在今天依然适用。据美国医学研究所（Institute of Medicine，IOM）用药差错识别和防范委员会评估，每名住院患者平均每天至少会经历一次用药差错。此外，IOM 还报告称，至少有 25% 的药物相关性伤害是可以预防的。仅在美国，每年至少发生 150 万例可预防性药物不良事件（adverse drug event，ADE），其所造成的损失（2006 年）超过了 35 亿美元。[2] ADE 的致死率为 1%～2.45%。[3,4] 毋庸置疑，有必要采取行动防止药物相关性伤害。

"一项成功的用药安全计划的基础是拥有一位敬业且自愿实施该计划的药剂师领导者。"[5] IOM、美国国家质量论坛（National Quality Forum，NQF）及美国卫生系统药师协会（American Society of Health-System Pharmacists，ASHP）均支持这一观点。[2,6,7] 致力于推进用药安全的领导者将能够提供必要的关注点和专业知识，以改善机构的患者安全结局。用药安全主管（medication safety officer，MSO）将履行这一基本职责，担任该

第一章 入门

职务者应致力于保障患者安全，降低用药风险。

实践范围

MSO 的职责范围是什么？在"医疗机构行动议程"相关内容中，IOM 用药差错识别和防范委员会建议："任命一名 MSO，负责改善整个医院的用药安全。"[2] NQF 在"18 项实践目标声明"中提到："以药房为主导的领导结构和系统可确保以多学科为重点且精简的操作流程，从而实现整个组织范围内的用药安全"。[6] ASHP 关于用药安全负责人作用的声明对 MSO 的角色进行了简要概述（参见附录 1-A）。该声明称："用药安全负责人的职责范围涉及医疗系统的各个环节，并集各种角色于一身，如教育工作者、导师、指导人员、调查人员、合规官、风险管理者、工程师、会计师、统计师、计算机分析师和顾问。"[7] MSO 的职责范围很广泛，涵盖整个机构内的每一个参与学科的用药全过程。

简言之，MSO 的使命是防止患者受到伤害。美国国家患者安全基金会（National Patient Safety Foundation，NPSF）声明："患者安全主要是避免、预防和改善医疗服务过程中产生的不良后果或伤害。"[9] 请注意，安全工作的重点在于结果，而不是专注于预防差错。这是 MSO 需要了解的核心理念。因此，MSO 的使命应专注于避免、预防和改善用药过程中产生的不良后果或伤害（例如，患者遭受的伤害）。用药过程包括用于向患者提供药物治疗的规程和系统，例如，药品采购、储存、处方开具、抄录、备药、配药、给药、记录和监测。该使命确定了总体目标，并指导着 MSO 的决策和行动。

NPSF 进一步认识到：安全性"不仅仅是无不良后果，也不仅仅是避免可预防性差错或事件。安全性不止关乎个人、设备或科室"。[9] 如上所述，这与 MSO 在用药安全方面的广泛职责紧密相关。MSO 还必须解决差错和偏差，应对危险情况和临界差错以及导致不良后果的相关事件。为提高安全性，MSO还要探索系统及其组成元素之间的关系。

MSO保障用药安全的工作模式可描述为金字塔结构（图1-1），从广义上讲，该结构描述了MSO为实现其使命而开展的活动。金字塔的各个层级并不互斥，因为MSO要同时处理多个问题。这里展开的简短讨论概述了MSO的工作策略，后续章节还将详细介绍MSO的概念和具体操作。

用药安全计划的成功与否取决于安全文化。[2, 5, 6, 10-12]该文化对于提高用药安全至关重要，在"用药安全金字塔模型"[13]和美国医疗研究与质量管理局（Agency for Healthcare Research and Quality，AHRQ）提出的"30项改善

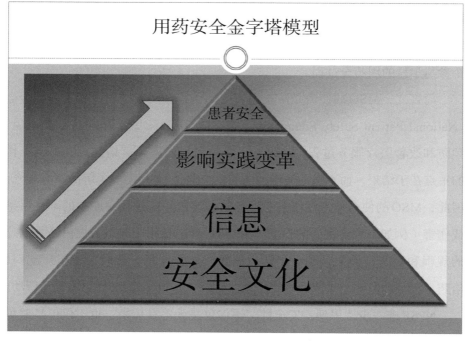

图1-1　用药安全金字塔模型

Source: Courtesy of Deb Saine.

第一章 入门

医疗的安全实践"[14]中,用药安全均位列榜首。大力发展和提升用药安全文化是MSO的基本职责,也构成了金字塔的基础。如有可能,MSO应设法将加强安全文化的策略与其他任务或职责结合起来。本书第五章将介绍安全文化及MSO的相关职责。

金字塔的第二级——信息,反映了MSO对内/外部信息的应用,以及指导其工作的有关医疗服务标准的信息。"与用药安全相关的战略目标应基于对内部用药的过程和能力、用药安全的外部影响、患者需求以及与用药相关的医疗市场等方面的评估。"[15] MSO必须深入了解所在机构中安全事件的本质和安全环境,以便对改善用药安全的措施进行优先级排序并制定相应的策略。[7,10-13,16,17] 同时,MSO必须通过在自身专业领域的持续发展及不断提升对患者安全领域的发展及外部事件的认识,积累和保持用药安全方面的专业知识。[7] 关于其重要性,美国用药安全实践研究所所长迈克尔·科恩指出:"不幸的是,医疗行业有太多人认为,若没有发生在自己身上,其他人遭遇不良事件的经验教训就不值得借鉴。" MSO还应充分了解医疗服务标准,这是提高用药安全性的基础。具体示例包括专业机构(如ASHP)、认证标准评价机构〔如美国联合委员会(The Joint Commission,TJC)〕和其他标准制定机构(如美国疾病预防控制中心)的最佳实践建议。本书第二章将更详细地介绍相关概念。

金字塔的第三级,也就是该采取行动的时候——影响实践变革。MSO对整个机构中参与用药过程的众多学科和科室几乎没有指挥权,因而无法简单地下达变革指令并期望实现变革。作为MSO,必须结合领导技能、用药安全专业知识、绩效改进方法方面的经验和团队合作来影响实践变革,以提高用药安全性。[7] 影响实践变革是MSO职责中最具挑战性的一面,本书第三章将对此展开讨论。团队协作对提高用药安全性至关重要。[5, 6, 11, 12, 18, 19] 通过变革文化和应用信息及数据,MSO必须塑造和指导用药安全事业,对其产生影响，进而达到金字塔的顶端——患者安全。

将患者安全置于金字塔的顶端，这是MSO的主要目标——保障患者安全，保护患者免受伤害。它强调了MSO的使命是以患者为中心。我们对患者安全做出的承诺必须位于金字塔的顶端，并在组织中清晰可见。

职位描述

MSO是"机构指定的临床执业者，担任用药安全的权威专家"。[7]这一职位也称用药安全负责人、用药安全管理者、用药安全协调人、用药安全临床专家、用药安全药师和用药安全主任。职位描述有助于传达该职位的愿景、绩效预期以及与机构内其他人员之间的关系。通常，在设立新的MSO职位时，还可将其作为描述岗位职责、任职资格和上报层级关系的书面文件。查看现有的职位描述，这对于更新或加强MSO的岗位职责也会有所助益。本章的目的是从总体上了解MSO的职责范围和工作目标，同时认识到组织的文化和结构将直接对MSO的工作职责和发展机会产生影响。在向管理层提出建议时，当考虑到该岗位的职责范围时，人们会惊讶——若无此岗位的专职人员，用药安全工作该从何处入手！

上报结构

MSO可服务于单个医院、医疗系统下属的一组医疗机构或公司级别的更为多样化的机构。随着该职位在医疗机构内不断演变，MSO的上报结构也在变化。在医院或医疗系统环境下，MSO一般向以下四方面汇报工作：药房、患者安全/风险管理部门、质量改进部门及高层管理者（例如，副总裁、首席医疗官）。由于MSO的上报流程在很大程度上取决于机构的文化、结构和等级制度，往往有不止一条上报途径。由于影响因素较多，最优方案尚未研究确定。

第一章 入门

患者安全（即保障患者免受医疗照护或医疗差错导致的意外伤害）[8]是机构必不可少的优先事项。考虑到在临床治疗过程中患者用药范围、潜在用药伤害的发生频率和严重程度，用药安全（可定义为在用药过程中免受因医疗照护或医疗差错引起的意外伤害）应具有与患者安全相同的优先级。因此，MSO在机构中应处于较高层级的位置，以便与患者安全主管（patient safety officer，PSO）合作。向高级领导层汇报工作可为MSO提供随之而来的权力和授权，这可以促进变革，也便于MSO在用药安全工作方面与其他相关领导者协调一致，如首席护理官（chief nursing officer，CNO）、首席药剂科主管（chief pharmacy officer，CPO）和首席执行官（chief executive officer，CEO）。该范例的相关建议结构如图1-2所示。

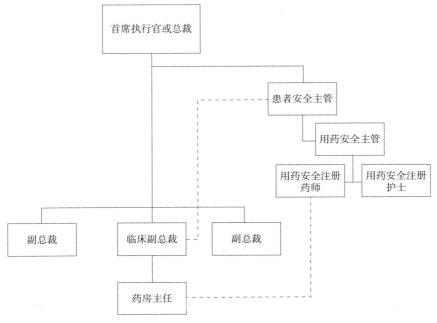

图1-2　安全组织结构图

Source: Used with permission of Bill Wightkin, A.T. Still University, School of Osteopathic Medicine in Arizona.

在一个科室内,一个职位通常有一个基于该特定部门层级结构的直属上级。科室内的MSO时常向该科室的主任或负责人上报。在药房,MSO一般向药房主任上报。MSO还可向其他部门领导上报,包括质量和安全部门主任或绩效改进部门主任。有些MSO还可向机构副总裁级别的领导上报,以获得上文所讨论的策略优势。

MSO向药房及其他部门上报的结构具有潜在的益处(反之则为挑战)。

MSO向药房上报的潜在益处包括:

- 通过MSO参与部门的领导、运营、临床服务和业务决策,提高部门对用药安全的关注度。
- 加深了MSO对药房运营的了解,并掌握设计安全系统和消除已识别风险的能力。
- 与药房工作人员建立了密切的工作关系。
- 使药房工作人员获得更多的MSO专业知识。

MSO向其他部门上报的潜在益处包括:

- 培养跨学科的用药安全方法。
- 消除与部门议程的利益冲突(例如,财务或生产决策)。
- 不受药房日常运营责任的影响。
- 避免了将用药安全的工作重心转移到人员职责上的可能性。
- 增强MSO对其他学科的观点及作用的了解。
- 增加其他部门获得MSO专业知识的机会。

由于负责总体监督用药系统,MSO或许还有其他上报途径。例如,MSO可能与药房主任建立了主要(或实线)的上报关系,同时与绩效改进主管建立了次要(或虚线)的上报关系。这种矩阵式上报模式通常反映了机构的管理理念及其患者安全架构。

第一章 入门

应建立一个委员会结构（本书第二章将进行更全面的讨论），以直接监管组织中的用药系统。MSO应在"用药安全委员会（Medication Safety Committee，MSC）"担任负责人。MSC应向"药事与药物治疗（Pharmacy and Therapeutics，P&T）委员会"汇报工作，该委员会是负责确保整个机构用药安全的小组委员会。P&T委员会还负责向医务人员的领导汇报，以便让其了解P&T委员会的工作，并使其在做出可能影响医生的医疗实践决策（例如，更改治疗方案）之前，征求该委员会的意见。MSC的另一条汇报途径可以是机构的"患者安全委员会"或其他类似的委员会（例如，安全委员会）。

|权限|

总体而言，任何类型的结构最重要的一方面都是确保将已明确的问题提请适当级别的权威人士注意。为有效地发挥这一作用，关键是要拥有足够的权限。MSO必须得到机构管理层的支持，才能开展调研、约见员工并协调流程改进活动。与安全/风险管理部门保持密切关系将有助于开展此类工作。安全/风险管理部门通常负责协调与患者安全相关的调研工作，MSO应是涉及用药事件的主要权威人士。委员会结构最适合授权和批准流程改进和最终行动计划，MSC恰恰是这样一个多学科委员会。有关委员会的相关内容将在本书第二章进行介绍。

|职责|

无论组织结构如何，MSO都涉及各种各样的工作内容，包括对已上报的用药差错进行审查和调查的一般日常活动，以及利用MSC定期对用药系统进行监管。一般情况下，任何与用药相关的活动都应在MSO的权限范围内。尽

尽管该概念貌似显而易见，但在MSO不知情的情况下，组织内的无数环境中都可以展开用药讨论。因此，对于MSO来说，了解关键的用药活动就变得十分重要。有些活动很明显，有些则不然。整个用药过程（包括处方集系统、存储、处方开具、核验、备药、配药、给药和监测）均存在潜在的安全问题。

机构内的用药讨论往往由委员会来完成，该委员会应由相应的医务人员或针对具体项目设立的特别工作组组成。有些机构擅长确定委员会的职责/活动，并将这些信息传达给关键涉众。因此，了解机构的文化和沟通方式非常重要。在任何给定的情况下或与药物相关的委员会中，MSO的活动强度可能取决于工作量或工作组的表现。MSO或被要求参加各种会议，所以确定优先顺序对于决定参加哪些活动非常重要，因为MSO往往分身乏术，很难事事躬亲（即使不是不可能）。在明确定义相关角色和职责的过程中，MSO可提供咨询而不是直接参与。

MSO的职责可分为四大方面：领导责任、用药安全的专业知识、影响实践变革、研究和教育。[7]每一方面的详细信息请参见附录1-A。以下是每一方面的职责摘要。

领导责任
- 规划用药安全系统的愿景。
- 制订用药安全计划。
- 领导用药安全工作，实现愿景和计划。
- 支持和加强安全文化建设。

用药安全的专业知识
- 成为用药安全方面的专家资源。

第一章 入门

- 推荐安全系统设计，包括技术和实践变革。
- 加强对药物相关风险和不良事件的管理。
- 领导用药安全委员会。

影响实践变革

- 搭建全面和跨学科的用药安全方法平台。
- 与部门和团队协作，实施风险管理策略。
- 将用药安全整合到组织的战略计划中。
- 采用质量改进方法改进流程。

研究和教育

- 参与外部事件上报项目。
- 将用药安全纳入所有医务人员的培训和考核当中。
- 开展用药安全研究，并撰写论文。
- 对同事、医学生、住院医生和其他医疗专业人员进行培训。

职位描述通常要求对职责、活动或任务进行更详尽的描述。MSO的主要工作包括：

- 审查和分析用药差错及ADE。
- 确保遵守用药安全监管法规和标准。
- 担任MSC负责人。
- 为机构和社区提供用药安全资源。
- 协助制定和审查药房、医院和系统层面的用药制度及其执行情况。
- 指导机构设计、实施和维护用药安全系统。

- 考察并评估其他机构的最佳实践经验，以便在本机构中实施。
- 为机构用药系统改进项目确定优先级顺序提供指导。
- 促进或开发针对员工入职培训的结构化方法，以适用于特定工作类别的药房工作人员及参与和用药安全相关用药过程的其他工作人员。
- 为药房工作人员和其他医疗专业人员持续提供用药安全教育，促进用药安全实践。
- 提高教育课程和材料的可及性，促进用药的安全性和合规性。
- 参与部门、医院多学科、医疗系统和区域委员会与如下领域相关的工作：应急药物、药物短缺、不良事件、用药差错、政策评估、技术、用药安全和患者安全。
- 采用质量改进方法，对现有的可能导致用药差错的用药实践进行分析，促进用药的流程和系统的改进，减少差错发生/再次发生的可能性。

针对2002年至2012年医院或医疗系统的30份MSO职位描述所进行的回顾显示，业内对MSO的期望还在不断变化。与早期的职位描述相比，近期的职位描述增加了有关加强或建立公正文化（有关公正文化的更多讨论，请参见第五章）以及参与技术规划和安全评估的内容。近期的职位描述反映了MSO的更全面的工作职责。MSO的任职资格所规定的医院或医疗系统的任职经验要求从0年到10年不等，平均为5年。附录1-B提供了MSO职位描述样本。附录1-C则表明MSO的职责与医疗机构的战略计划相一致。

MSO的特性

拥有一定的特性将提高MSO工作的有效性。MSO的优势应包括预测差错和风险以及减轻潜在伤害的能力。磨练这些能力需要打造多种技能，包括认知技能（如态势感知）和社交/人际关系技巧（如团队合作）。[20] 成功的

第一章 入门

特性[7, 20-22]可分为知识、技能和能力（knowledge, skills, and abilities，KSA）。知识是指对信息的系统性理解；技能表示对某一领域的熟练程度和所具备的专业知识；才干表示执行活动或任务的能力。当前或未来的MSO将受益于评估自身的KSA，以获得专业发展机会。

知识

MSO应广泛了解：

- 用药系统的方方面面。
- 用药过程中所使用的医疗技术。
- 药学服务。
- 临床专业知识。
- 安全文化、公正文化的理念。
- 变革管理理念。
- 医疗系统的整体性质。
- 风险和优先级概念、统计数据、人群数据。
- 绩效改进的方法和工具。
- 人为差错的框架。
- 人为因素的基本原则。
- 用药安全资源。
- 用药相关实践标准。
- 认证流程、标准和规章。

技能

MSO应在以下技能方面表现出色：

- 领导力。
- 口头交流和演讲（小型和大型团体）。
- 书面交流、编辑。
- 主动倾听。
- 时间管理。
- 项目管理。
- 分析。
- 设计安全系统/流程。

才干

MSO应具备执行以下操作的能力：

- 促进实践变革。
- 与各级员工合作。
- 有效地提供教育。
- 综合解决方案。
- 应用实践标准，提高安全性。
- 应用明确的策略和协议。
- 主动发挥作用与被动发挥作用。
- 编写清晰简明的政策和程序。
- 识别风险，预测差错。
- 分析系统，评估数据。

教育和专业发展

在MSO职位的演变过程中（从20世纪90年代初到21世纪初），担任

MSO者主要依靠医疗系统的从业经验、继续教育产品和导师来构建其专业知识。用药安全现已成为教学和体验式教育的一部分，为各学科的从业者提供多样化的专业发展课程。由于该领域依然充满活力，本节对其发展潜力进行了概述，并鼓励读者在阅读时寻求最新的信息。

与用药安全相关的主题通过核心课程和药学实践体验，已被纳入经认证的药学博士学位课程。美国药学教育认证委员会（Accreditation Council for Pharmacy Education，ACPE）在2011年的课程指导文件中将"用药安全"列为单独的临床学科目。[23] 安全主题包括用药差错的原因、针对用药差错的系统处理手段、人为因素、减少差错的策略、用药安全方面的药学领导力和质量改进方法。ACPE还建议学生在高级药学实践体验（advanced pharmacy practice experience，APPE）中参与识别和上报用药差错及药物不良反应，并参加有关认证和监管安全要求的活动。

ACPE指出，没有强制要求单独设立用药安全课程，但期望能在总体课程中充分讨论该主题。一些学校还提供了专门的用药安全课程，并有可能提供参与高级实践体验的机会，以巩固用药安全基础知识。药学博士毕业生均应熟知用药安全概念，但这种用药安全教育的内容、强度和深度并不足以使其胜任MSO。

所有ASHP第一年住院药师［postgraduate year one（residency），PGY1］实习项目都包括与用药安全有关的教育成果。[24] 这为住院医师提供了机会，使其能够更深入地了解用药安全原则，并积极参与机构的改进工作。导师将对一些概念展开讨论，例如，系统差错、过程映射、差错分类、人为因素和公正文化等。ASHP的认证标准要求所阐明的目标、宗旨——特别是教学目标，能够就为住院医师制定有效的用药安全介绍提供指导。

对于有兴趣成为MSO的药师，建议完成第二年住院药师［postgraduate

year two（residency），PGY2］用药安全培训。根据培训结果，毕业生将获得如下资格：[24]

- 成为用药安全的有效领导者。
- 成为机构用药安全方面的权威专家。
- 为机构制定理想的用药安全系统愿景。
- 在设计机构的技术和自动化系统时表达用药安全观点。
- 进行规划，实现用药安全系统愿景。
- 收集用药数据并应用适当的数据分析技术识别用药安全系统需要改进之处。
- 管理用药系统变革。
- 开展用药安全研究。

正规培训（如专业医师培训项目）提供了与用药安全相关的强化学习体验。有人会专注于用药安全，也有人或许能够在患者安全方面提供更广泛的视角。表1-1列举了目前常用的项目。

表1-1　MSO专业发展计划

项目/计划	持续时间	重点	其他信息
圣文森特医院用药安全专业药师培训项目/MCPHS	24个月	用药安全、教育和临床研究	http://www.stvincenthospital.com/professionals/pharmacy-fellowship.aspx
普渡大学社区实践研究专业医师培训计划/主修用药安全的药学临床实践硕士（MS）	24个月	用药安全；社区药学服务	http://www.phpr.purdue.edu/residencies/snyder.pdf
ISMP用药安全管理专业医师培训	12个月	用药安全	http://ismp.org/profdevelopment/managementfellowship.asp
FDA/ISMP用药安全管理专业医师培训	12个月	用药安全；监管经验	http://ismp.org/profdevelopment/fdaismpfellowship.asp

续表

项目/计划	持续时间	重点	其他信息
AHA-NPSF全面患者安全领导力专业培训	12个月	患者安全；转型变革	http://www.hpoe.org/PSLF/PSLF_main.shtml
ISMP国际指导项目	4周	团队和个人的学习计划（前往美国做访问学者）	http://ismp.org/Consult/internationalExperience.asp
IHI患者安全高管培养项目	7天	患者安全领导力	http://www.org/offerings/Training/PatientSafety Executive/2013patientsafety executivedevelopment/Pages/default.aspx
ISMP住院药师实习计划	5天	用药安全个体化方案	http://ismp.org/Consult/practitioner.asp
UW系统工程患者安全短期课程	4～5天	使用系统工程保障患者安全	http://cqpi.engr.wisc.edu/shortcourse_home
ISMP用药安全强化项目	2天	用药安全；用药安全监督	http://ismp.org/educational/MSI/default.asp

ISMP：Institute for Safe Medication Practices，美国用药安全实践研究所；FDA：Food and Drug Administration，美国食品药品监督管理局；AHA：American Hospital Association，美国医院协会；NPSF：National Patient Safety Foundation，美国国家患者安全基金会；IHI：Institute for Healthcare Improvement，美国医疗改进研究所；MCPHS：Massachusetts College of Pharmacy and Health Sciences，马萨诸塞州药学与健康科学学院；UW：University of Wisconsin，威斯康星大学。

资质认证可通过授予证书的方式确定。美国用药安全主管协会（American Society of Medication Safety Officers，ASMSO）已宣布设立委员会认证用药安全专家（board certified medication safety specialist，BCMSS）证书，[25]并于2013年开展了首次考试。BCMSS确立了用药安全的核心能力范畴，并设定了预期的精通水准。该证书还致力于考核申请人的用药安全知识和技能。美国国家医疗质量协会（National Association for Healthcare Quality，NAHQ）的医疗质量认证专家（certified professional in healthcare quality，CPHQ）证书是与MSO相关的另一个认证项目。[26]CPHQ认证并非专事用药安全，但其内容大纲包含了MSO的许多任务和职责，比如领导力、信息管理、质量改进和患者安全等。患者安全认证专家（certified professional in patient safety，CPPS）证书则对患者安全学和人因工程学专业人员的能力进行认证，这些人员能够有效地规划和实施患者安全措施。由NPSF建立的患者安全专业人员认证委员会（Certification Board for Professionals in Patient Safety，CBPPS）则负责监管该认证过程。[27]

过去十年，用药安全各方面的继续教育（continuing education，CE）项目激增。这可能与2000年IOM发布的报告《孰能无过：建立更安全的医疗系统》以及随后发表的报告所引发的对于安全性及相关研究和出版物的关注度提升有关。随着认证机构的日益关注，包括用药安全在内的患者安全领域已经像滚雪球般发展起来。如今，美国一些州要求相关医务人员在用药安全方面接受一定时长的CE后方可重新获得认证。ACPE与患者安全相关的CE通用课程编号的主题标识为"05"。CE课程提供了多种学习方式，包括自学、通过电话会议进行现场演示、网络研讨会和现场会议。

教育和专业发展机会包括药学院课程、研究生课程、强化课程和CE课程。MSO被鼓励利用"职责"和"特性"小节的信息评估专业发展领域的需求，并寻求满足这些需求的机会。同时，MSO应激励每位药师致力于用药安全方面的专业发展。

总结

MSO对于提高医疗机构的用药安全至关重要，其职责范围涵盖了整个机构的用药全过程。合并了安全文化、信息和影响实践变革的金字塔模型，可减少用药相关性患者伤害。该职位必须全面覆盖并拥有足够的权限，以便履行其在领导力、用药安全的专业知识、影响实践变革、研究和教育等方面的职责。对履行MSO工作职责所需的关键特性和能力的自我评估，应用于推动专业发展。通过有效识别和解决用药安全问题并主动提供指导以维护用药安全系统，MSO将成为机构中具有较高价值的关键岗位。MSO这一职位将面临巨大的挑战，但其能够为患者和员工的安全与福祉带来重大改变，该回报不可估量。

参考文献

1　Chantler C. The role and education of doctors in the delivery of healthcare. Lancet, 1999,353:1178-1181.

2　Committee on Identifying and Preventing Medication Errors, Board on Health Care Services, Institute of Medicine. Aspden P, Wolcott JA, Bootman JL et al., eds. Preventing Medication Errors. Washington, DC: The National Academies Press, 2007.

3　Bates DW, Cullen DJ, Laird N, et al. Incidence of adverse drug events and potential adverse drug events. Implications for prevention, ADE Prevention Study Group. JAMA,1995, 274:29-34.

4　Classen DC, Pestotnik SL, Evans RS, et al. Adverse drug events in hospitalized patients. Excess length of stay, extra costs, and attributable mortality. JAMA, 1997, 277:301-306.

5　Burgess LH, Cohen MR, Denham CR. A new leadership role for pharmacists: A prescription for change. J Patient Saf, 2010, 6:31-37.

6　National Quality Forum (NQF). Safe practices for better healthcare—2010 update: A consensus report. Available at: http://www.qualityforum.org/Publications/2010/04/Safe_Practices_for_Better_Healthcare_%e2%80%93_2010_Update.aspx. Accessed November 8, 2012.

7　ASHP statement on the role of the medication safety leader. In: Hawkins B, ed. Best practices for hospital and health-system pharmacy: positions and guidance documents of ASHP, 2012–2013 ed. Bethesda, MD: American Society of Health-System Pharmacists, 2012:201-4.

8　Committee on Quality of Health Care in America, Institute of Medicine. Kohn L, Corrigan J, Donaldson M, eds. To err is human: building a safer health system. Washington, DC: The National Academies Press, 2000.

9　The National Patient Safety Foundation. Agenda for research and development in patient safety. Available at: http://www.npsf.org/wp-content/uploads/2011/10/Agenda_

for_RD_in_Patient_Safety.pdf. Accessed November 19, 2012.

10. Mark SM, Weber RJ. Developing a medication patient safety program—infrastructure and strategy. Hosp Pharm, 2007, 42(2):149-156.

11. Cohen MM, Kimmel NL, Benage MK, et al. Medication safety program reduces adverse drug events in a community hospital. Qual Saf Health Care, 2005, 14:169-174.

12. Brennan C, Donnelly K, Somani S. Needs and opportunities for achieving optimal outcomes from the use of medicines in hospitals and health systems. Am J Health-Syst Pharm, 2011, 68:e50-60.

13. American Hospital Association, Health Research & Educational Trust and the Institute for Safe Medication Practices. Pathways for medication safety: Leading a strategic planning effort. Available at: http://www.ismp.org/tools/pathwaysection1.pdf. Accessed November 19, 2012.

14. Agency for Healthcare Research and Quality (AHRQ). 30 safe practices for better health care. Available at http://www.ahrq.gov/qual/30safe.pdf. Accessed November 19, 2012.

15. Smetzer JL. Managing medication risks through a culture of safety. In: Cohen MR, ed. Medication Errors. 2nd ed. Washington, DC: American Pharmacists Association, 2007, 605-654.

16. Kowiatek JG, Weber RJ, Skledar SJ, et al. Medication safety manager in an academic medical center. Am J. Health-Syst Pharm, 2004, 61:58-64.

17. Mark SM, Weber RJ. Developing a medication patient safety program, part 2: Process and implementation. Hosp Pharm, 2007, 42:207-215.

18. Chisholm-Burns MA, Lee JK, Spivey CA, et al. US pharmacists' effects team members on patient care: Systematic review and meta-analyses. Med Care, 2010, 48:923-933.

19. Sutker WL. The physician's role in patient safety: What's in it for me? Proc (Bayl Univ Med Cent), 2008, 21(10):9-14.

20. Taylor-Adams S, Brodie A, Vincent C. Safety skills for clinicians: An essential component of patient safety. J Patient Saf, 2008, 4:141-147.

21. Kowiatek J. Establish a successful medication safety program. Pharm Purch Prod, 2011, 8:6-9.

22. Saine D. Navigating the seven c's of a medication safety pharmacist. Pharm Purch Prod, 2007, 4: 6-7.

23. Accreditation Council for Pharmacy Education. Accreditation standards and guidelines for the professional program in pharmacy leading to the doctor of pharmacy degree,

effective February 14, 2011. Available at: https://www.acpe-accredit.org/pdf/S2007Guidelines2.0_ ChangesIdentifiedInRed.pdf. Accessed November 24, 2012.

24 American Society of Health-System Pharmacists. Residency Accreditation. Available at http:// www.ashp.org/menu/Accreditation/ResidencyAccreditation.aspx. Accessed November 26, 2012.

25 American Society of Medication Safety Officers. Certification. Available at: http://asmso.org/ node/5. Accessed November 26, 2012.

26 National Association for Healthcare Quality. CPHQ Certification. Available at: http://www. nahq.org/certify/content/index.html. Accessed November 26, 2012.

27 Certification Board for Professionals in Patient Safety. The CPPS Examination. Available at: http://cbpps.org/cpps-exam/. Accessed November 26, 2012.

附录1-A
ASHP关于用药安全负责人作用的声明

职位

ASHP认为，保障用药安全是所有药学专业人员的基本职责。但是，要想使用药安全计划取得成功，就必须有创新的领导者设定愿景和发展方向，确定改进用药系统的机会，并主导实施防错策略。用药安全负责人的职责包括领导责任、掌握用药安全专业知识、影响实践变革、开展研究和教育。ASHP认为，基于其教育经历、对用药过程的了解、所具备的专业技能和能力，药师是这一职位的唯一合格人选，其能履行医院和医疗系统的用药安全负责人的职责。

背景

过去60年来，医院和医疗系统的药师改进了药房系统，以减少用药可能伤害患者的风险。用药安全是药学服务领域的一些历史性创新的核心，如采用单剂量系统、提供分散式临床药房服务和静脉药物混合配制服务。药师在用药安全方面的主要领导作用可归纳如下：

> 药房领导力是成功实施用药安全计划的核心。药房负责人可在绩效改进中发挥极其重要的作用。他们能够成为高级领导团队的"DNA"的一部分，因其影响力和视野均远远超出药房的范畴……药师可作为领导者发挥重要作用，降低患者安全风险，优化用药管理系统的安全管理功能，将药房服务与国家举措相结合，评估和奖励质量绩效。[1]

具有里程碑意义的IOM报告《孰能无过：建立更安全的医疗系统》[2]促使政府机构、监管和认证机构、专业和组织协会以及医疗组织制订了重要的患者安全计划。TJC的国家患者安全目标（national patient safety goals，NPSGs）[3]就是对IOM报告做出回应的一个示例。药房实践模式倡议（the pharmacy practice model initiative，PPMI）[4]和NQF发布的18项安全实践[5]均已被纳入用药安全准则，从而确保最佳的患者安全和患者结局。

用药安全负责人（也称MSO、用药安全管理者或用药安全协调员等）由机构所指定的临床医务工作者担任，是用药安全方面的权威专家。传统上，用药安全负责人往往由药房的临床药师或管理人员担任，有时也由护士或医师担任。用药安全负责人可向机构的风险管理部门、质量办公室或高管人员（例如，医院的副院长、CMO或CEO）报告工作。向药房外的其他部门和人员报告工作是促进用药安全的跨学科途径。用药安全领导团队可主导一家医院或一个医疗集团（例如，一家医疗机构或更大规模的企业）的相关工作。无论机构的规模如何，用药安全的基本原则都是用药安全负责人工作职能的核心组成部分，这一点至关重要。即使用药安全负责人在较小型的机构中可能还需要担负其他职责，用药安全也应成为其核心职责，而且必须在战略上对其进行定位，并赋予其一定的领导权限，以努力降低用药风险。

用药安全负责人的特性包括：

1. 通过亲身经历、观察、用药评估、面谈和对一系列患者群体（例如，儿科患者、老年病科患者、心脏病科患者、肿瘤科患者）进行数据分析，深入了解该机构的内部系统和流程。
2. 广泛了解临床专业知识和医疗系统及流程，促进对临床事件做出准确的解释说明。

3. 具备用药系统各方面的知识和经验，包括采购、开具药方、转录、备药、分发、给药、文件记录和监测。
4. 具有较强的分析能力，并了解统计数据、人群数据以及风险和优先级概念。
5. 了解绩效改进的方法和工具，包括根本原因分析（root cause analysis，RCA）、失效模式与效果分析（failure mode and effects analysis，FMEA）、因果图、流程图绘制以及项目监控和评估绩效改进措施进度的方法。
6. 具三年及以上培训后医疗系统执业经验。
7. 具有较强的领导能力。
8. 在各类活动中均能展现出优秀的演讲才能。
9. 拥有出色的语言沟通能力，特别是能够与各类医务人员、个人及各类团队进行沟通。
10. 拥有出色的写作和编辑能力。
11. 个人坚信解决用药差错问题属于系统问题，而非某位医务人员个人的问题。
12. 具有主动而非被动的工作能力。
13. 个人坚信"公正文化"的概念[6]可提高透明度，让所有医疗专业人员参与其中，并在机构的用药差错上报系统中营造"汲取经验教训"的环境。
14. 了解安全原则、持续质量改进及人为因素的概念和应用。
15. 适度自信。
16. 拥有从事用药安全工作和改善患者结局的工作热情。
17. 能成功地与跨学科团队合作，并吸引不同的群体。

18. 坚信患者是医疗团队的一部分。
19. 渴望从自身机构之外的事件中学习（例如，通过外部信息源），应用从出现的问题中所汲取的经验教训，以识别和纠正内部可能存在的系统缺陷，防止患者伤害。

用药安全负责人的职责范围涉及其所在医疗机构的方方面面，包括诸多角色，如教师、指导员、导师、调查员、合规官、风险管理者、工程师、会计师、统计师、计算机分析师和顾问。其每天的常规工作应包括参加安全巡视、为药学生和住院药师制定规范、编定相关制度、审查药物不良反应和用药差错报告、制定防错策略、指导流程改进小组的工作、实施行动计划、查看智能输液泵库、确保安全使用自动配药系统、评估药品短缺期间替代药品的安全性、培训新的医疗专业人员、协助开展药物整合工作、进行质量追踪以确保符合认证标准（例如，TJC 药物管理标准和 NPSGs）、与医生合作解决紧急事件、参加医务人员会议或在董事会上开展安全文化教育。大多数用药安全负责人很快就发现自己参与了许多项目和委员会，并在护理、药房或医务科相关人员遇到问题时担任了联系人。用药安全负责人要充分了解患者安全原则，并必须有能力对各种工作活动进行优先级排序，从而对促进患者安全产生积极作用。用药安全负责人应努力学习对成功履行职责的其他技能，例如演讲和沟通技能，以及六西格玛和精益等流程改进方法学方面的专业知识。实现用药安全的正规化培训可通过住院医师和专业医师培训项目、证书培训课程以及其他继续教育方式来实现。ASHP 支持扩展药学教育和研究生住院医师规范化培训，以强调用药安全性。[8]

用药安全负责人的职责

用药安全负责人必须与各专业的医务人员、辅助人员和管理人员合作，关注住院和门诊环境中用药过程的所有环节，提高用药安全水平。用药安全负责人的职责包括履行领导责任、熟练运用用药安全专业知识、影响实践变革、开展研究和教育。

履行领导责任。 为了发挥领导作用，用药安全负责人将：

1. 为机构制定理想的用药安全系统愿景。
2. 监督用药安全计划的规划、创建、审查和完善。
3. 积极制定并主导实施基于实践标准、文献评价、用药安全工具以及机构用药安全数据分析的防错策略。
4. 参与规划、设计和实施机构的用药技术和自动化系统。
5. 在整个机构中针对"所汲取的经验教训"展开教育和沟通，打造安全文化。
6. 监督有关机构的用药差错和系统故障的信息收集流程，确保将其捕获并扫清上报障碍。
7. 确保遵守与用药安全相关的州和联邦的监管法规及法律规定，并确保机构用药过程符合适用的药物管理标准和NPSGs，以此来协助认证。

熟练运用用药安全专业知识。 作为用药安全专家，用药安全负责人应：

1. 为组织提供用药安全方面的权威资源。
2. 为技术层面的举措提供用药安全观点。
3. 将用药安全观点纳入内/外部的应急准备计划。
4. 担任内部顾问，负责调查用药安全事件或问题，并提出改进建议。
5. 担任用药安全委员会主席，其职责应包括制定议程、审查一般和特殊的差错报告，以及检查分配给用药安全团队的项目和措施的进展与实施情况。
6. 熟练应用和使用各种质量改进方法与工具（例如，FOCUS-PDCA循环或精益方法、RCA、FMEA）。

7. 作为审核小组负责人，收集、审核和分析机构的用药、用药差错、药物不良反应和质量持续改进数据（例如，ADE 标志、智能泵输液事件数据、触发器和监测信息、自动配药系统和床边条形码扫描报告），并使用适当的数据分析技术确定需要改进的问题，同时制定高效的减少差错策略。

8. 预测并做好准备，管理由于实际的药品短缺和使用替代药品所引发的潜在用药安全问题。

9. 持续不断发展自身专业，保持对患者安全领域发展趋势的了解。可阅读文章、期刊和相关资料，参加相关研讨会、大会或教育项目，利用 ISMP 的国家用药差错报告计划、FDA 药品监督程序（MedWatch）和其他相关计划的信息。

10. 加入地方和国家层面的患者安全和用药安全的组织和倡议计划。

影响实践变革。 为了影响实践变革，用药安全负责人应：

1. 与其他部门（例如，药房、风险管理和患者安全部门）、医院或医疗集团的高级领导、一线员工以及护理和医疗人员领导层合作，使用上文所述的相关方法，判断用药安全问题，确定安全问题的优先级，并制定降低风险的策略，提高用药安全水平。

2. 不断更新用药系统，提高用药安全性，确保采取适当措施处理和解决用药安全问题，并确保医院的员工和全体人员在为患者提供安全照护方面得到支持。

3. 与其他人员（例如，患者安全主管）密切合作，将用药安全纳入患者安全的整体战略计划，使用药安全计划与机构的患者安全计划相协调。

4. 参与或领导多学科的医院和医疗集团委员会，关注用药差错、ADE和药品不良反应（adverse drug reaction，ADR）、临界差错、制度审查、用药安全、新产品审核和患者安全，明确风险点，确定系统改进的优先顺序，减少潜在的用药差错和患者伤害。
5. 就改善患者照护的机会和策略，咨询特定的医疗团队、医院和医疗集团并为其提供建议。
6. 鼓励上报机构范围内的用药差错事件，并通过已有的差错上报系统上报，该系统使用适当的差错检测方法（例如，触发工具）；还可通过其他适当的途径上报，如P&T委员会、用药安全委员会或患者安全委员会。
7. 建立有效机制，在整个机构内推广最佳用药实践。
8. 使用持续质量改进原则评估和汇报改善用药安全的工作状况。
9. 定期审查和更新临床决策支持工具，提醒员工注意高风险情况，必要时对员工进行培训。

开展研究和教育。 为进一步在用药安全方面开展研究和教育，用药安全负责人应：

1. 设计并协助实施用药安全的教育和入职培训项目，包括：
   - 对用药安全相关工作人员的能力进行评估（例如，智能输液泵和自动配药系统的使用）；
   - 对医务人员、其他相关工作人员和患者（尽可能包括）开展教育培训，确保其有能力进行用药安全实践；
   - 向不同受众（例如，护理、药房、呼吸治疗及其他医务人员）提供与用药安全相关的持续有效的培训课程和演讲。
2. 与ISMP、FDA、药品或产品制造商以及州一级的差错上报程序等安全组织共享有关实际或潜在的用药差错或危害的信息。
3. 使用精心设计且通过外部验证的研究方法开展用药安全研究，并开展用药安全循证实践。
4. 补充用药安全文献。
5. 为药房的同事、学生和住院医师及其他医疗专业人员提供用药安全教育。
6. 将用药安全教育纳入参与用药过程的所有医务人员的入职培训。

结论

ASHP认为，作为用药专家，只有药师才唯一有资格成为用药安全负责人。用药安全负责人需要阐明改进用药系统安全性的愿景和方向，防止患者伤害。用药安全负责人的职责包括：通过指导和进行优先级排序来履行领导责任，熟练运用用药安全专业知识，影响实践变革，开展研究和教育。通过分析医疗机构的用药安全数据和文献综述，用药安全负责人应主导制定和实施主动防错策略，并在整个组织内创建安全文化。

参考文献

1　Burgess LH, Cohen MR, Denham CR. A new leadership role for pharmacists: a prescription for change. JPatient Saf, 2010, 6:31–7.
2　Kohn KT, Corrigan JM, Donaldson MS. To Err Is Human: Building a Safer Health System. Washington, DC: National Academy Press, 1999.
3　The Joint Commission. Facts about the National Patient Safety Goals. www.jointcommission.org/facts_about_the_national_patient_safety_goals/ (accessed 03 Nov 2012).
4　The consensus of the Pharmacy Practice Model Summit. Am J Health-Syst Pharm, 2011, 68:1148–52.
5　National Quality Forum. Safe Practices for Better Healthcare 2009 Update: A Consensus

Report. Washington, DC: The National Quality Forum, 2009. Available at: www.qualityforum.org/publications/reports/safe_practices_2009.aspx (accessed 31 Jan 2012).

6 Marx D. Patient Safety and the "Just Culture": A Primer for Health Care Executives. New York: Columbia University Press, 2001.

7 Adapted from American Society of Health-System Pharmacists. Desired entry characteristics for those to be trained for medication-use safety coordinator positions. www.ashp.org/DocLibrary/Accreditation/Regulations-Standards/RTPEntryCharactMedUseSafety.aspx (accessed 28 Nov 2011).

8 American Society of Health-System Pharmacists. Required Educational Outcomes, Goals, and Objectives for Postgraduate Year Two (PGY2) Pharmacy Residencies in Medication-Use Safety. www.ashp.org/DocLibrary/Accreditation/Regulations-Standards/RTPObjMedicationSafety032608.aspx (accessed 03 Feb 2012).

参考阅读

1 Cohen MR (ed.). Medication Errors. Washington, DC: American Pharmacists Association, 2007.

2 Manasse HR, Thompson KK (eds.). Medication Safety: A Guide for Health Care Facilities. Bethesda, MD: American Society of Health-System Pharmacists, 2005.

3 Hepler CD, Segal R. Preventing Medication Errors and Improving Drug Therapy Outcomes: A Management Systems Approach. Boca Raton, FL: CRC Press, 2003.

4 Joint Commission Resources. Medication Use: A Systems Approach to Reducing Errors, 2nd ed. Oakbrook Terrace, IL: Joint Commission Resources, 2008.

5 Kohn LT, Corrigan JM, Donaldson MS (eds.). To Err Is Human: Building a Safer Health System. Washington, DC: National Academy Press, 1999.

6 Committee on Quality of Health Care in America, Institute of Medicine. Crossing the Quality Chasm: A New Health System for the 21St Century. Washington, DC: National Academy Press, 2001.

7 Committee on Data Standards for Patient Safety, Institute of Medicine. Patient Safety: Achieving a New Standard for Care. Washington, DC: National Academy Press, 2004.

8 Committee on the Work Environment for Nurses and Patient Safety, Board on Health Care Services, Institute of Medicine. Page A (ed.). Keeping Patients Safe: Transforming the Work Environment of Nurses. Washington, DC: National Academy Press, 2004.

9 Committee on Identifying and Preventing Medication Errors, Board on Health Care Services, Institute of Medicine. Aspden P, Wolcott JA, Bootman JL, et al. (eds.). Preventing Medication Errors. Washington, DC National Academy Press, 2007.

网络资源

www.ashp.org

www.ismp.org

www.safemedication.com

www.asmso.org

www.ahrq.gov

http://www.fda.gov/cder/drugSafety.htm

www.ihi.org

http://www.jointcommission.org/standards_information/npsgs.aspx

http://www.leapfroggroup.org/

www.qualityforum.org

www.nccmerp.org

www.usp.org

http://www.patientsafety.gov/

2012年4月13日，ASHP董事会批准，2012年6月10日，ASHP众议院批准。由ASHP住院照护执业者分部用药安全咨询组制定，并于2012年2月21日获得ASHP教育与劳动力发展委员会的批准。

非常感谢林恩·艾森巴赫（药学博士、工商管理硕士）起草本声明。

版权 © 2012 归美国卫生系统药师协会有限公司所有，违者必究。

Source: Originally published in: Hawkins B, ed. Best Practices for Hospital and Health-System Pharmacy: Positions and Guidance Documents of ASHP 2012—2013 ed. Bethesda, MD: American Society of Health-System Pharmacists; 2012:201-4. ©2012, American Society of Health-System Pharmacists, Inc. All rights reserve.

附录1-B
职位描述示例

职位描述＃1
用药安全主管

职位概述

在制定政策和建立模式方面发挥领导作用，在用药管理过程的各个方面促进用药安全。配合指定的机构领导，负责协调机构组织的与用药安全相关的所有活动。这些活动包括上报、评估系统及流程、制定建议和措施、协调干预策略以及监督与用药安全相关的活动。MSO负责确定与用药安全相关的关键项目，并负责协调这些项目在整个系统范围内的实施工作。MSO是药房、护理和医务人员领导层的联络人。

最低任职资格

- 具有药学学士和（或）药学博士学位。
- 有医院药房工作经验的药师。
- 注重细节。
- 具有独立判断和有效沟通的能力。
- 具有很强的领导能力、优秀的沟通能力（包括口头和书面）和利用各种媒介的演讲技能。
- 具有3～5年的医院工作经验。

必需的执照/认证技能

具有纽约州药房许可证或执照资格，注册的许可证或执照需要在任职后的6个月内有效。

愿景与使命

传达清晰、令人信服且鼓舞人心的愿景和机构目标。成功的领导者会采取措施确保团队拥有高绩效和做出持续承诺所需的资源、权限、可衡量的目标和监控系统。高效的领导者会设定实际且有延展性的目标、监控进展，并采取行动以有效地吸引其他人员参与机构内及文化方面的变革活动。清楚地理解医疗系统的长期规划以及所有领域如何为医疗系统的愿景做出贡献——能够向员工和同事清晰地传达这一愿景便是有力的证明。

对结果负责

实现具有挑战性的目标，寻求更好或更有效的方法取得战略性业务成果。为实现目标，果断采取行动、管理财务和人力资源。接受决策和绩效结果的所有权和责任。预见障碍并采取果断而及时的行动，以保持进步，从而实现目标。推动自身和他人走向成功。以成就为导向，在重大成就中体现个人责任感。

分析思维与系统思维

在规划相关举措及应对问题、机遇和突发情况时，运用分析性、概念性和直观性的方法，适时做出基于数据的决策。为绩效设定可衡量的结果。通过预测未来的结果和风险，主动利用相关机遇。

变革的推动者

接受并促进以变革为导向的文化，展现出适应新环境以及与不同的个人或团体进行有效合作的灵活性。努力持续改进质量，根据最佳实践和所示变化评估当前的实践。促进变革和创新。欣赏有关问题的不同观点和对立观点，适应形势变化的要求做出改变，或易于接受机构及工作要求的变化。为他人提供支持，树立变革的个人榜样，展示预期的行为变化，庆祝成功。

技术、技能与岗位知识

掌握持续实现绩效目标所需的技术、技能与岗位知识。主动采取行动,随时掌握不断变化的技术以及运营、临床和技术发展的最新信息。

判断力、正直与道德

在与员工和同事的所有合作中,行事要诚实且公正。信守诺言,保持自信。无论作为个人还是管理者,都应遵守机构的相关制度。被下属、同事和高管人员视为榜样。对行动承担个人责任。执行部门审计程序,确保资源得到合理利用。保持与职位相称的职业操守,并坚定承诺遵守高标准的职业道德。

战略影响力与沟通

能够以颇具说服力的方式向受众传达相关理念和管理方向,以获得支持或达成一致,包括定位目标信息以满足受众需求、预测反应并获得支持。传达医疗系统议程,花费必要的时间确保其他人员充分了解相关意图、价值观、目标和结果。以令人信服和鼓舞人心的方式展开沟通,乐观且有效地与所有层级涉及人员沟通,包括患者、医生、同事、下属以及社区和外部联系人(如适用)。这一点可通过下属和同事对工作单位的目标和绩效的认识与理解程度得到印证。

人际交往能力

为了机构的共同利益,有效地与他人展开合作;有效倾听、容忍差异并促进多样性。招聘及保留合格的员工以实现部门的目标。营造积极向上的工作环境以实现年度目标。至少每年在考核到期日前与每位员工展开一对一的辅导,并召开绩效评估会议,以此培养员工。在规定期限内完成绩效评估所提出的年度发展计划。在指定期限内完成绩效评估列出的年度发展目标。有效处理与个人关系以及团队士气和生产力相关的问题,促进营造相互协作的工作环境。积极利用所在医疗系统的员工满意度计划。

<u>工作职责</u>

- 分析机构上报系统,确定其在捕获ADE、上报的及时性和所捕获信息的有用性方面是否有效。为ADE创建系统范围内的上报制度,包括标准化定义。
- 确定用药安全的最佳实践。分析导致用药差错的现行做法,并采用前瞻性方法进行防范。与其他领导合作,促进流程和系统变革,降低错误发生和复发的可能性。
- 进行项目管理以实现整体促进,优先考虑并倡导与设计和实施支持用药安全的系统及流程有关的患者安全措施。制订项目计划并及时实施。负责促进项目实施后的绩效可持续性。
- 审查用药安全方面的公告、警报或出版物,并对用药管理系统和流程进行评估,确定何处存在改进机会。制定建议,获得涉众支持,并与受影响部门合作制订实施和教育计划。为与用药安全相关的场所、部门、服务条线和个人提供教育、指导和帮助。
- 参与基于机构的RCA。在系统范围内评估系统和流程变革建议,确定潜在的用药安全风险和改进机会。制订全系统计划以执行建议,并提高对此类事件的风险认识。
- 根据各机构上报的数据,对ADE展开系统分析。从系统和机构范围分析相关趋势,确定是否需要采取改进措施。利用专家小组审查ADE。经常开展绩效评估和报告。
- 根据文献报告、对改进行动计划做出的反应以及委员会活动的建议,为护士、药师、医生和相关医疗专业人员规划教育课程。
- 参加安全协会会议,并向委员会汇报用药安全计划已明确措施的最新进展情况。
- 建立全系统用药安全工作论坛。组织和促进所有机构的会议召开、成员的选择、议程规划、跟进、追踪和及时性。
- 绩效要求与庞大而多样化的群体（由药学专业人员、护理专业人员、医疗和牙科专业人员以及医疗系统各级行政人员组成）进行持续有效的互动。
- 在促进用药安全和合规性方面指导药学生。
- 直接参与并确保医疗中心的用药相关技术［例如，用于对患者用药下达电子医嘱的计算机化医嘱录入（computerized provider order entry，CPOE）系统、药房计算机系统、自动配药柜（automatic dispensing cabinet，ADC）、电子给药记录（electronic medication administration record，eMAR）］的安全。
- 履行所分配的其他职责。

<u>工作要求</u>
- 时间要求：全职。

Source: Courtesy of Rochester General Hospital, Rochester General Health System.

工作描述＃2

用药安全主管

上报对象：用药管理、使用及政策主任

生效日：××××年××月××日

对全员的期望

提供卓越和创新的患者照护，培训医疗专业人员，创造和分享医疗知识。该机构的存在是为了服务他人，并通过表达核心价值观做到这一点。

尊重——维护每个人的尊严。

正直——诚实、公平、守信。

管理——负责任地管理资源。

卓越——以最高的绩效水平工作，并致力于持续改进。

职位概述

监督医疗中心的用药安全计划。运用临床专业知识对临床事件做出准确的解释。这项工作需要有开具药方、备药、发药、给药和监测的相关实践经验知识。作为风险管理、绩效改进和药学部门的专家，提供相关专业资源。此外，该职位需要具备卓越的表达能力及写作和口头沟通技能。

基本职责

1. 调查和分析ADE（以及ADR、用药差错和临界差错）报告。

    a. 根据TJC设定的差错类型和严重程度以及ASHP的药物分类系统，对医疗中心质量工具中的所有事件进行编码。

    b. 与质量工具数据分析师合作，根据对已上报事件的审查创建特定的

（例如，差错类型、差错来源、高风险、输液泵设置差错）报告。

c. 从药师干预报告中提取处方差错；按医疗服务、药物类型、医生、肾功能调整展开分析。

d. 按要求或视需要向相应的医疗中心委员会或个人提供信息。

e. 利用临床专业知识准确地解释临床事件并确定导致差错的因素。

f. 与风险管理和患者安全部门联合审查差错和临界差错；建议小组根据具体建议开展工作。

g. 收集用药数据，并使用适当的数据分析技术确定用药系统中的待改进之处。

2. 根据备药/配药差错、法规要求和新的用药安全文献，确定并实施流程变革。

a. 向药房主管提供相关的个人差错报告以及趋势数据的副本。

b. 与药房主管一同研发工具，用于每个备药/配药差错的文件调查和咨询。

c. 与药房主管合作，制定和实施备药/配药的变革和保障措施。

d. 向药房工作人员提供备药/配药差错和所截获的处方差错的汇总信息。

e. 对比最佳实践，分析机构现行的用药系统。

f. 促进用药物理环境的安全改进变革。

g. 审查新出现的用药安全文献，如ISMP和药品监督警报系统（MedWatch Alerts）以及TJC发布的警讯事件。

h. 采取必要措施应对新出现的用药安全文献、法规要求和备药/配药错误。

i. 促进机构的用药制度和流程的变革。

3. 从用药安全角度对机构的技术和自动化系统的设计提出建议。

a. 确保医生、护士、药师和其他相关医务人员随时获得所有特定患者和特定药物的相关信息（支持有效的用药相关患者照护决策所必需的信息）。

b. 与信息技术专业人员、医生、护士、药师和其他相关的医务人员合作，确定患者和药物信息系统的要求，以支持医生、护士、药师和其他相关医务人员做出有效的药物相关患者照护决策。

c. 制订计划，确保机构中的患者和药物信息系统得到持续更新。

d. 确保所有给药流程和设备均包含对用药安全的重要考量，包括适当程度的人为因素评估。

e. 针对相关设备和技术实施有效的安全功能，防止或减少因给药差错而造成的伤害（例如，一般性警报、紧急警报、医疗点条形码扫描、电子给药记录）。

4. 领导多学科用药安全小组。

    a. 在机构用药安全/患者安全委员会中发挥领导作用。

    b. 建立有效的跨学科委员会架构，解决用药安全问题。

    c. 主导用药安全战略规划。

    d. 主导规划活动，实现短期用药安全目标。

5. 对医疗中心工作人员开展用药安全教育。

    a. 向医疗专业人员和在培医疗专业人员提供有效的用药安全相关教育和/或培训。

    b. 与患者安全小组合作，共同为医疗中心开发在线学习模块和其他用药安全相关教育。

    c. 多维度提供用药安全相关信息。

    d. 指导员工了解有关上报用药安全事件（药品不良反应、用药差错和临界差错）的机制及其重要性。

　　e. 为实施新的或改变了的制度或流程所需的教育、培训和/或评估制订计划。

　　f. 与他人合作，制定和提供已改变的制度或流程的实施所涉及的教育/培训。

6. 参加学术/专业活动。

　　a. 开展用药安全和医疗结局研究。

　　b. 编写用药安全相关文献。

　　c. 担任药学期刊同行评审人。

　　d. 加入当地、州或国家级别的药学组织。

　　e. 为专业组织委员会提供服务、履行领导责任。

　　f. 以演讲人、委员会/理事会/委员会成员和/或当选/被任命的官员身份出席专业会议。

　　g. 为医疗中心以外的医疗专业人员的演讲。

机构内的职责

1. 运用良好的人际交往技巧进行适当的沟通。

　　a. 借助语言和非语言交流，展示积极的职业风范。

　　b. 为患者和员工提供的信息要确保有用、及时、易懂。

　　c. 采取适当的方法和机构资源解决人际冲突，包括但不限于员工关系服务和教职员工援助计划。

　　d. 认可不同的观点，在工作环境中建立包容性的语言和行为模式。

　　e. 明确表达想法和建议。

　　f. 在适当的时候要求澄清沟通。

2. 服务、管理和支持内/外部客户。

   a. 始终保护患者和员工信息的隐私。

   b. 我们的行动是为了达到或超过客户/同事对所提供服务的期望,并贯彻"我会有所作为"的理念(主人翁意识从我做起;通过眼神交流和微笑来问候客户;提供积极、专业和及时的回应,例如,帮助他人指路;以"我还能为你做什么吗?"结束每次互动)。

   c. 整个机构上下一致地使用适当的资源满足客户的需求。

   d. 加强与其他工作领域员工的关系,以满足内/外部客户的需求。

   e. 始终与同事、管理层和客户保持积极的工作关系。

   f. 行为中明显体现出机构的使命和价值观(尊重、正直、管理和卓越)。

3. 参与绩效改进活动。

   a. 持续参与绩效改进的活动和行动。

   b. 用行动证明能够主动诊断和解决问题。

   c. 积极支持变革。

4. 作为团队成员,对自身工作负责。

   a. 按计划休假,避免影响工作。

   b. 帮助他人解决问题并完成任务,以促进沟通和产生积极的团队动力。

   c. 始终展现出富有成效的工作习惯。

   d. 对日常工作中的行动和决策尽职尽责。

   e. 以积极的态度征求和接受反馈。

   f. 为工作单位提供建设性的意见和建议。

基本任职要求

学历要求:具有高等药学学位(药学博士或硕士)。

从业经验：需完成PGY1实习，PGY2实习或研究员或有同等医院工作经验（在特定实践领域工作满5年）者优先。

执业许可/认证：弗吉尼亚州药学委员会认证或聘用后60天内有效。

这项工作要求长时间站立；需具备良好的沟通、倾听和观察能力；注重细节并具备良好的写作能力；能托举/推/拉20磅（1磅约等于0.45公斤——译者注）以内的重量；可能接触到化学物质。

一般信息

上述说明旨在描述该职位员工工作的一般性质和水平，其并非该岗位的员工所需要具备的所有职责、责任和技能的详尽清单。

Source: Courtesy of University of Virginia Health System

工作描述 #3
安全与质量部副主任

职责

安全与质量部副主任的主要职责范围涉及医院药房和门诊药房的质量改进计划、合规性和员工发展。该领导还担任医院和健康科学系统的用药安全主管，负责协调药物不良反应上报项目，并在用药差错上报项目中发挥领导作用。该岗位需要与负责用药相关责任的医务人员（如医生、护士、药师、质量管理员、安全及风险管理员）合作，衡量和改进机构用药系统的安全性。在为药学生和参加住院药师及专业药师培训的实习生（以及其他医疗专业的学生和住院医师）提供教育和建议方面，该职位也发挥着重要作用。

机构内的关系

安全与质量部副主任向药房主任直接汇报工作。MSO的建议也会报告给医疗中心的主要管理者、药学及治疗学委员会和安全委员会。

质量改进的具体职责

维持积极和渐进的质量改进计划与部门和医疗中心的目标保持一致。其职责包括：

- 监督药房制订和评估质量计划，监督并确保部门所提供服务的完整性和安全性。
- 将部门的愿景、目标和目的纳入部门质量计划。
- 通过审查有关质量指标的审核工作，评估部门对这些质量指标的遵守情况。

- 提醒管理层注意在审计期间发现的重大问题。
- 向相关人员提交报告。
- 就审计中发现的问题,向管理层提出改进策略,并协助实施行动计划。
- 根据部门需求审核、修改、添加和删除审计或指标。

MSO的具体职责

MSO确保机构用药系统的安全,并为致力于打造让患者、员工和客户都感到安全的环境提供支持。其相关职责如下:

- 作为用药系统评审委员会(Medication System Review Committee,MSRC)主席,为机构的用药系统提供安全指导。
- 协调医院用于开具药方、配药、给药和监控用药的用药系统监控程序,包括制定、审核、评估和反馈相关指标,提出流程改进建议,以及制订员工教育计划。
- 直接参与并确保医疗中心的CPOE系统的持续安全性,以便电子化录入患者的用药医嘱。
- 审核用药差错/ADE文献,包括ISMP发布的《用药安全警示》通讯,从而前瞻性地解决医疗中心存在的潜在问题。
- 审查用药事件报告和ADR报告,确定潜在的系统改进和用药教育需求。
- 确定可能需要进行RCA或FMEA的潜在问题,并提请安全和风险管理办公室注意,以获得授权。
- 根据MSRC的建议,在安全和风险管理办公室或医务人员评审委员会的指导下开展RCA或FMEA。

- 监督制定新的或修订现有的与药物相关的制度和流程。
- 提供用药安全信息,并将其纳入实时通讯和其他员工教育活动当中。
- 评估和采购与用药安全和患者安全相关的教育材料,包括视频和音频、计算机辅助教学程序、印刷资料等。
- 为医疗中心的员工提供用药安全服务。
- 为执业药师、药物治疗师、住院药师、技术员和与用药安全相关的管理人员在职培训制定结构化方法,并在适当情况下纳入部门的愿景、目标和目的。

合规性的具体职责

- 担任医疗中心联合委员会/美国医疗保险与补助服务中心(Centers for Medicare & Medicaid Services, CMS)药物管理标准和法规的内容专家。
- 为医疗中心的员工提供药物管理标准的相关教育。
- 向药房主任汇报部门合规方面的不足。
- 向TJC/CMS合规委员会上报医疗中心合规方面的不足。
- 提出改进建议,实现合规性。
- 确保部门和医院符合TJC和CMS的所有要求。

培养员工的具体职责

- 监督部门对新的药物治疗师、药师和技术人员的培训计划。
- 确保维护所有员工的培训文件,记录参与情况和遵守伊利诺伊州的法律、认证机构及部门制度的情况。

教育期望

- 参与对护理人员、医务人员和医疗团队所有成员的教育工作。
- 通过设计、评估和提供在职进修及继续教育项目，以及作为导师和榜样，参与医院和部门的员工培养工作。
- 按照药房实践部门的指导方针和要求，作为导师和榜样参与药学博士学位、PGY1和PGY2、专业药师和其他药房员工的教育工作。

研究与学术预期

- 参与研究和学术活动，促进增长医疗服务知识。
- 参加并积极参与部门、学院和团队的会议。
- 在被指派的大学和医疗中心委员会中代表本院系。
- 尽可能参与公共服务活动（例如，午餐会、社区教育等）。

教育和培训要求

5年或6年药学专业毕业生。获得伊利诺伊州药师许可或持有执照。要求接受过研究生教育（药学博士或理学硕士）。至少具有两年临床执业药师（clinical staff pharmacist）、临床药师（clinical pharmacist）或临床带教药师（staff development pharmacist）的经验。必须具备与部门相一致的实践理念。能够并愿意参加药学院、药学系和医疗中心的教育任务。

Source: Courtesy of the University of Illinois at Chicago Medical Center, Department of Hospital Pharmacy Services.

附录 1-C

MSO职责与机构战略计划的一致性

用时占比	活动详情	支持部门	战略计划的支持
职责 # 1. 确定整个机构的用药安全最佳实践。促进与用药安全指标相关的用药流程的质量改进和保证。			
10%	系统支持： EMR的设计/验证 - 参与涉及用药流程90%的验证会议 - 参与新用药流程的所有FMEA - 在系统上线期间协助召开两大关键主题会议 - 任务上线期间协助召开最佳实践指导和机构经验教训，以便设计和构建系统（上线和持续运行） - 展开上线期间及上线后的数据分析	- 药房 - 护理 - OR - L&D - 全系统IT - 医务人员 - 六西格玛	- 目标：照护安全、社区照护人员、服务文化 - 关键成功因素：公共问责 - 战略改进领域：减少并发症，改进TJC、NPSG和QI相关方面
30%	六西格玛项目：抗凝、输液泵程序设计、姑息治疗 - 参与筹划过程（抗凝） - 文献评估最佳实践（抗凝、输液泵程序设计、姑息治疗） - 参与制定解决方案（抗凝） - 扩大医师服务范围（抗凝） - 管理评估计划（抗凝、输液泵程序设计） - 进行数据分析（抗凝、输液泵程序设计） - 设计并进行财务分析（抗凝） - 共同撰写商业计划（抗凝） - 通过医务人员，药房和医院委员会对计划进行宣教和传达（抗凝、输液泵程序设计） - 担任临时合作流程负责人（抗凝）	- 药房 - 护理 - OR - 全系统IT - 医务人员 - 六西格玛	- 目标：照护安全、服务文化 - 关键成功因素：公共问责、财务管理 - 战略改进领域：减少并发症，改进TJC、NPSG和QI相关方面

续表

用时占比	活动详情	支持部门	战略计划的支持
30%	ADE小组委员会 ■ 制定议程内容 ■ 组建临时工作组，解决通过自愿上报、TJC标准和ISMP建议等方式所确定的问题 ■ 最佳实践的文献评价 ■ 持续维护静脉给药制度内容和网站应用程序 ■ 参与制定医疗中心用药管理制度的制度/流程变更 ■ 协调沟通各学科间的制度/流程变更	■ 医务人员 ■ 护理 ■ 药房	■ 目标：优质照护、照护安全、社区照护服务者 ■ 关键成功因素：公共责任、医师或医务人员的配合 ■ 战略改进领域：减少并发症、改进TJC、NPSG和QI相关方面
2. 分析导致用药差错的现行实践，并采取前瞻性预防措施			
5%	围绕用药事件进行RCA ■ 参与事实收集/员工面谈 ■ 文献评估，确定最佳实践（如有） ■ 促成会议 ■ 整理来自RCA的想法 ■ 制订实施计划 ■ 协调评估	■ 医院管理 ■ 住院护理单元 ■ 流程领域 ■ 药房	■ 目标：照护安全 ■ 关键成功因素：公共问责 ■ 战略改进领域：减少并发症
5%	领导和/或促进高风险用药流程的FMEA和流程设计 ■ 产生想法 ■ 促成会议 ■ 协调制定缓解策略 ■ 以维护患者安全的利益为目的，参与其他项目的FMEA	■ 医务人员 ■ 药房 ■ 护理 ■ 新患者照护委员会 ■ 门诊医疗组 ■ 全系统IT	■ 目标：照护安全 ■ 关键成功因素：公共问责 ■ 战略改进领域：减少并发症、改进TJC、NPSG和QI相关方面

续表

用时占比	活动详情	支持部门	战略计划的支持
5%	从事件上报系统的药物数据中确定趋势和改善的机会 ■ 生成报告 ■ 进行数据分析	■ 护理 ■ 药房 ■ 医务人员	■ 目标：照护安全 ■ 关键成功因素：公共问责 ■ 战略改进领域：减少并发症，改进TJC、NPSG和QI相关方面
3. 推进并支持整个医疗中心的患者安全计划和安全文化			
5%	提供用药差错报告概要，减少ADE项目的结果，并传达正在实施的举措，以促进微观系统的用药安全 每季度向药学与治疗学专业护理大会、专业人员质量改进委员会和质量安全委员会提交数据 每月参加临床教育委员会会议 每年召开一次医疗执行委员会会议 举行小组委员会会议 向有重大贡献的员工发出"救生员"表彰信	■ 医务人员 ■ 护理 ■ 药房 ■ 医院管理	■ 目标：照护安全、社区照护者 ■ 关键成功因素：公共问责，医生/医务人员的配合，社区照护者 ■ 战略改进领域：减少并发症，改进TJC、NPSG和QI相关方面
10%	参与安全巡视和追踪，确定用药管理改进标准安全目标的差距 与管理层和一线员工互动 聆听大家提出的安全问题 询问相关用药安全问题 核实最近实施的相关药安全流程 确定实现TJC药物管理标准安全目标的差距	■ 医疗中心 ■ 专业护理机构	■ 目标：照护安全 ■ 关键成功因素：公共问责，社区照护者 ■ 战略改进领域：减少并发症，改进TJC、NPSG和QI相关方面

EMR: electronic medical record, 电子病历; FMEA: failure mode and effects analysis, 失效模式与效果分析; IT: information technology, 信息技术; IV: intravenous, 静脉; L&D: labor and delivery, 产房; OR: operating room, 手术室; NPSGs: National Patient Safety Goals, 国家患者安全目标; QI: quality improvement, 质量改进; SBAR: situation, background, assessment, recommendation, 现状、背景、评估、建议; TJC: The Joint Commission, 美国联合委员会。

Source: Courtesy of OSF Saint Francis Medical Center, Quality/Safety Department, Peoria, IL.

关注"健康界悦读",回复"用药安全",
看国内外数十位药学权威共话用药安全。

CHAPTER 2

第二章
参与组织工作

林恩·E. 埃申巴赫

关键术语

平衡计分卡：一种显示机构的使命和愿景，并将其与战略目的和目标联系起来的工具。

仪表盘：所选指标或关键绩效指标的可视化"概览"显示，通常用于在局部层面跟踪各项举措、目的和目标。

防错措施：实施自动防故障装置，防止流程中出现差错。例如，自动取款机（ATM）在吐钞前，先行退出借记卡，以防用户忘记取卡。

团队章程：定义团队的愿景、服务范围、结构和目标的书面文件；用于向团队成员、组织领导和其他工作组传达团队的重点工作和方向。

引言

保障患者安全是每位医务工作者的职责。MSO的职责就是指导和协调组织内的用药安全工作。为实现此目标，MSO必须参与到组织中去，以确保用药安全。MSO必须分析用药安全的相关数据以判断趋势，并为组织推荐优先事项。MSO还须积极主动，确保对整个用药过程进行检查，并制定安全策略以预防伤害发生。MSO应使用安全方面的自我评估、文献以及其他组织发生的案例等工具反思所在组织的流程，防止出错。让关键涉众参与其中，会增加他们对优先事项的认可度，并促使改进工作得以成功实施。MSO在组织中的核心职责包括：以知识专家和顾问的身份参与各个委员会，这些委员会关注安全、质量、技术、政策和规程（policy and procedure，P/P）、临床照护指南、TJC的NPSG和新药遴选工作。MSO通过开办教育培训课程来提高其在组织中的知名度，这有助于促进其鼓励每位医务人员参与改善用药安全。MSO是一个非常特别的职位，其将用药过程与临床专业知识、流程改进方法学、项目管理、领导能力和人际关系技巧等相结合，旨在改善患者结局。

|起步|

MSO进入一家新机构或刚开始从事用药安全方面的工作时，初始计划应包含如下关键步骤：

- 绘制整个用药过程的流程图。第一步应先绘制用药过程的全流程图。"巡视"用药过程并制定流程图，可使MSO对该机构的用药过程建立扎实的基础并有深入的了解。这种了解非常重要，因为MSO的职责之一就是指导流程改进工作。若不深入了解用药流程，MSO就很难参与可确保减少患者伤害的系统故障审查工作。
- 与关键人员会面。安排与涉及用药过程的不同部门的关键人员会面，包括但不限于风险管理人员、绩效/质量改进主任、护士长和教育工作者、呼吸治疗科主任、导管室主任、首席麻醉师或注册麻醉护师及医务主任。与各方只需要简单地面对面介绍，就可建立起人际关系，这样一来，一旦有事发生或需要主动推进相关工作，在与对方取得联系时就不会显得过于唐突。信任是安全流程的重要组成部分，因此，尽早开始自我介绍有助于MSO建立可信度和人际关系网。MSO还应识别审查和解决组织安全问题的不同委员会或团队。以嘉宾身份出席各种会议可使MSO能够确定哪些委员会值得加入。

- **制订战略计划**。MSO的另一项重要任务是制订战略计划和目标，以便在规划项目和实施过程中最大程度地发挥作用。MSO在工作刚刚起步阶段，有时很难时刻关注用药安全工作并制定和实施预防患者伤害的相关措施。由于安全涉及患者照护和用药过程的方方面面，因此很容易导致MSO被分配到的任务超出自身能力范围。在照护患者过程中，总会有突发事件发生，战略规划应顾及于此。为了始终专注于患者安全的目标，MSO保持强有力的战略方向是至关重要的。

与组织进行沟通

为改进患者安全，MSO应确定组织的优先事项。诸如用药安全事件自愿报告系统、药品不良事件/药品不良反应监测系统（例如，触发因素）、高管安全巡视™、[1]自动配药柜、智能输液泵、电子处方、药房系统及病历编码等关键系统和程序，均包含可用于分析的重要用药数据。每组数据能够从不同角度反映组织的安全状况，但大多数组织的资源有限，故仅需要选取少数几个数据源进行评估。可行性方法如下：

- 使用上述数据确定若干用药安全问题，然后对这些问题的发生频率和严重程度进行排序，遴选出需要优先关注的问题。
- 让主要涉众或委员会参与多学科决策，从而确定应包含哪些数据以设定优先级并进行持续分析。
- 使用已证明对患者造成了更多伤害事件的相关文献。
- 使用自我评估工具，如ISMP的医院用药安全自我评估或抗血栓治疗自我评估工具。[2]

与最佳实践相比，这些自我评估工具可有助于识别不足。

建议重点关注高警示药品、高风险人群和高风险药房流程。高警示药品包括化疗药、抗凝药、胰岛素和阿片类药物,其发生问题的频率可能与其他药品相同,然而一旦出现问题,其对患者造成严重伤害的概率往往要大很多。ISMP网站展示了一份更加完整的高警示药品目录。[3]高风险人群包括儿童和老人。高风险区域包括新生儿重症监护病房(neonatal intensive care unit,NICU)、急诊科和手术相关区域。可考虑重点观察上述区域,并加入现有的质量改进委员会,或制定一个流程,就这些区域提供持续的反馈。此外,无菌处理/配药区域(如静脉配液室或洁净室)也属于高风险药物处理区域。护士、开具处方的医生和患者都相信,在技师和药师完成准备过程后,静脉输液袋内的液体确实如标签所示。一般来讲,人们无法通过目测确认药品正确与否。无菌配药区域的安全技术相对较新,许多组织尚未加以应用,故有必要检查静脉配液室中的操作流程,并确定薄弱环节及改进机会。一旦确定,MSO应负责向组织传达这些选定的优先事项,并协调相关工作以关注这些优先事项。

确定优先事项只是第一步。基于数据信息采取相应行动并实施变革颇具挑战性,但这对提高患者安全水平却十分关键。同样重要的是,因不同医疗机构的患者群体和员工的构成各不相同,各机构所选定的优先事项也不尽相同。每位MSO必须评估本机构的情况,以便根据自身情况选定优先事项。

MSO是医疗机构的用药安全代言人。为使愿景和优先事项获得一定程度的认可,MSO应与不同的涉众展开合作。主要涉众包括患者安全主管、首席执行官、总护士长、首席运营官、首席医疗官、药房主任或首席药学主管,以及P&T委员会主席。MSO通常无直接下属,因此,建立合作网络和工作关系是确保成功实施相应变革的关键。MSO还要与高层领导进行协调，以获得正式或非正式的授权，从而确保对任何不安全的实践进行评估，并在必要时立即加以改进。同时，要创建一种机制，以便能够通过委员会或高级领导追究他人的责任，这对成功开展用药安全工作也是至关重要的。

|用药安全团队|

每家医疗机构内部都设有各种委员会、团队和工作组。MSO在机构内的工作目标是在基层集中监督和协调所有的用药安全活动，以帮助确定改进用药安全工作的机会，并制定行动目标和实施行动计划。而打造一支致力于用药安全的核心团队往往是首选，其作用和职责如下：

- 接收和分析汇总的用药安全数据。
- 根据数据制订行动计划并促进变革，或主动预防差错和伤害。
- 推荐和传达用药安全优先事项。
- 设定目标并监控实现目标的进度。
- 为有需要的领域提供资源方面的建议。
- 突出重要问题。[4]

机构中可能已设有专事安全工作的相关团队，若无法让一支单独的团队完全专注于用药安全工作，上述作用和职责也可纳入现有团队的章程当中。

在理想情况下，应设立一支向P&T委员会报告工作的单独的用药安全团队。P&T委员会的职责包括监督所有与用药和处方集管理有关的P/P。[5]例如，该委员会确保在将药品纳入处方集前，能够对其进行评估，以识别并解决潜在的安全问题。用药评估（medication-use evaluation，MUE）、监测和报告 ADE、预防用药差错以及制定治疗指南也属于 P&T 委员会的工作范畴。这些职责使监督用药安全工作成为 P&T 委员会的天职。用药安全团队和 P&T 委员会应建立起牢固的工作关系。

用药安全团队成员应分别代表如下部门或人员：护理、医务人员、药房、呼吸治疗、教育服务、风险管理、信息技术、数据分析以及负责设定机构的绩效评估标准和指标的部门。还应考虑邀请涉及用药过程的其他关键部门的代表，例如医学影像科和手术区。有必要与护理人员、医生和药师建立伙伴关系。若有可能，请在团队中指定一名单独的医护人员联络人，定期与之会面，为即时审查事件和多学科响应创建一条固化的路径。

会议召开的频率和持续时间也应充分满足机构的需求。通常情况下，团队每月或每季度召开一次会议，每次会议时长为 1～2 小时。团队章程有助于传达一致的使命、愿景和团队架构。在设定的时间段内制定客观、可衡量和可实现的目标，可成为团队促进安全变革的有效方法。然后，可按年度将目标纳入团队章程。用药安全团队章程示例见图 2-1。

在召开例行会议期间，用药安全团队可审查自愿上报的事件和系统识别的事件（如触发因素），以监控持续进展和需要采取行动的紧急事件。自愿上报的事件有助于展现机构的安全文化，但不适用于计算差错率。确定新的关注领域或推荐 RCA 也是自愿上报的事件带来的益处之一。系统识别的事件则注重审查，并可提供识别问题或改进趋势的指标。从临界差错中可汲取宝贵的经验教训，在会议期间进行审查和制定行动事项时，应将其包括在内。此外，还应花费时间追踪上一场会议的内容，确保行动事项得以完成，并确保那些行动可减少患者伤害。应制定流程，监测已实施的行动事项，并确定其成功与否。

用药安全团队

愿景声明

完善用药管理系统,确保每位患者的每次用药都是安全的。

使命宣言

通过分析内/外部的数据、文献综述以及主动改进用药管理流程,预防可能的患者伤害并减少潜在的用药差错。

架构:
- 形式:
  - 每月召开1.5小时会议。
  - 做会议记录并发布会议记录。
- 领导:
  - 由用药安全主管和绩效改进协调员共同主持会议。
- 上报:
  - 委员会正式向P&T委员会报告,并将会议记录转发给患者安全委员会。
- 成员:
  - 委员会由代表多学科的工作人员和领导组成,他们来自不同患者照护领域的用药管理环节。
  - 委员会还应包含护理、药房、医务人员、风险管理、信息学和呼吸治疗领域的代表。

目标:
1. 监控与用药相关的标准或法规的变化,并根据需要采取相应行动或提出行动建议。
2. 通过以下方式改善沟通、教育培训、用药安全管理意识:
   a. 制作用药安全主题网页。
   b. 开展安全注射实践调查,并根据结果制订行动计划。
   c. 本年度提供至少4门多学科教育培训课程。
3. 通过以下方式加强对风险报告数据的审查和分析:
   a. 为新系统设计用药相关报告模块。
   b. 为评估数据创建并应用报告格式。
4. 通过以下方式利用技术来提高用药安全性:
   a. 降低并维持自动配药柜的手动操作频率,使其每月低于5%。
   b. 审核和修订临床警示(包含已经审核/修订/新增的)。
   c. 年底前将静脉输液泵智库的使用率提高到80%或更高。

图2-1 用药安全团队章程示例

Source: Courtesy of D. Saine, Winchester Medical Center.

描绘趋势的图表可帮助团队成员清楚地识别存在改进机会的相关领域，并确定改进是否正在进行。平衡计分卡或仪表盘则可用于显示已确定的优先事项、汇总数据，并显示是否实现了目标（绩效改进报告示例见图2-2）。IHI有几个仪表盘示例，展示了将数据汇总到一处以显示模式和趋势的强大功能。[6] 在开发平衡计分卡的过程中，以机构的战略规划为指导设定优先事项非常重要，这也是MSO传达针对用药安全而选定的战略规划和目标的机会。如前所述，对MSO而言，保持专注有时可能很困难，但一个有意义且基于战略计划的强大的平衡计分卡，可使MSO事半功倍。选择衡量标准和有意义的指标也许很难，因为有时易于收集的数据可能无法真正表明其意图。有时，理想的指标往往需要多人花费很长的时间进行收集，因此并不可行。鉴于此，选择有意义的指标则是在收集数据和传达信息之间取得平衡。最后，确定分母也很困难，在将其纳入平衡计分卡时也应仔细考虑。例如，若将自愿报告的数据用作衡量标准，则无法显示总体差错率，因为该数据所包含的事件仅指自愿上报的事件，不代表医疗机构中发生的所有事件。在设置仪表盘或平衡计分卡时，请仔细考虑收集数据所需的时间、真正要衡量的内容以及数据的呈现方式。要从多种不同的角度审查用药安全性，确保审查力度，且审查方法要不偏不倚。用药安全团队议程还可包括其他潜在主题：ISMP季度行动事项议程、[7] ISMP简报、[8] FDA药品监督警报系统、[9] TJC警讯事件、[10] 为确保安全实施的新举措、自动配药柜的手动操作需求、审查和制定政策或指南。进一步的议题还可来自以下几方面的调查结果：高管安全巡视™[1]结果、自动配药柜的装药错误和手动操作的数据、智能输液泵打破一般性限制和尝试打破硬性限制的次数、用于临床决策支持和药房信息系统干预的开具电子处方的机会。上述议题的相关资源，请参阅本书第十二章。

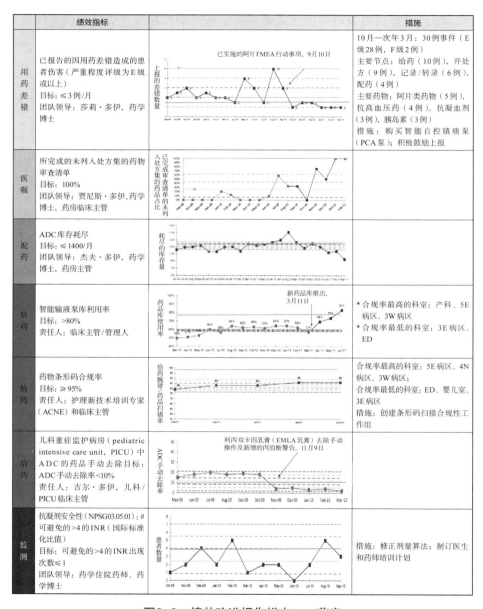

图2-2 绩效改进报告样本——药房

Source: Used with permission of Karen E. Thompson, Providence Alaska Medical Center.

为用药安全团队做好准备非常重要——这样可有效利用团队的时间以涵盖更多主题，一份组织得当的议程是必不可少的，通常应在会议召开之前开始或完成该项工作。例如，在会议召开之前，应更新ISMP季度行动事项议程中建议状态的信息。然后，团队可在会议期间审查这些信息以确定是否需要采取额外的措施，或者是否执行了令其满意的措施。可以提供ISMP季度行动议程项目的摘要，然后与其他安全团队共享（图2-3）。为完成团队各个会议之间的工作，还可组建正式和非正式的小组委员会。可以有效地利用小组委员会完成ISMP的自我评估，并根据所挖掘的数据确定需要重点关注的领域。小组委员会可专注于与阿片类药物或抗凝剂相关的事件（经由药品不良事件/药品不良反应监测、自愿上报的数据及抢救响应来确定）。由处方医生、护士和药师组成的跨学科小组委员会或有助于厘清这些事件发生的原因，并向用药安全团队提出建议，以采取行动消除患者伤害。用药安全委员会将向P&T委员会汇报会议记录和摘要，以进一步确保行动事项得到批准和实施。

如果该医疗机构是某医疗集团的一部分，则应建立一支企业级或医疗集团级的用药安全团队。该医疗集团的患者安全主管或MSO可作为团队的领导者。该团队旨在审查整个集团的趋势和事件，寻找机会，确保不会在其他地点重复发生不良事件。此外，团队还有机会进行头脑风暴，让每个人都参与RCA和FMEA。团队应包括来自各个机构的MSO、患者安全主管及药房主任和其他负责人。MSO在整个医疗系统进行协调时，有机会分享经验教训，从而防止出错并改进照护流程。

参加其他团队

P&T委员会通常向医务人员和高管委员会报告，从而能够使更多的医

ISMP季度行动议程 2012年1～3月	
已完成：	
主题	医疗中心的行动
1 智能输液泵的自定义浓度未强制设定"低浓度"警报	医疗中心使用智能输液泵，只限于设定滴注速度而非浓度。然而，药物浓度是标准化的，对大多数药物来说，智能输液泵库不允许手动输入浓度
2 防止患者获得仿制药	医疗中心药房不从无证供应商处购买药品和物资。制度要求由药房监督医疗中心的一切药品采购
3 2011年第一季度的达比加群相关不良事件	系统更改了达比加群的名称描述，其中包含了"抗凝血剂"字样，以对不熟悉该药物者突出显示相关适应证。为药师、护士和医生提供强化培训。计划在2012年发出处方开具者信函
4 禁止多名患者共用一支胰岛素笔	根据医疗中心的相关政策，胰岛素笔应专人专用，不能多名患者共用一支胰岛素笔。若在患者的药物抽屉中发现未做标记的胰岛素笔，应将其取出并丢弃。2012年6月对整个组织发出了安全警报
进行中：	
主题	医疗中心的行动
1 管路错误连接自检	这是用药安全团队2012年要完成的目标
2 与导致住院的不良事件相关的药物：华法林、胰岛素、口服抗血小板药物、口服降糖药。建议针对使用这些药物的出院患者进行专门的教育	有些教育针对所有类别，但并不是始终如此。与抗凝团队和糖尿病教育项目合作。制定出院流程改进的未来规划
待办：	
主题	医疗中心的行动
1 提供新版布罗斯洛折页（2011年）（Broselow Tape，是一种彩色编码的儿科急诊折页，在世界范围内用作儿科急诊的快速参考。折页上包括预先计算的急诊用药、呼吸道和设备的尺寸以及除颤仪的电击剂量——译者注）	儿童抢救推车位于4A病区和急诊科抢救室。4A病区的布罗斯洛折页版本为2007B版。计划：与调度服务部一同订购新版本，并替换抢救推车上的折页（2012年6月完成）
2 滴眼剂相关感染	按照医疗中心的相关政策，不允许多名患者共用滴眼剂。所有滴眼剂均需要标有患者的身份标识，并放入患者个人的药物抽屉中。即使没有听说任何与滴眼剂感染有关的问题，但提醒护理人员对患者安全使用滴眼剂总是有益的。http://pharm-labs.unc.edu/labs/parenterals/oph_admin.htm

图2-3 ISMP季度行动议程摘要示例

Source: Courtesy of D. Saine, Winchester Medical Center.

务人员参与到决策过程当中。MSO还应加入医务人员委员会，与医生合作，确保后者了解用药安全措施。一般而言，这些委员会将批准提交给它们的入会申请。有时，某些有意义的申请还会改变相关流程或文件，从而对患者安全产生更强（或更弱）的影响。此外，医务人员审查委员会能够了解到重大的医疗差错和警讯事件，并与组织内的安全委员会或患者安全委员会共同监督绩效改进过程。该组织通常会设立由患者安全主管担任主席的患者安全委员会。MSO应成为患者安全委员会的积极参与者。

质量改进

MSO还可加入诸如医生科室QI委员会或护理科室/服务线QI委员会。为鼓励基层或科室级别参与用药安全工作，在该层级讨论用药安全十分重要。若只在高层强调用药安全，改进措施就很难得到认可，甚至有可能功亏一篑。指定一名医生或护士代表（例如，用药安全负责人）在其所属区域主导基层用药安全工作，可提高基层的参与度，并促进团队合作取得成果。MSO应与这些基层代表合作，分享在医院层面确定的结果，供其所在科室加以实施，并在基层科室委员会之间分享可实施的改进想法。鼓励基层参与将提高改进措施的认可度并改进安全解决方案，因为基层工作者往往最了解如何解决这些安全问题。各科室的QI委员会通常会对用药安全事件进行同行评审，并可得益于MSO的专业知识。用药安全工作涉及整个机构的各个层面，MSO可协调基层科室委员会之间进行的分享。相关议程应包括机构范围内汲取的经验教训和行动事项、当事科室的安全趋势和紧急事件、正在落实的新举措或产品，以及一线就关注的领域、临界差错或已发生的差错做出反馈的时间。

🔖 手术服务

MSO参与的另一领域便是围手术期服务。手术室可能已设有管理委员会，而确保将安全问题纳入其工作议程或创建单独的安全团队尤为重要。在围手术期，往往会引入新设备，MSO可在设备试用之前或试用期间帮助评估其安全性。由于手术室往往存在获得行医执照的独立从业者，且可能尚未实施典型的药师双重核对制度，手术室的执业操作往往与机构内的其他科室不同。此外，外科医生或麻醉师往往会向手术室的技术员或麻醉技师口头传达医嘱，且多是在戴有外科口罩的情况下传达的，其用词有时很难让对方理解，而且手术室的技术员一般没有接受过用药培训，也许并不熟悉手术室中可能导致差错的所有不同药物。围手术期安全团队可采用诸如"复述"和用药教育等流程改进措施。团队的工作议程可能因引进药品的不同而有所不同，但应始终针对手术相关事件进行审查，更新已落实的行动事项，反馈一线员工关心的问题，并主动进行规划，确保手术室的用药安全。MSO还应参与设计围手术期系统，为患者提供最安全的治疗结局。

🔖 儿科

许多医院都设有单独的儿科用药安全团队。儿科患者群体往往存在许多特有的问题，这些问题最好由专门的儿科团队来解决。团队必须既能确保不良事件得到预防，又能在不良事件发生后迅速作出反应、制定改进策略。关键是要积极汲取他人的经验教训，而不是坐等患者受到伤害。为了帮助确定根本原因，经常有媒体或ISMP简报报道一些引人注目的用药安全事件，儿科团队可利用这些媒体资料提出确保安全的建议。建议的主题包括：如何应对患者的体重问题（例如，何时更新电子系统中的体重、按剂量给药的体重标准是什么、如何沟通体重变化、当体重出现变化时何时更新输液泵和药物剂量等）、标准化浓度以及儿科用药决策（在常常缺乏儿科患者用药证据的对照实验情况下）。处理用药安全问题的原则是相同的，包括根据TJC警讯事件预警系统（特别是针对儿科患者的第39号警报）[11]和听取一线工作人员的反馈，对自愿上报和由监控确定的趋势和紧急事件进行审查。与熟悉该患者群体的儿科多学科团队共同审查这些数据，将确保采取有效的行动，并提高患者安全水平。

🖉 临床团队

MSO还可领导或参与多支多学科团队，并专注于深入研究和评估与高警示药品相关的事件。对与阿片类药物、抗凝药和胰岛素/降糖药相关的个体事件进行审查，可洞悉这些事件发生的原因。一般情况下，若这些事件是由自愿系统报告或由监控系统（如触发器）识别出来的，其所能提供的信息往往少之又少。当多学科工作组系统性地审查每起事件并确定了关键特征时，就会生成相关数据，这些数据可用于制定旨在解决问题的改进措施。这些行动事项可提高与高警示药品相关的用药安全性。团队可以每月召开一次会议，回顾上月的案例，并监控相关趋势，以确定工作是否奏效。MSO还可利用其在项目管理、RCA和预防差错方面的技能来领导委员会。

🖉 遴选新产品/设备

作为用药安全领域的专家，MSO可出席各种会议或参与多项讨论，以提供用药安全方面的观点。其所在机构可为新产品的遴选设立常务委员会，或根据评估的重要性和规模，为每件产品设立新的委员会。从机构的各个部门（例如，住院部、门诊部等）广泛吸纳代表，这对确保该委员会代表所有的领域和职位是非常重要的。确定设备涉及具体的用药还是用于递送药物也非常重要，可在选择设备之前加以确定并解决相关用药安全问题。弹性输液装置（球囊泵）就是其中一例，手术室通常会向产品评审委员会申请购买该设备。在购买和使用前，MSO将确定并促进遵守与新设备相关的法规和标准［例如，《美国药典》（*United States Pharmacopeia*，USP）<797>，TJC］。一些设备往往需要使用肝素稀释液在设备内进行循环后才能正常运行（比如在进行连续性肾脏替代治疗时），在这种情况下，MSO要帮助设计用于制备和储存该溶液的安全操作实践。至于MSO需要关注哪些设备，这一点并不总是十分明确。一种帮助新产品遴选委员会确定与药物相关产品的方法是：修订提交的表格，使其涵盖关键问题，诸如"该设备是否需要使用任何静脉制剂或冲洗液进行操作或清洗"以及"该设备是否会向患者提供任何药物、静脉制剂或冲洗液"。通过与适当的科室和相关人员通力合作，MSO将积极维护患者安全。

技术

MSO必须了解并参与用药管理技术的遴选和实施（例如，智能输液泵、注射泵、ADC、CPOE系统）。还可考虑让MSO加入常务技术委员会。凭借在安全原则、人为因素工程学概念以及FMEA等工具的使用方面积累的经验和专业知识，MSO将为技术团队提供独一无二的观点。当实施新技术或开发其他新流程时，MSO可推荐相关衡量指标，以监控新的差错类型并减少患者伤害。

构建/改造

当机构构建或改造医疗设施时，MSO可就相关设计提供专家意见，减少与药物管理相关的伤害和差错。MSO可利用其对最佳实践和标准（例如ASHP、USP、TJC和CMS）的了解以及使用FMEA，帮助评估设计和预估工作流程的安全性。例如，在设计新的患者照护单元时，若需要立即制备输液药品，MSO可通过确保拥有符合TJC标准的指定的干净、整洁的区域，来帮助规划药物间或配药区。MSO可对用于制备输液产品的水槽、储药区、参照空间、作业照明等的设置进行审查并提出建议。

患者安全

医疗机构应设立由PSO担任主席的患者安全委员会。PSO通常是医生或护士，但药师或其他学科专家也能担任这一角色。患者安全委员会应了解机构中涉及患者安全的方方面面。相关主题包括患者安全常识、患者安全项目的策略、透明度和公开度，以及公正文化和用药安全。MSO应积极加入该委员会，提出问题并提高人们对于用药安全的认识。MSO还可在分析其他事件、制定相关行动事项以及落实解决方案等方面提供专业意见。表2-1总结了MSO参与的团队或委员会。

表2-1　MSO参与的团队

委员会/团队	MSO的职责
用药安全团队，医院级别	审查整个医院的用药安全事件，制定行动事项，开展教育培训，并与各个基层部门进行协调
用药安全团队，医疗集团级别	在整个医疗集团中分享用药安全事件
医务主任	审查警讯事件并提供反馈
各科室QI/PI委员会，医生和护理团队	审查基层用药安全事件，制定行动事项，分享用药安全委员会的行动事项以供基层实施
围手术期	审查围手术期的用药安全事件，主动审查围手术期的新流程/产品/技术

续表

委员会/团队	MSO的职责
儿科	审查儿科用药安全事件,主动审查儿科的新流程/产品/技术
高警示药品临床团队	制定新流程或详细审查用药安全事件,以制定针对阿片类药物、抗凝药、胰岛素/降糖药或其他已确定主题的具体行动事项
新产品	在试验或使用前,主动审查(如采用FMEA)新产品,还要考虑集中供应
技术/信息系统指导	在试验或使用前,主动审查新技术(例如,FMEA)。审查现有技术,探求改进机会。例如,CPOE系统、eMAR、智能输液泵团队、床旁条形码扫描、EHR
患者安全	将用药安全与所有患者安全活动的审查相结合,全面协调患者照护工作(例如,透明、公开披露、公正文化)
表单委员会	确保与用药相关的安全特性、提示和清晰度
医嘱集审查(纸质和CPOE系统)	在发布之前审查所有医嘱集的安全性、清晰度、是否符合政策/程序/协议/认证标准、从RCA取得的改进和其他绩效改进项目以确保考虑到安全
P&T	负责用药安全团队和P&T委员会间的联络工作,抑或在未设有用药安全委员会的情况下,将所用药安全信息提交给P&T委员会进行审查
药房领导	与药房领导进行协调,确保解决优先事项,了解紧迫性,并制定和实施行动事项
护理教育委员会	教育本身并不是预防差错的最有力方法,但却是成功实施差错预防的必要条件。与护理人员共同确定实施各种举措的最佳媒介是很重要的
警讯事件	用药流程专家;帮助确定根本原因并制定要实施的行动事项
认证指导	用药管理专家;担任指导委员会和其他部门之间的用药管理标准和NPSGs的联络人

CPOE:computerized provider order entry,计算机化医嘱录入;FMEA:failure mode and effects analysis,失效模式与效果分析;EHR:electronic health record,电子健康记录;eMAR:electronic medication administration record,电子给药记录;NPSGs:national patient safety goals,美国国家患者安全目标;P&T:Pharmacy and Therapeutics Committee,药事与药物治疗委员会;RCA:root cause analysis,根本原因分析;QI:quality improvement,质量改进;PI:performance improvement,绩效改进。

政策、规程和临床照护指南

作为能够影响P/P以及临床照护指南(clinical care guidelines,CCG)的

用药安全实践方面的权威，MSO通过提供专家意见，有很多融入其所在机构的机会。P/P和CCG通常是基于文献研究的新成果，也可作为用药安全事件行动计划的一部分，如果审查发现实践或流程确实存在差距的话。MSO可参与制定或审查这些文件，确保能够识别并尽量减少或消除患者伤害的隐患。若想在组织中成功落实P/P和CCG，需要处理和解决任何可能的安全隐患，并将新的或修订后的信息有效地传达给受影响的员工。

将P/P和CCG纳入医嘱集或护理计划，这有助于确保机构对所有患者的照护都遵循该流程。如果机构使用CPOE系统为患者开具药物和其他治疗医嘱，则MSO有必要加入相关委员会审查CPOE系统中的所有构成。如果机构不使用CPOE系统，MSO应加入相关委员会并在供患者使用前审查所有纸质医嘱集。如果机构没有针对医嘱集和治疗方案的结构化审核流程，MSO则应促进实施该流程，以便对患者照护工作产生积极的影响。

MSO在机构中的知名度能够激励每个人参与用药安全工作。MSO应定期接收（且易于获得）问题、评论或反馈，以便医务人员能够寻求MSO的帮助，从而在机构中营造更强大的安全文化。MSO应持开放和欢迎的态度鼓励非惩罚性信息。一旦有人提出安全顾虑，MSO应展开调查并跟进此人，以证明其参与用药安全流程的价值。由于缺少下属或下属有限，MSO必须依靠整个机构的参与来开展工作，所以保持MSO的可及性及知名度将有助于提升用药安全工作的受重视程度。

机构的教育课程

MSO可利用教育培训支持所有的工作和计划。新员工入职培训是个良好的起点，MSO应参加与用药过程相关的新员工入职培训。MSO至少应确保入职培训涉及基本用药安全术语、事件上报流程和当前的安全措施。其他关键主题则涉及最佳实践、NPSG、认证标准和安全文化。MSO可以是主讲人，也可以协助开发用药安全入职培训课程，并供他人讲授。所有涉及新入职的药师、药房技术员、护士、医务人员和住院医师以及呼吸治疗师的入职培训，均应包含用药安全的相关内容。

其他培训机会包括护理技能日、在职医生与医学生培训，以及药房或其他部门的会议。MSO还可在大巡视或为医务人员、护士、药师及其他人员举办的常规教育活动中提供相关培训。其他教育培训主题还包括用药安全基础知识和ADE反馈，所涉及的内容包括根本原因、常见原因以及事件发生后采取的行动。用药安全团队应将教育培训作为工作议程的一部分。团队要满足任何紧急的教育需求（例如，警讯事件，对经验教训进行RCA，新产品落地），并对长期的基础教育进行规划（例如，什么是用药安全，如何参与用药安全工作）。若员工及教职员工了解到其所付出的努力最终促使机构付诸了行动，他们则更有可能参与用药安全活动。因此，很有必要通报因事件和自愿报告而采取的行动。根据机构的机密性和风险管理政策，用药安全团队的会议记录可通过电子邮件发送，或放置在机构内部的交流平台中，采用统一的格式提供此类反馈。分享经验教训十分有必要，否则差错可能再次发生，而开展教育培训更是MSO参与机构工作的职责之一。

MSO参与针对医生、护士、药师、医师助理、理疗师等学习者开展的教育培训，将促使上述医务人员在职业生涯的开端就提升对用药安全的重视程度。应鼓励MSO与高校合作，并在现有课程的基础上（或开设新的课程）推广用药安全教育。若有机会，应让所有学科的学生共同学习用药安全知识，这样可培养一种多学科协作的方法。通常可在两个学期之间开展为期一周的安全教育。这一周的教育内容可包括患者安全概述，并设定具体的用药安全主题：如由团队开展的RCA、安全处方书写，音似或形似药物的风险以及配药和给药的防错措施。MSO应考虑制定或参与致力于用药安全的药学生轮转工作。若机构设有住院药师培训项目，MSO就应大力鼓励强制完成用药安全轮转和/或将用药安全的概念和活动纳入现有轮转当中。鼓励大家尽早了解安全原则，将在未来使患者和医疗团队受益。

总结

机构的参与对于MSO胜任职位和患者安全至关重要。保障安全是每名医务工作者的天职，机构若能重视用药安全事务，将能够为所有患者营造更安全的医疗环境。MSO需要确定优先事项，并促使关键涉众和委员会参与其中；同时，MSO还要作为机构的安全领域专家参与相关计划。MSO的知名度和可及性将有助于吸引所有医务工作者参与用药安全工作，开展教育培训则将提高医务工作者的相关技能，使其更加了解情况，并更好地参与改善患者照护工作。通过机构的参与提高用药过程的安全性，将为患者提供更安全的医疗服务。

实践技巧

1. 准备一场MSO"电梯演讲"，介绍自己的身份、角色，以及与所面对的群体有何关联。预先做好准备会使MSO看起来更加自信和可信。
2. 不要被数据收集和/或分析搞得不知所措。用药安全最重要的工作是应用所学在机构中实施变革，以减少造成患者伤害的可能性。
3. 根据初步评估制订战略计划，并始终专注于目标和目的。有效管理时间，积极应对突发事件并主动采取行动。
4. 在机构中成为众所周知的用药安全领导者。尽可能多地接触个人，并体验尽可能多的流程，这样才能将自己定位为专家。
5. 有关用药安全的故事和相关事件总是不胜枚举，要确保在决定进行实践变革之前了解所有细节。虽然细节看似显而易见，但进一步的调查往往会揭示出许多有待解决的影响因素。

参考文献

1. Frankel A, Baker EG, Neppl C, et al. Patient safety leadership WalkRounds™. Jt Comm J QualSaf, 2003, 29(1),16-26.
2. Institute for Safe Medication Practices. ISMP self-assessments. Available at: http://ismp.org/selfassessments/default.asp Accessed October 8, 2012.
3. Institute for Safe Medication Practices. ISMP's list of high alert medications. Available at: http://ismp.org/Tools/highalertmedications.pdf. Accessed October 8, 2012.
4. Kohn LT, Corrigan JM, Donaldson MS (Institute of Medicine). To Err Is Human, Building a Safer Health SDystem. Washington, DC: National Academy Press, 2000.
5. American Society of Health-System Pharmacists. ASHP guidelines on the pharmacy and therapeutics committee and the formulary system. Am J Health-Syst Pharm, 2008, 65: 1272-1283.
6. Martin LA, Nelson EC, Lloyd RC, et al. Whole System Measures. IHI Innovation Series white paper. Cambridge, Massachusetts: Institute for Healthcare Improvement, 2007.
7. Institute for Safe Medication Practices. Quarterly action agenda. Available at: http://ismp.org/newsletters/acutecare/actionagendas.asp Accessed February 10, 2013.
8. Institute for Safe Medication Practices. ISMP Medication Safety Alert Newsletters. Available at: http://ismp.org/newsletters/default.asp Accessed February 10, 2013.
9. U.S. Food and Drug Administration. MedWatch safety alerts for human medical products. Available at:http://www.fda.gov/safety/medwatch/safetyinformation/safetyalertsforhumanmedicalproducts/default.htm. Accessed February 10, 2013.
10. The Joint Commission. Sentinel event. Available at: http://www.jointcommission.org/sentinel_event.aspx. Accessed February 10, 2013.
11. The Joint Commission. Sentinel event alert. Available at: http://www.jointcommission.org/assets/1/18/SEA_39.PDF Accessed October 8, 2012.

CHAPTER 3

第三章
实现变革

L.海莉·伯吉斯　卡拉·M.米勒

|关键术语|

变革：转换或引导到不同的方向。

全面触发工具：IHI开发的一种工具，用来识别不良事件。该工具采用的方法允许在审核病历时识别各种触发因素，确定是否存在不良事件。触发因素包括异常的检测结果、医嘱中止或施用解毒剂。

风险缓解策略：用于避免系统失效和预防差错的策略。风险缓解策略既可用于解决当前问题，也可作为主动性策略。通常需要采用多种风险缓解策略全面应对安全隐患，包括强制功能、自动化、双重核对及针对医务人员开展教育培训。

安全文化：机构的共同价值观和信念，促使一线员工和领导拥有共同目标，为员工和患者不断改进和维护安全的医疗环境。在安全文化中，机构致力于持续改进和鼓励上报潜在或实际的危害。

巡视：一种协助领导层和一线员工之间展开讨论的工具，以便对所需的系统变革提高认识，促进对创建安全环境进行问责，并对未来的系统改进和资源分配提供决策支持。

|引言|

MSO在组织中面临的最大挑战之一，便是在几乎没有或根本没有相关权限的情况下，还要担负起实现变革的重任。作为系统负责人，MSO不仅

第三章 实现变革

要了解拟议的安全变革对系统产生的影响,还要认识到安全变革可能触发的因果关系。已完成的用药安全改进模型侧重于建立强大的组织基础,以建立实现变革目标的意愿、产生改进想法的过程以及跨部门乃至整个机构的执行策略。可将设定组织方向描述为推拉并用的策略:使现状变得不舒服,使未来充满吸引力。[1]在这种理念的指导下,医院的管理部门和所有员工担负着共同的职责,以实现减少患者伤害和改善患者结局的终极目标。

成功的领导者往往会使用变革模型作为组织架构来改善组织的绩效、文化和内部领导战略。[2-4]针对各行各业的组织所开展的研究表明,可靠性和系统性之所以会失效,其主因在于未统一实施变革,而不在于相关战略和规划不充分。[5]当变革战略与组织目标的实施手段相一致时,就会取得成果,这就需要在整个系统中实现问责制。此外,医疗工作者还要持续参与变革。[6]

转型变革常常始于建立良好的关系和信任度。构建关系是影响组织行为的重要组成部分。领导者驱动价值观,价值观则驱动行为,而组织中所有个体构成的集体行为往往定义了该组织的文化。[7]MSO必须参与创建和维护引领转型变革的安全文化。

要实现变革,首先必须确定"应该"改变什么。爱因斯坦表示,若能有1小时的时间解决问题,他会花55分钟思考问题,再花5分钟思考解决方案。而很多时候,领导者(特别是医疗行业的领导者)的第一反应往往是在未彻底探究问题根本原因的情况下,先行解决或"补救"所发现的问题。

要获得变革的动力,就必须激励员工,并激活临床医务人员和高层管理者的心灵和头脑,从内部发动一场革命。讲故事是一种有效的手段,它可以充分发挥人们的潜能,并利用人类经验和医疗网络来应对这场巨大的变革挑战。[8]可通过衡量标准和指标来激发机构的高级管理者,这些标准和指标可为变革创造出引人入胜的故事——无论其是侧重于打动人心(从伤害入手）还是获得支持（从金钱着手），或二者兼而有之。指标可营造出一种建设性的紧张气氛，以纠正不合理的变化。

一旦发生变革，在系统中创建强制功能，可使"行正事易，做错事难"，从而实现可持续性变革。为日常任务设计工作流程可产生一致的行为变化。不能总是更努力地工作，而应更聪明地工作。

构建关系，打造安全文化

若得不到组织内员工的支持，就无法实现变革。只关注变革本身，而不关注变革对一线员工、中层管理人员和开具处方医生的影响，往往很难得到员工的积极响应。持续沟通，并与医院内部的团队建立融洽的关系，这对引入和推动变革至关重要。MSO在走马上任的初始阶段就应花费一定的时间构建关系，询问团队的流程和需求，深入了解所在的机构。在有需要时以非干预的方式提供临床专业知识，将使MSO在团队中树立起用药安全和系统创新的专家形象。MSO作为领导，应易于接近，临床医生可轻松地与之讨论患者照护问题。

明确变革内容

在构建关系的同时，MSO可开始明确或会对患者造成伤害的相关实践。MSO面临的挑战是要主动发现药物管理系统中存在的不足，并在不过早实施系统变革的情况下，战略性地规划填补这一缺口的方法。"权力越大，责任越大"这句话适用于大多数领导者，而MSO往往责任重大，权力却很小，这就形成了独特的挑战。MSO需要拥有一套工具和方法来识别医疗服务过程中存在的差距，并提供数据来表明战略差距的缩小（请参阅本书第九章"用药差错的上报与分析"获取更多信息）。

第三章 实现变革

评估药物管理系统的有效性往往需要审查多种数据源。MSO应与用药安全委员会共同审查自愿上报的数据，例如临界差错或用药差错，以便进行根本原因分析。[9] 此外，采用多种方法检测不良事件发生的数据也很重要。[10,11] 使用触发因素有助于检测未上报的ADE。例如，使用纳洛酮医嘱作为触发因素，可通过识别相关患者的病历，查看患者是否经历了ADE（如过量服用阿片类药物）。MSO可利用和调整IHI的触发工具，使其仅专注于药物。佛罗里达医院系统使用触发工具，发现55%的伤害事件与药物有关。这些结果可就已确定的药物管理系统问题进行有针对性地组织改进。[12]

文化调查和药物管理自我测评系统是主动性数据收集工具。ISMP则为各医院开发了ISMP用药安全自我测评™工具。该调查由一支多学科团队完成，可全面了解药物管理系统的操作性能。[13,14] 多医院系统可积累数据，并制订大规模的用药安全计划，从而广泛地影响流程及文化变革。

使用安全态度问卷（safety attitudes questionnaire，SAQ）可基于一线员工的看法评估安全文化。[15] 已有两家独立机构采用SAQ评估领导巡视对安全氛围产生的影响。重复的调查结果显示出领导巡视直接影响了安全氛围的得分，且两家机构均有所改进。该项研究表明，开展领导巡视不仅改善了一线的安全文化，也揭示出可能不会被意识到的安全问题。[16] MSO可采用以药房为中心的SAQ来汇总药房微系统文化的相关数据。[17]

一般而言，巡视可产生药物管理系统的安全数据。一项探索用药安全领导巡视的研究表明，领导巡视能够带来切实而积极的安全结果。巡视促成了各种组织性变革（包括扩充了ADC，制定和审查药物管理政策）。正如一位CEO所言，这一过程也对高层领导产生了积极的影响："巡视提醒我要关注员工所面临的日常问题，我在进行重大决策时，这种意识常在脑海中闪现。"[18] 在巡视过程中，MSO应定期与一线员工、医生和患者就改善用药安全的方法展开对话。[19] 当员工提供用药安全问题的相关反馈时，MSO应努力将这些想法和建议结合起来，形成一线员工可见的可行性计划。这就建立了用药安全计划的可信度和对MSO（作为倾听并采取行动改善照护工作的领导者）的信任感。用药安全巡视工具示例详见附录3-A。

可从外部资源和机构所报告的事件中学习主动性风险缓解策略。用药安全文献和简报能够及时地重点介绍药品及设备不良事件，并针对这些有害事件提供风险缓解策略的相关建议。[20,21]

MSO还可使用监管机构要求的机构绩效指标作为数据源，用以确定与药物相关的次优绩效。俄克拉何马州的一家医疗系统启动了多个由药房驱动、专注于质量核心指标的绩效改进项目，其中的社区获得性肺炎项目取得了显著的积极影响，该系统因此获得了美国国家免疫合作奖（national partnership for immunization award）。[22]

识别药物管理系统中的漏洞貌似任务艰巨，但当配备了正确的工具和数据后，MSO便可深思熟虑地引入变革理念。在启动新项目之前，MSO必须明白：变革并非自然而然产生的，变革的过程势必会历尽艰辛，机构成员不会总是对变革充满渴望并抱有热情。那么，MSO该如何激发他人的变革热情？

获取动力

约翰·科特在《领导变革》一书中概述了成功实施变革转型的8个阶段（图3-1）。[4] 本节将简要讨论以下8个阶段。

营造一种紧迫感

转型变革需要参与者做出承诺、产生动力并做出牺牲。为应对挑战（推动人们走出舒适圈转而寻求变革）而做好规划是至关重要的。机构只能

第三章 实现变革

```
1. 营造一种紧迫感
2. 建立指导联盟
3. 制定愿景和战略
4. 传达变革愿景
5. 赋予基础广泛的行动权力
6. 取得阶段性的胜利
7. 巩固成果，推进更多变革
8. 在文化中锚定新方法
```

图3-1 科特创造重大变革的八个阶段

Source: Adapted with permission from John P. Kotter, "Why Transformation Efforts Fail," Harvard Business Review (March–April 1995): 61.

推动员工做出这些承诺并获得动力，而个人必须要有个人动机才能推动变革。现实是：个人往往在当前的工作环境中过于安逸，因而抵触变革，且没有意识到需要变革。在员工找到时间与资源做出变革之前，MSO必须将所需的变革视为要紧之事。MSO的目标是：在发生伤害或出现紧急状态之前，通过推动组织产生变革需求来改进机构。

在需要变革的领域达到临界水平之前，如何营造启动变革的紧迫感？这就需要打造一种环境，令现状变得不可接受。个人必须认识到在当前环境中继续为患者提供医疗服务所带来的危害和风险。这就需要MSO采取创造性的、勇敢的行动，提出明智且能让人产生共鸣的建议，激发人们的积极性。要想将变革定位为一种迫切的需求，往往需要付出一定的努力并采取一些技巧。假设一线员工想要正确行事，但其思维过程可能略显幼稚，此时，MSO就必须与团队价值观联系起来，激励员工取得卓越成就。要用真实的体验和故事让变革案例栩栩如生，从而创建简单且鼓舞人心的信息。尽管紧迫感是获取变革动力的必要条件，但更重要的是避免让人心生绝望。团队和员工通常应充分发挥自身优势并利用既往的成就，从而有信心圆满地完成变革任务。同时，需要让其感受到付出终有回报。一旦将价值观和员工的驱动力联系在一起，就能够创造性地激励和推动员工，使其对预期的变革产生同样的热情和紧迫感。

例如，在门诊手术中心营造一种紧迫感。作为专注于急症治疗的大型医疗机构的一部分，各门诊手术中心并非用药安全计划的主要关注点。而利用用药安全自我测评工具，团队就能够展现出对药物管理系统进行变革的迫切需求。分享内部用药事件报告，并获得高管、临床工作者和医生领袖的支持，将使MSO能够围绕需要填补的缺口营造出局部的紧迫感，以便向相应的患者群体提供安全有效的药物。这些门诊手术中心的目标是展现出致力于开发更安全的用药管理系统的决心，且在技术进步、实现连续性照护颇有压力以及门诊区域的安全措施强度加大的情况下，能够接受各种挑战，并站在变革的最前沿。这些中心利用竞争压力，与团队共享高警戒药品和形似/音似药品的识别和存储的相关电子图片，从而在系统内获得经济奖励和最佳实践奖。

建立指导联盟

变革任重而道远，仅凭一己之力不可能成功推动，需要建立一支强大的团队启动并实施变革。确定团队构成时，需要考虑以下几项因素。首先，要确保将主要涉众包括在内，这不仅是为了获得他们的影响力，也是为了避免因将其排除在外而造成的可能出现的阻碍。团队应拥有广博的知识和视角，这有助于确保决策经过充分的检验并且是有效的。其次，团队应被高度尊重，其成员不仅要具备强大的领导力，还要有管理天赋，从而确保团队具有一定的效率和动力，以完成变革任务。医疗团队的基本成员应包括中层管理者、高级领导者、多学科临床医生，并视情况纳入患者或患者代言人。

团队成员并不全由团队领导者决定。在医疗领域，团队领导者面临的共同挑战是：团队成员并非由自己选择。许多团队是根据个人的参与情况选择成员的，或由中层管理者组建。团队领导应尊重每名成员的个性。而了解成员的行事风格、动机、思维方式和工作关系是很重要的。打造完美的团队架构和流程是一种理想，但这往往不可行。明确每名成员的优势，并促使其锻炼这些技能，则可打造出一支富有成效的团队。

大型医疗系统所面临的一大障碍是，团队成员并不总在同一个地点工作。很多时候，成员必须采用电话会议或视频会议的形式开会。在这种情况下，团队成员往往倾向于在会议期间少发言或同时处理多项工作。在会议期间鼓励成员积极参与并阻止其处理多项工作的相关策略包括：

- 在电话会议期间，让各成员发言。
- 要求每名成员做好会前准备，并在会上向团队提供相关信息。
- 使用相关技术，鼓励成员通过短信和其他通信手段积极参与。

制定愿景和战略

变革愿景是获得涉众认同的原动力。在向涉众提出变革想法时，MSO应拥有明确的变革愿景。变革愿景是一种强大的工具，可将变革过程背后的细节和复杂性转化为易于理解的理想图景。激励涉众并非变革愿景的唯一目的，它还为变革过程设定了路线，并创建了变革方向和路线图，以确保团队始终走在正轨上。在与充满热情和激情的改进工作领导者共事时，这一点尤为重要。让大家专注于变革愿景，可避免产生额外的工作以及资源超出分配范围。变革难免充满艰辛，参与者甚至会为此作出牺牲，但愿景也提醒我们，这些付出终将结成硕果。

明确愿景往往能够简化无数细节，同时激励人们采取相应的行动。在创建变革愿景时，还需要包含某些属性。顾名思义，愿景应能够让人想象得到未来的状态。要考虑愿景将如何影响相关人员。想象一下你在作画前会如何构思画作的内容？愿景还要切合实际，增加认同的可能性，并提高团队的可信度。若愿景看似遥不可及，人们从一开始就会不知所措，因而无法维持应对变革所需的强大动力。愿景还要令人向往，以便赢得相关涉众的认同，并激发启动变革的动力。最后，愿景还必须清晰简洁。个人必须清楚地了解愿景，只有这样才能保持其关注度，并在未来提供相应的指导。简洁的描述对于有效传达愿景也非常重要。听众应对愿景抱有清晰的认识，并相信过程虽然艰难，变革终将实现，他们应在散会时感到无比兴奋且动力十足。

阿森松医疗集团的领导者给出了一个出色的愿景声明示例。该医疗集团呼吁要采取行动，旨在实现零可预防性伤害或死亡。其愿景（有效的医疗、安全的医疗和不遗余力的医疗）既简洁又有力。简言之，该愿景涵盖了变革的所有战略和规划，且不至于让听众感到负担过重。这些语句打造了未来的积极形象，并赢得了医务人员的潜在认可，即实现该愿景将是一项挑战。[23]

传达变革愿景

若缺乏战略沟通，再清晰的愿景都会失去影响力。向他人传达愿景之前，应专注于理解和思考愿景对自身和他人产生的真正影响。要想传达愿景，就必须讲故事，不仅仅是随便一个故事，而是能够让涉众参与的故事。"电梯演讲"是实现这一目标的有效手段。电梯演讲通常由三句话组成，可简短描述你想要表达的要点。MSO通常会在只能做简短交流的情况下（在电梯间里）遇到潜在的变革突破点，在这种情况下可瞬间获得支持者。因此，MSO的愿景故事应经由深思熟虑汇编而成，可引起大家的注意并能说服听众，即这种变革既可提高患者和员工的安全性及满意度，同时又有利于事业的发展。

第三章　实现变革

要想提高沟通质量，就应根据不同的受众群体定制信息的组成部分。在医疗领域，我们通常需要向机构中具有不同背景和专业的领导者传达愿景，传达给CMO的内容可能与传达给首席财务官的内容不尽相同。抗菌药物管理对整个机构都会产生影响，合理使用抗菌药对临床结局和经济效益都具有明显的改善作用。高质量往往能使业务向好，这是显而易见的。向医疗机构的临床领导者提供的商业案例应侧重于改善患者结局和对美国抗菌药的耐药性的影响。财务管理者则肯定希望获得良好的临床结果，同时也想清楚地了解改进计划对成本产生的影响及潜在的投资回报。了解什么能够激发受众，这对传达愿景相当重要。

不应只在一种情况下传达愿景，要寻找多种机会和创造性的方法来引起人们的关注，并将其他人纳入传达愿景的视野范围之内。例如，在与多名涉众会面时，可通过展示海报来传达愿景，还可在巡视期间传达愿景。请记住，MSO的行为和行动是最强大的沟通方式。要确保你和团队每天都在实现愿景。你的行为将反映愿景的可信度、诚意和热情，从而鼓励涉众和员工对此表示认可。

赋予基础广泛的行动权力

即使拥有态度积极的员工、能够赢得涉众的认可，并制定了清晰的愿景，若员工不具备适当的工具和资源，实现愿景也并非易事。参与变革过程的人员应获得充分的教育培训、工具、资源和适当的结构化工作环境，以启动变革。若因缺乏资源而导致无法承受变革之重，个人很快就会重新陷入不太沮丧的自满情绪之中（认为变革失败的责任不在自己）。

要预测抵制变革的相关区域，并做好准备以保护和影响人员、流程或资源。抵制变革者往往会对变革过程产生极为不利的影响，消极态度可迅速摧毁已取得的各项变革进展。在大家彻底丧失变革动力之前，MSO应迅速清除这些障碍。抵制变革的原因不胜枚举，包括变革需求低、流程定义不明确、质疑成功、预期不明确以及参与度低。最好的方法就是找出抵制变革的临床医生或领导者，让其参与变革。一定要让支持者不断地致力于变革并积极参与，使其能够坚持不懈，并克服同事的消极情绪。身处变革的最前沿，重要的是尝试预测产生抵触的相关区域，并做好准备，激励和捍卫变革。MSO还必须准备一份行动计划，以应对预期和不可预见的障碍。

辛辛那提儿童医院发生了一例非凡的变革案例。一支多学科改进团队让患儿父母参与教学查房，从而开启了医院巡视过程的重大变革。这一变革是在测试期与主治医生和住院医师小组共同发起的。该项变革的成功迅速确定了整个医院的医疗服务标准。临床团队的报告显示，这项变革不仅提供了丰富的学习体验，还更有效地利用了时间，提升了患者家属对治疗计划的信心。医生、住院医师、实习医师、医学生和患者家属均投入到了相应的角色和预期当中，从而极大地促进了这一体验取得成功。尽管医院的员工从一开始就抵触这场变革，但该机构仍成功地实施了创新型变革。[24]

取得阶段性的胜利

可见的成功对于变革来讲至关重要。当人们看不到变革的尽头时，就会在不断的变革牺牲中心生犹豫。设定中间目标或对变革进行小型测试，可使员工看到其付出的努力正在发挥作用，并为最终目标做出贡献。评估这些阶段性的目标可带来阶段性的胜利，并对为变革做出贡献的人员给予奖励，这反过来也有助于个人保持或重新获得实现最终目标所需的动力。

阶段性的胜利往往还会削弱变革的阻力，并获得涉众的支持。最终，这些类型的胜利可让变革的抵制者转变为支持者。推广小型变革测试或有

第三章　实现变革

助于创建一支成功的团队,并扩大其粉丝群。这一理念的重点在于为较大的目标提供支持的小型变革过程。确定了风险问题后,MSO可使用该模型进行快速修正。以下讲述了在门诊手术环境中实施用药安全计划时所完成的小型变革过程的相关示例。该计划旨在确保将药房和麻醉托盘中的高警戒药品和形似/音似药品加以隔离和区分。研究小组从一种高警戒级别的药物(神经肌肉阻滞剂)入手,发现该项工作可行,并注意到了安全储存药物的必要性。这一阶段性的胜利,使人们开始长期关注高警戒药品。

阶段性胜利的另一示例涉及确定药房部门的运作效率是否低下。负责确定流程改进工作重点领域的药房团队认为,药物存储区域和药剂师的工作空间是最值得关注的两大领域。在此过程中,药剂师和技术人员受指派前来负责这项工作。很明显,员工对于安排得当的药物储存和工作站的变化感到由衷的自豪。随着团队开始重新设计更具挑战性的发药流程,提高效率所产生的立竿见影的效果也增加了变革的动力。这也成了持续变革的基石。

庆祝成功则是一种经常被遗忘的动力。庆祝活动可让团队进行短暂的休整,缓解其在变革压力下产生的焦虑情绪。而且,阶段性的胜利还可形成一种压力,即一旦彻底了解了安全问题,人们就想全面实施变革。这种紧迫感可成为一种动力,用来推动项目持续成功。

巩固成果,推进更多变革

一旦发生了变革,就不要懈怠。变革的抵制者可和你一起庆祝胜利,然后建议你从项目中抽身出来休整一下。变革的抵制者还发现,很容易说服显露疲态者从变革过程中抽离出来。不过,正所谓"一鼓作气,再而衰,三而竭"。一旦停歇下来,要想再重新开始,重燃动力可谓难上加难。

要利用阶段性胜利的概念激励每个员工。要设定新目标，不断催生动力。可应用持续改进策略，并引入新的变革推动者和领导者，以保持项目的新鲜感并扩大支持面。还要鼓励员工主导个别项目。成为项目负责人往往会提升员工的变革参与度和热情，同时让领导团队有时间发起更多的变革。要投入时间维护和强化团队成员之间的关系，并使团队与愿景保持一致。同时，持续保持紧迫感，避免团队成员和员工产生自满情绪。保持紧迫感的一个有效方法是在结果指标方面公开透明。公众对结果指标的认识将为快速改进提供强大的动力。[1] 运用运行图直观显示患者伤害事件和结果，或计算患者受伤的天数，可将团队和员工联系起来，努力争取实现更大的改进。

庆祝一个项目成功启动，然后再进入到下一个项目中，这种做法往往轻而易举。但重要的是，一旦实施了变革，就需要确立适当的流程，确保项目不会失去前进的动力。例如，在一个机构中，推出电子条形码给药系统（barcode medication administration，BCMA）是改善用药安全的一项重要步骤。使用BCMA不仅是整个医疗机构药物管理流程的变革，更是一种文化变革。一旦实施了BCMA，很明显就需要拥护者和持续的改进策略来维持变革。为了防止倒退，每家机构都要设立BCMA协调员一职。该职位采取轮岗制，以便为项目提供全新的视角。BCMA协调员负责支持BCMA，并向新员工培训BCMA的相关知识，同时确保所在机构制定了持续改进策略。而企业级的BCMA团队的作用就是制定持续改进策略。这些策略随着项目的发展而衍变。最初，各机构审查的重点是BCMA的扫码率。随后的工作重点将从扫码率转到给药差异上来（计划给药和实际给药之间的差异）。最近，这一工作的重点又转为消除变通方法，并采用报告的形式来确定每次系统使用不当的情况。BCMA现已拥有持续改进策略来确定需求，

第三章 实现变革

并维持着成功的计划。

📎 在文化中锚定新方法

若结果可持续,变革过程就是成功的。"可持续性"定义为在整个过程中的承受能力或维系能力。试图改善有缺陷的系统时,往往会遭遇各种挑战,因此医疗变革很难持续下去。变革过程中的每项步骤均会影响到持续变革的能力。因此,在变革的所有阶段都需要进行战略性的深谋远虑。在各阶段仔细考虑最终系统的整体结构和改进方向,这对于成功地进行持续变革至关重要。

要想成功设定经过改进的用药安全系统的最终框架,需要实施促进持久变革的相关战略。强制功能(最有效的风险缓解策略)对于确保一线人员每天持续进行变革是至关重要的。该功能的价值在于,能够在用药过程的特定步骤中消除选择,从而避免了实施有违原始设计方案的方法。强制功能的一些示例包括临床决策支持工具、技术解决方案以及用药策略安排和用药整合。有效使用上述工具,有助于建立能够引导人们"行正确事"的用药安全系统,并防止采取与改善安全的目标相悖的行动。[21]

安全使用500单位胰岛素的用药过程示例,可说明应用强制功能并进行有效沟通可实现持续的变革。印第安纳波利斯的一家医院成立了一支多学科团队,以保障该机构正常施用500单位胰岛素。因存储和管理两种不同剂量的胰岛素(100单位和500单位)明显涉及安全问题,所以有必要制定相应的用药政策。于是,该团队开发了强制功能和其他差错预防工具,以指导医院药物管理过程的每项步骤,包括创建循证医嘱集(evidence-based order set,EBOS)、设定家用胰岛素剂量验证程序、分开储备不同剂量的胰岛素、变更医嘱录入流程、使用配药核查清单、实施暂停程序、将给药方法标准化。除了这些防错工具,经认证的糖尿病教育工作者以及临床药师还协助管理了每位患者住院期间的患者照护工作,并为医院员工提供了初步和同步的教育。在政策实施后的1年随访期内,该团队遇到了安全使用500单位胰岛素的多种障碍。通过持续沟通、修订政策和EBOS,改进配药清单和进一步开展教育培训,团队克服了上述困难。[25]这一安全用药措施的案例,诠释了在设计改进过程的每项步骤时都要保持谨慎的原因。

最后,变革组织文化也是实现持续变革的必要条件。传统的力量往往很强大,必须在文化中确保采取新实践。在变革过程的开始阶段,人们或会专注于改变"行为",但"文化"变革并非一蹴而就。一种文化在整个变革过程中会随着时间的推移而发生改变。对机构的因循守旧保持警惕很重要,团队应承认旧有文化的益处以及所取得的成功,同时还要做出相应的解释,说明旧有文化为何不再足以保证患者照护安全有效。遗憾的是,若个人因循守旧,往往需要采取人员流动或重新定岗等措施来确保成功地实现文化变革。而制定适当的变革策略、有效地进行沟通、对员工的因循守旧保持警惕、展开多层级合作以及致力于实现最终目标,这些手段均有可能实现用药安全的可持续性。

总结

为了让MSO在变革过程中成功发挥作用,职场文化必须涉及有效进行持续改进的工作。机构内各层级间展开专项沟通和协作,可促使各方相互理解改进方向。在用药安全系统中,这种沟通和协作可包括采取有效的记录方法、开展新老员工培训、参与讨论会议、获取反馈,以及及时关注员工的疑虑。沟通和建立有效的关系是文化变革的必备要素,这种文化变革将满足组织改进和可持续性变革的总体目标。[26]

第三章 实现变革

案例：实现变革

公众对于新闻媒体颇为关注，新闻事件的真正作用在于——可引起公众的强烈抗议，这足以促成变革。该案例阐明了这样一种情况，将引人注目的媒体报道用于启动针对药物管理系统的评估工作。在该案例中，涉事医疗机构对新生儿肝素给药系统进行了系统再造。

构建关系，打造安全文化

多年来，一家大型医疗机构的一名新生儿临床药师一直在努力与所在机构的医务人员建立起牢固的关系，并进行有效的沟通。这名临床药师在此过程中行事颇为谨慎，以展示自身的专业能力。

确定问题

2007年11月，丹尼斯和金柏莉·奎德夫妇的一对孪生儿女托马斯·布恩和佐伊·格蕾斯出生了。这对双胞胎出院不过几天后，又因葡萄球菌感染再次入院，并无意中接受了预期剂量的1000倍的抗凝剂（肝素）注射。[27] 随后，媒体沸沸扬扬的宣传报道使该事件引起了全美关注。然而，这并不是第一次公开报道的发生在患儿身上的肝素用药差错。2006年，印第安纳波利斯一家医院的6名早产儿接受了过量的肝素注射，6名婴儿中的3名随即死亡。[28] 这些灾难性的肝素事件促使这名临床药师开展了有针对性的调查，并制订了安全计划，以确保机构中的婴儿免受可预防性肝素用药差错的伤害。

获得动力

紧迫感通常源于一个人内心深处的核心价值观（即"直击心灵"）。尽管新闻宣传有时并不合时宜，但它们通常有助于提高公众意识，使医疗行业在用药安全方面所付出的努力成为舆论的焦点。将绩效数据和监管要求（即"管理层"）加入到患者安全改进案例当中，能够帮助我们打造行业案例。

一旦确定了与肝素相关的问题，除了讨论有关肝素输液袋的无菌配液服务，药师和药房采购员还开始搜索预装式肝素冲洗注射器的产品目录。一旦确定了相关产品、成本和稳定性信息，药师便找到首席新生儿科医生、新生儿执业护士（neonatal nurse practitioners，NNP）和NICU注册护士等，提出其建议的解决方案，以建立一个参与者和支持者联盟。该联盟旨在共同努力减小医疗伤害的风险。由此，该联盟制定了NICU肝素标准化愿景。该愿景包括从NICU中移除含有肝素的小瓶制剂、购买预装式肝素冲洗注射器和含有肝素的静脉注射液。进一步的安全措施是在含有肝素的输液袋上贴上红色标签，标签上用黑体大字标明"肝素"字样。

与大多数变革过程相仿，在此过程中，也出现了变革解决方案的一个重要障碍。制造商认为，预装式肝素冲洗注射器并非"无菌装置"。对这一信息的了解进一步引发了新生儿静脉导管插入问题，因为新生儿医生和NNP都不喜欢使用此类产品。遗憾的是，并无商业化的可在无菌环境中使用的预装式肝素冲洗产品可用。于是，该联盟重新集合起来，新生儿科医护人员和药房工作人员均参与到此项工作中，这不仅消除了障碍，变革势头也未见减退。药学部还做出决定，要配制无菌的小瓶肝素冲洗产品，且仅在静脉插管期间使用。

随着肝素标准化的愿景得以实现，当务之急是对关键员工展开教育培训。NICU和药房员工会议均被用来开展教育培训，并继续推动实施该项目。上述两个部门在会上分享了各自的成功案例，包括所发现的与肝素相关的临界差错。

第三章　实现变革

变革的可持续性

在本案例中，虽然使用强制功能从NICU库存中物理移除了所有的肝素小瓶，但实现持续变革又是另一回事。在本案例中，药师会例行参加NICU查房，监测肝素的储存和使用情况，并收集护理人员的相关反馈。所有新入职的NICU临床医生都接受了有关肝素的剂量、储存和给药的安全培训。经证明，将该组织的承诺和持续监测及反馈相结合，能够实现肝素标准化的可持续性。

> **实践技巧**
>
> 1. 启动变革前，投入一定的时间深入思考变革理由以及变革对个人和医疗机构产生的影响是很重要的。
> 2. 讲故事有助于传达变革愿景，并吸引涉众参与。
> 3. 了解机构并与其成员建立一定的关系和信任，这对于成为一名成功的MSO和变革推动者至关重要。
> 4. 评估安全文化和变革意愿必不可少。在启动团队尚未准备就绪的重大举措之前，应评估领导者的参与度和一线员工的工作疲劳度。
> 5. 当员工提出用药安全问题时，请让团队采取周全的解决方案，以期收到"立竿见影"的效果。这将建立信任并改善安全文化。
> 6. 采用多种工具确定需要实施变革的区域，这些工具包括自愿上报数据、FMEA、RCA、触发工具、文化调查、自我测评和巡视脚本。

参考文献

1. Reinertsen JL, Bisognano M, Pugh MD. Seven Leadership Leverage Points for Organization-Level Improvement in Health Care. 2nd ed. IHI Innovation Series White Paper. Cambridge, MA: Institute for Healthcare Improvement, 2008.
2. Provost L, Miller D, Reinertsen J. A Framework for Leadership of Improvement. Cambridge, MA Institute for Healthcare Improvement, 2006.

3. CraigTJ, Perlin JB, Fleming BB. Self-reported performance improvement strategies of highly successful Veterans Health Administration facilities. Am J Med Oual, 2007, 22(6):438-444.
4. Kotter J.P. Leading Change. Boston: Harvard Business School Press, 1996.
5. Bossidy L, Charan R. Execution: The Discipline of Getting Things Done. New York: Crown Busmess, 2002.
6. Denham CR. Values genetics: who are the real smartest guys in the room? J Patient Saf, 2007, 3(4):214-226.
7. Rhoades A, Shepherdson N. Built on Values: Creating an Enviable Culture That Outperforms the Competition. Hoboken, NJ: Jossey-Bass, 2011.
8. Gantz M. Chapter 19. Leading change leadership, organization, and social movements. InNohria N, Khurana R, eds. Handbook of Leadership Theory and Practice. Boston: Harvard Business School Publishing, 2010:527-568.
9. Aspden P, Corrigan JM, Wolcott J, et al. Patient safety: achieving a new standard for care. Washington, DC: National Academies Press, 2004. Available at: http://www.nap.edu/openbook.php?record_id=10863&page=Rt. Accessed October 3, 2012
10. Classen DC, Resar R, Griffin F, et al. "Global trigger tool" shows that adverse events in hospitals may be ten times greater than previously measured. Health Affairs, 2011, 30(4):581-588.
11. Meyer-Massetti C, Cheng CM, Gluglielmo BJ, et al. Systematic review of medication safety assessment methods. Am J Healtb-Syst Pharm, 2011, 68: 227-240.
12. Griffin FA, Resar RK. IHI Global Trigger Tool for Measuring Adverse Events. 2nd ed. IHI Innovation Series white paper. Cambridge, MA: Institute for Healthcare Improvement, 2009. Available onwww.lHl.org.
13. 2011 Institute for Safe Medication Practices Medication Self-Assessment for Hospitals. Available at: http://www.ismp.org/selfassessments/Hospital/2011/full.pdf. Accessed October 3, 2012.
14. Lesar T, Mattis A, Anderson E, et al. Using the ISMP Medication Safety Self-Assessment™ to improve medication use processes. It Comm J Qual Patient Saf, 2003, 29(5):211-226.
15. SextonJB, Helmreich RL, Neilands TB, et al. The Safety Attitudes Questionnaire: Psychometric Properties, Benchmarking Data, and Emerging Research. BMC Health Services Res, 2006, 6:44.
16. Frankel A, Grillo SP, Pittman M, et al. Revealing and resolving patient safety defects: the impact of leadership walkrounds™ on frontline caregiver assessments of patient safety.

Health Services Res, 2008, 43:6.

17 University of Texas-Memorial Hermann Center for Healthcare Quality and Safety. Safety Attitudes and Safety Climate Questionnaire. Available at: http://www.uth.tmc.edu/schools/med/imed/patient_safety/questionnaires/SAQBibliography.html. Accessed October 3, 2012.

18 Frankel A, Grillo SP, Baker EG, et al. Patient Safety Leadership WalkRounds™ at Partners Health Care: learning from implementation. It Comm J Oual Patient Saf, 2005, 31 (8):423-437.

19 Burgess LH, Cohen MR, Denham CR. A new leadership role for pharmacists: A prescription for change. J Patient Saf, 2010, 6:31-37.

20 Institute for Safe Medication Practices. ISMP Medication Safety Alert! Acute Care. Availableat: http://www.ismp.org/Newsletters/acutecare/default.asp. Accessed October 3, 2012.

21 Institute for Safe Medication Practices. ISMP Medication Safety Alert! Acute Care: Medication Error Prevention Toolbox. Available at: www.ismp.org/newsletters/acutecare/articles/19990602.asp. Accessed October 3, 2012.

22 Smith D. Opportunities for improving core measure performance through pharmacist intervention. Norman Regional, Health System. 15 September 2010. Available at: http://wwwpharmacyonesource.com/images/sentri7/lmproveCoreMeasures.pdf. Accessed October 3, 2012.

23 Pryor DB, Tolchin SF, Hendrich A, et al. The clinical transformation of Ascension Health: Eliminating all preventable injuries and deaths. It Comm J Oual Patient Saf, 2006, 32(6):299-308.

24 Muething SE, Kotagal UR, Schoettker PJ, et al. Family-centered bedside rounds: A new approach to patient care and teaching. Pediatrics, 2007, 119:829-832.

25 Samaan KH, Dahlke M, Stover J. Addressing safety concerns about U-500 insulin in a hospital setting. Am J Htb-Syst Pharm, 2011, 68:63-68.

26 Rose JS, Thomas CS, Tersigni A, et al. A leadership framework for culture change in healthcare. J Oual Patient Saf, 2006, 32:433-442.

27 Quaid D, Thao], Denham C. Story power: the secret weapon. J Patient Saf, 2010, 6(1):5-14.

28 Theodore K, Webber T. Third baby dies after error at Indiana hospital. USA Today. 20 Sept2006. Available at: http://www.usatoday.com/news/nation/2006-09-20-baby-deaths_x.htm. Accessed October 3, 2012.

附录3-A
用药安全巡视工具示例

日期：

参与者：

地点：

开展方式：

问题	回答
质量流程和风险管理	
1. 是否出现用药差错或几乎造成患者伤害的临界差错？可采取哪些措施防止其出现？	
2. 当出现用药差错或阻止/拦截错误时，是否总是进行上报？若没有，原因是什么？	
3. 若犯了错或上报错误，是否担心个人要承担后果？	
4. 是否采取了个性化的实践专门防止出现用药差错？	
5. 是否采用了标准化规范减少/预防用药差错？若没有，你认为哪里可以实施标准化？	
6. 是否出现了任何因技术导致或可能导致用药差错的情况？	
7. 请预测下一个用药差错是什么？	
8. 当发现药品总量和消耗量存在差异时，是否解决了该问题？	
患者的信息和教育	
9. 如何确保患者在回家前了解自己的用药情况？	
10. 在用药整合过程中，是否向患者询问了其目前服用的非处方药和保健品？是否正确记录了上述信息？	
药品的标准化、储存和分发	
11. 是否使用了即用剂量的药物？若没有，请列举一些可使用即用型药物的相关示例。	
药物设备的获取、使用和监控	
12. 你通过自动转手动功能从ADC中取药的频率是多少？你在什么情况下使用这一功能？	
13. 是否定期审查手动操作报告，以确认并解决手动操作原因？（给药）	

续表

问题	回答
14.是否拥有装载ADC的标准化流程？	
用药医嘱和其他信息的沟通	
15.能否描述一下医务人员之间的沟通如何加强或抑制了用药安全？	
16.在什么情况下，药房发药前不审核医嘱？	
环境因素、工作流程和人员配备模式	
17.你所在的工作场所有哪些方面可能会导致用药差错？	
其他	
18.还有哪些在本次巡视中尚未得到解决的用药安全问题？	

观察：

问题	回答
药房	
19.如何识别和区分音似/形似（look-alike/sound-alike，LASA）药品？	
20.如何识别高警戒药品并将其与其他药品区分开来？	
21.药物是否得到了妥善存放？如何确保其得到正确存储？	
22.是否适当调控了冰箱的温度？	
护理	
23.使用患者的哪两个标识符验证药物是否被施用于正确的患者？	
24.给药前，是否审核了患者的MAR？	
25.是否向患者提供了所有药物的首剂量咨询？	
ADC	
26.ADC是否位于干扰最小的区域？	
27.一次是否只取用一名患者的药物？	
28.如何区分LASA药品？	
29.如何区分高警戒药品？	
30.是否适当调控了冰箱的温度？	

Source：Courtesy H. Burgess, HCA Management Services, L.P.

Medication Safety
Officer's Handbook
用药安全主管

CHAPTER 4

第四章

认证与合规

安·E. 维米尔

关键术语

认证：医疗机构自愿符合通过初步和定期审核而确定的既定标准和条件的过程。

重点标准评估（focused standards assessment，FSA）：TJC为用户提供的在线工具；对机构实践和监管法规要求之间的差距进行分析，并在指出差距后通过制订和完成带有成功指标的行动计划来纠正缺陷的年度过程。

法规：政府强制执行的要求。

改进要求（requirement for improvement，RFI）：在认证调查期间发现不符合标准的引证，也称发现（结果）。

警讯事件：TJC定义为任何涉及死亡或严重的身体或心理伤害的意外事件或其风险。

标准：基于共识建立并由公认的机构批准的一系列规则或原则，描述了满足一定质量水平的服务、系统或实践；在医疗行业特指在可靠的诊疗环境中提供安全的患者照护服务。

追踪：一种评估方法，使用病历作指导，追踪患者在接受医疗服务过程中的交接经历，以评估医疗服务是否符合标准。该方法也可用于评估用药管理流程和机构中的其他系统，以提供或评估患者照护水平。

第四章 认证与合规

引言

MSO在认证和合规方面所扮演的角色，因其所在机构及职位的要求而异。MSO的职责通常是确保用药符合相关认证标准，为认证调查做好准备工作，解决调查过程中发现的不合规情况，[1]同时也负责确保该机构遵守联邦政府或所在州的法规以及政府主管部门出台的与用药相关的标准。MSO的工作目标不仅是通过认证调查，同时还要遵守相关法规和标准，以确保为患者提供安全、优质的照护流程。

认证

认证是确保机构达到并保持高质量患者照护水平的一种方法。患者安全是所有认证机构的主要驱动力。既然参与认证的过程是自愿的，那为什么医疗机构认为获得认证很重要？因为认证过程有助于提升医疗机构所提供照护服务的安全性、质量与价值。认证机构提出了能够体现国家关注的相关标准，帮助参与认证的机构保持最新的状态并相应更新其实践。此外，由于在确定现行照护标准时可能会引用认证标准，因此，不遵守此类标准可能会使机构面临潜在的责任风险。

参与认证的另一重要原因是为了获得认可地位。CMS要求将获得认可地位或CMS认证作为美国老年和残障医疗保险（以下简称"美国医疗保险"）与低收入医疗补助（以下简称"美国医疗补助"）的报销条件。认可地位表明医疗机构符合CMS的参与条件（conditions of participation，CoP）。[2,3] CoP也是医疗服务提供者必须达到的健康和安全的最低标准，这样才能获得美国医疗保险和医疗补助的认证资格。只要医疗机构获得了具有"认可"权限机构的认可，就能免除州政府机构开展的常规CMS认证调查（确定是否符合

CoP），并有资格从CMS处获得美国医疗保险与医疗补助的报销。

以下为具有认可权限的3家私营认证机构的认证标准：

1. 医院认证计划（hospital accreditation program，HAP）——TJC，位于伊利诺伊州奥克布鲁克。
2. 医疗机构认证计划（healthcare facilities accreditation program，HFAP）——美国骨科协会，位于伊利诺伊州芝加哥。
3. 美国国家医疗机构综合认证（national integrated accreditation for healthcare organizations，NIAHO）——挪威船级社（Det Norske Veritas Halthcare, Inc.，DNVHC）医疗公司，位于得克萨斯州休斯敦和俄亥俄州辛辛那提。

以上3家私营认证机构的认证标准必须达到或超过CMS的CoP，且认证调查必须是不公开的。[3-7]尽管本章讨论的是当前的信息，但标准往往呈动态变化。有关标准、调查及评分的当前信息应根据认证机构的出版物或参考资料进行验证。TJC是美国普遍采用的认证机构，且自1965年以来一直具有公认的权威地位（详细讨论见下文），其调查准备策略也适用于其他认证机构。关于这3家私营认证机构，均有出版物说明其标准和CMS标准，可帮助读者理解各标准之间的差异并确保遵守这两方面的标准（更多信息可参见网址：http://www.hcmarketplace.com/prod-9729/Medical-Staff-Standards-Crosswalk.html）。上述认证机构的对比见表4-1。[3,4]

如何成功获得认证：关注TJC

TJC的调查往往不会提前公开，主要是为了提高调查过程的可信度，并有助于确保评估调查能更精准地评估医疗服务质量，同时鼓励医疗机构保持对相关标准的一致遵从。持续做好调查准备是指：为了患者安全和照护

表4-1 CMS与具有医院认可权限的三家私营认证机构的对比

CMS和认证机构	授权认可时间	所属机构	总部办公室所在地	调查频率	调查方法	理念	附加功能
CMS.www.cms.gov 《州操作手册》附录A：调查方案，医院规章和解释性指南 http://www.cms.gov/manuals/downloads/som107ap_a_hospitals.pdf（可在线获取相关标准）	无	美国卫生与公共服务部	马里兰州巴尔的摩	每年认证	遵循CoP的解释性指南	美国医疗保险的CoP设定的是医疗机构运营质量的最低要求	CMS调查员不需要陪同人员，可在医疗机构自由活动，可能会复制病历
HAP http://www.jointcommission.org/（可在线获取相关标准）	1965年	TJC	伊利诺伊州奥克布鲁克	每19～36个月1次	追踪法	TJC的愿景 所有人在所有医疗环境中总能体验到最安全、最优质、最具价值的医疗服务	NPSGs
HFAP http://www.hfap.org/（可在线获取相关标准）	1965年	美国骨科协会	伊利诺伊州芝加哥	每3年1次	审查以患者为中心的流程	人性化标准，采用培训和实践的方法开展调查，具有成本效益的认证计划，方式直截了当	除了CMS的CoP之外，标准还基于IHI、NQF和AHRQ的建议
NIAHO http://dnvaccreditation.com/pr/dnv/default.aspx（可在线获取相关标准）	2008年	DNVHC	得克萨斯州休斯敦，挪威卑级社俄州辛辛那提	每年调查1次，每3年认证1次	追踪法	标准规范性较低，与CMS质量计划保持一致。合作调查法	第一次调查对医疗机构进行ISO 9001差距分析，并提供最多在未来两年实施的计划。ISO 9001是国际公认的质量管理标准

AHRQ: Agency for Healthcare Research and Quality, 美国医疗研究与质量管理局; CoP: conditions of participation, 参与条件; DNVHC: DNV Healthcare, Inc., 挪威船级社医疗公司; IHI: Institute for Healthcare Improvement, 美国医疗改进研究所; NQF: National Quality Forum, 美国国家质量论坛。

质量，医疗机构在任何时候都应做好准备迎接调查人员。持续做好调查准备需要医疗机构进行文化变革，而不仅仅是为了满足监管机构的要求而做好接受调查和符合标准的准备。MSO必须倡导持续做好调查准备，并严格遵守涉及患者安全与医疗服务质量的相关标准。认证调查通常每3年举行1次，调查类型却不止1种：[10]

- 3年1次的非公开全面调查往往是在上一次全面调查后的18～36个月进行。医疗机构直到调查当天的上午7:30之前才会接到调查通知。在调查期间，调查员会针对是否符合标准及NPSGs进行评估，并对发现的不合规的每项标准逐一提出RFI。

- 标准合规性验证调查的证据可能出现在认证周期的中间点。TJC每年随机抽取5%的医疗机构，他们需要提交标准合规性证据（evidence of standards compliance，ESC）——无论其是否有成功的衡量标准。这种做法的重点是RFI所提及的领域，并验证提交给TJC的改进措施是否已经实施。

- TJC收到上报的相关投诉（反映通过认证的机构存在照护质量问题）后，便可展开原因调查。这种调查也可通过媒体报道或当地报纸的头条新闻加以确认，也有可能是对某事件或一系列事件做出的反应（当对患者照护或安全构成了持续的威胁，或表明医疗机构未遵守TJC的"信息准确性和真实性政策"时）。投诉必须与TJC的标准和过去3年的表现有关。如果投诉被认定为属于高优先级的质量事件（如警讯事件或潜在警讯事件），TJC可能采取的行动之一便是私密开展原因调查。此类调查既可涉及所有领域，也可仅针对存在问题的领域。

第四章 认证与合规

调查之前

认证周期包括调查前、调查中和调查后的时间段（图4-1）。调查的核心在于提高医疗照护的安全性和质量。TJC的使命是："与其他涉众合作，评估医疗机构，并激励其出色地提供最优质、最有价值的、安全有效的医疗服务，从而不断地改善公共医疗。"[11]

在进行认证调查之前，MSO应牢牢把握以下要点：

- 即将展开调查的范围；
- 所有适用标准、绩效要素（elements of performance，EP）和分值；
- 确定工作优先顺序的方法；
- 标准合规性的现状；

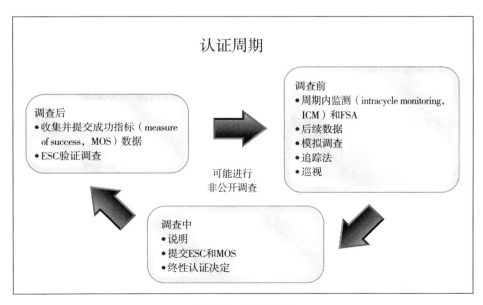

图4-1 认证周期

ESC：evidence of standards compliance，标准合规性证据。
Source: Used with permission of Karen L. Tertell.

- 改善标准合规性的过程;
- 调查过程,包括追踪法;
- 员工的调查准备。

总之,MSO要清楚调查的范围,其所在机构接受调查所依据的认证手册由认证申请决定。[12] 行为健康科、门诊、专业护理机构或康复病房等部门是作为医院的一部分接受调查,还是单独接受调查,则取决于参评机构的治理结构和功能整合情况。通过与认证主管/协调员或PI/QI部门主管或机构中的同等人员进行核对,可确定调查包含哪些医疗服务。例如,若医院的诊所和医生诊室将被纳入调查,则必须确保这些医疗实践符合医院的标准和NPSGs。

了解标准和其他调查材料

标准按章节分类,每项标准都设有六位数代码,并以章节的两个或3个字符的缩写开头。EP遵循各项标准,并定义了令人满意的标准实施。[13] 在调查期间,通过对员工和患者展开现场访谈、采用追踪法和审查文档记录,可确定EP的合规性。[12] 调查员要对各项EP进行评分,以确定医疗机构是否符合各项标准。危急程度表明了医疗机构存在的患者安全隐患的情况。在调查期间,如果某机构的EP被发现不合规,调查员就会确定相应的危急程度,这将影响该机构的认证状态以及实施整改措施的时间表(危急程度分级详见表4-2)。[12]

EP共分为两种评分类别:A或C。[12] A类EP通常与政策或流程要求相关,评分为满分或0分,0分表示合规性不足,2分(满分)表示合规性令人满意。A类EP也可表明完全符合CMS或NPSG的要求。C类EP的评分标准则基于不符合EP的次数:若没有或仅有1项不符合要求,则合规性令人满意,得2

表4-2 TJC危急程度分级

危急程度	定义	绩效要素的应用	调查期间不合规的结果	举例	解决问题所需的行动
对健康和安全的直接威胁	▲患者照护影响1：可能对患者的健康或安全造成严重的不良影响	不适用于个体EP	初步拒绝认证（preliminary denial of accreditation, PDA）直至问题解决	火灾报警系统无效	在72小时内，消除对健康或安全的直接威胁，或实施紧急干预措施以降低给患者带来的风险
情境决策规则	▲患者照护影响2：存在可能严重威胁患者安全和照护质量的情况	适用于个别标准（带有▲标志的EP）	PDA，临时认证（contingent accreditation, CONT）或后续调查认证	药师无执照	对于CONT，必须在45天内确定问题并提交ESC，并进行后续现场随访
直接影响要求	△患者照护影响3：对照护、治疗和服务的安全与质量造成直接风险，从而直接影响患者的病情	适用于个体标准NPSG-EP或标准（带有▲或△标志的EP）	RFI	药品未正确标记必要要素	如果发现在1个标准下有1个或多个产生直接影响的EP是部分合规或不合规，则必须在45天内在ESC中处理所有不合规的EP
间接影响要求	对患者照护和安全造成的直接风险较小，但随着时间的推移，风险会增加	适用于个体EP（带有▲或③标志的EP）	RFI	没有药品处方集	在60天内提交所有部分合规或不合规ESC

NPSGs：national patient safety goal，美国国家患者安全目标。欲了解详情，请查看参考文献12。

分；若有两项不合规，则得1分；若有3项及以上不合规，则表示合规性不足，得0分。任何不合规的结果都将列入RFI。

药物管理（medication management，MM）标准是根据用药系统的关键流程梳理而成的。[14] 该标准为用药流程提供了相关框架，并为持续评估和改进奠定了基础。虽然药房领导必不可少，但安全有效的用药流程有赖于多学科合作。MM不仅限于药房部门，因为用药过程还涉及诸多专业人士和学科，如独立执业医师、护士、执业护士、呼吸治疗师和放射技师等。通常，MSO受指派对MM负有监督职责，并在整个机构的认证委员会任职。为做好认证准备，MSO应通读最新认证标准手册中与其实践场所相关的适用内容。附录4-A总结了TJC章节中除MM以外适用于用药安全和药房部门的其他标准。所有拟议的新标准及针对标准拟议的修订和调查变更都在月刊、《TJC视角》《TJC在线》及每周的简报上发布，并分发给TJC认可的所有机构。针对标准拟议的主要变更，通常会在被采用前于线上发布以供现场审核，且MSO应就药物相关标准提交反馈。[15]

资源

有关标准解读的任何问题均应在调查前加以确定并予以澄清。可参考TJC网站上的常见问题（frequently asked questions，FAQ），[13] 也可通过安全的外联网"TJC连接"获取其他资源。该网站通常只授权认证协调员访问，并用来向TJC提交安全响应和数据。以访客身份登录可访问"借阅实践库"及"核心指标解决方案交流"两个网站。另一外联网资源是TJC的BoosterPaks™，其中包括对存疑标准的参考文件、实施建议、FAQ和支持材料。标准解读小组（Standards Interpretation Group，SIG）是解决有关标准和实施问题的最终权威。虽然可通过电话询问得到答复，但强烈建议获取书面答复。[10] 书面答复可用来质疑潜在调查后的RFI。另外，来自TJC资源部的顾问也可就如何遵循标准提出相关建议，或提供其他机构如何遵守标准的相关案例。

美国国家患者安全目标（NPSGs）

NPSGs的宗旨是，通过进行广泛的文献回顾及专家咨询，促进医疗行业改善患者安全。[16] NPSGs的目标和要求由患者安全咨询小组制定，该小组是由公认的权威患者安全专家组成的多学科小组，针对的是最高优先级的患者安全和质量计划。在完成包括公众评论的广泛审核流程后，通常会发布更新后的年度目标。NPSGs的要求侧重于针对医疗问题领域的全系统循证解决方案，其目标和要求往往是根据具体计划（例如，医院、紧急通道、门诊、行为健康）而定。达到NPSGs的要求，是持续做好调查准备工作中最具挑战性的一个环节。在调查期间，调查员要评估医疗机构对NPSGs的遵守情况。[17]

MSO将主导与药物相关的NPSGs的组织合规性工作。MSO应在TJC网站查看任何拟议的新NPSGs，并对拟议的要求作出评价。请务必审查每项新的NPSGs对药物管理系统的影响。根据NPSGs，或需组建一支多学科团队来制订和激活相关计划，从而实现并维持合规性。

警讯事件警报

TJC审查了1995年1月至2012年6月期间的9095起警讯事件。[18] 警讯事件（是指"任何涉及死亡或严重的身体或心理伤害的意外事件或其风险"）应向TJC上报。"警讯"一词表明，需要进行紧急调查和响应。有关可回顾的警讯事件的相关清单，请参阅TJC网站。警讯事件发生后，医疗机构应准备一份全面的RCA和整改行动计划，并提交给TJC。除了审查相关机构提交的资料外，TJC还要维护去识别化数据库，其中包含已上报的警讯事件、根本原因和风险缓解策略。[19]

自1995年以来，用药差错一直位列最常上报的警讯事件的第五名。[20] TJC定期发布警讯事件警报，以便对从数据库或文献资源中发现的患者安全问题作出回应。

与药物相关的警讯事件警报示例包括：
- "医院安全使用阿片类药物"（第49期），2012年8月。
- "预防儿科用药差错"（第39期），2008年4月。
- "预防与常用抗凝剂相关的差错"（第41期），2008年9月。

人们或许还会对第42期"安全实施医疗信息与融合技术"颇感兴趣，因为其涉及MM。警讯事件警报是可深入调查的资料。医疗机构应按照MM.08.01.01"医院评估其MM系统的有效性"的指示，审查与已确定的风险相关的流程、评估建议并作出改进。[21] MSO还应以身作则，做好差距分析准备，确定本机构对警讯事件警报中所提出建议的遵守情况。相关示例见表4-3。

优先关注领域和临床/服务组

调查员使用优先关注流程帮助机构针对组织的特有问题和患者群体进行重点关注，并开展定制式调查。该流程是基于多种来源的数据，这些来源包括机构的认证申请、先前的调查结果、投诉和其他公开报告，而且，该流程确定了医疗机构的优先关注领域（priority focus areas，PFA）和临床/服务组（clinical/service groups，CSGs）。[10] PFA是指对患者安全和医疗服务质量产生显著影响的流程、系统或架构（例如，沟通、感染控制或入职培训等）。CSG是指一组患者或患者群体（例如，接受心脏手术者、HIV感染者或新生儿等）。开展调查前，调查员便可查阅上述数据，并将其作为追踪患者的

表4-3 警讯事件警报差距分析的示例格式

警讯事件警报：预防儿科用药差错

风险缓解策略	机构评估	行动要求	责任人	目标完成日期
建立和维护一个功能性儿科处方集系统，其中包括药品评估、选择和治疗用途的相关政策	目前已落实	无需行动	无	无
将高警示药物的浓度和剂量限制在安全照护所需的最小值	目前已落实——已有标准药物浓度清单	新药引入时，制定用于配药的标准浓度	儿科药剂师	正在进行
为医院所有员工提供随时可访问的最新儿科特定信息，包括网站访问	医院范围内可访问的药品电子信息资源，包括儿科信息。还有主要的处方集和卫星药房系统；《儿科剂量手册》可用于查阅剂量，增长图表和正常体征的实验室/生命体征范围；《新生儿传真》用于NICU给药；《泰迪熊脚本》中则包含儿科输液用药信息。药房可访问大学信息资源，包括期刊搜索引擎	继续订阅定期更新的在线资源。留意参考文献的新版本，对更新内容进行评估	药剂临床主管	正在进行
为所在机构药房所有员工进行新生儿/儿科药房服务定向培训	目前正在进行中；定向培训包括针对药房每个领域提供专家一对一培训的具体时间。我们有一本新的培训手册，其中NICU/儿科部分由儿科药师提供	我们正在对所有现有员工进行针对向NICU和儿科所提供服务的再培训	儿科药剂师	2008年12月
开发预打印用药医嘱单和临床路径或方案，以反映标准化照护方案，包括有关监测参数的提醒和信息	我们有许多纸质的NICU医嘱集和方案；目前，我们没有反映有儿科的标准医嘱集	确保所有方案能够随时更新	信息化药师	2008年9月
		建立最常见的儿科住院给药医嘱集	儿科/NICU绩效改进团队	2009年2月
		如果软件允许，转为使用电子医嘱	临床变革	未来状态

NICU：neonatal intensive care unit，新生儿重症监护病房。

Source: Courtesy, Deb Saine, Winchester Medical Center.

起点。若将骨科确定为CSGs之一，则调查员很可能从活跃患者的清单中选取一名骨科患者开展追踪。该类信息会按季更新，并可在本机构的TJC外联网上获取。有关PFA的定义可通过在线方式或医院认证标准手册查询。[12] 尽管名称类似，PFA与TJC的章节却有所不同。MM的PFA往往包含MM及其他章节涉及的标准。在14个可能的PFA中，只有两个PFA包含MM标准。MSO应熟悉所在机构的PFA及其包含哪些MM标准。

如何确定调查准备工作的优先级

在为TJC调查做准备时，人们往往感到无从下手。图4-2提出了一种有针对性的方法。请从认证协调员处获取先前的调查报告，了解调查的重点，并从最关键的问题入手：

- 任何先前的RFI：在下次调查前必须解决所有RFI。在先前调查中发现的有缺陷的结果可能会在报告的初始章节和领导力标准中被引证。
- NPSGs：这些目标是TJC调查的重点，必须对其进行审查，确保合规性。应优先考虑与用药相关的NPSGs。[17]
- 十大首要问题：导致RFI的主要合规性问题会定期发布在《TJC视角》上，同时这也为调查员提供了热点问题方面的指示。导致RFI的最常见MM标准一向是MM.03.01.01，其涉及药物的安全存储。[22] 关键问题包括过期的药物和药品标签。
- PFA：通常，调查员会关注基于医疗机构数据的4项PFA。机构的PFA发布在外联网网站上，且可能每季度更改1次。[12]
- 危急程度第2级和第3级标准：对认证决策产生最大直接影响的便是危急程度第2级和第3级标准。第2级标准（适用于情境决策规则）和第3级标准（适用于直接影响规则）表明患者安全风险在加大。[12]

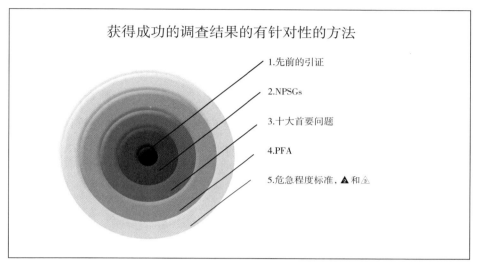

图4-2 获得成功的调查结果的有针对性的方法

Source: Used with permission of Karen L. Tertell.

如何监控和评估标准的合规性

FSA是一种在线工具,包含在周期内监控流程中,可助力医疗机构持续遵行标准,并推进持续质量改进。[12,23] 为有助于突出重点,TJC已指定将风险最小化且提高安全性的标准作为FSA中与风险相关的标准。许多医疗机构往往由MSO主导完成MM章节的FSA。MSO需要结合其他学科的意见(特别是护理方面的意见)以评估对诸多标准的遵守情况。该过程涉及审查对适用标准的遵守情况、确认不合规的领域,制订和实施行动计划,并在必要时采用衡量指标追踪合规进展。以下是几种完成FSA流程的方法。大多数医疗机构会评估对全部的标准及EP的合规性,并于上次调查结束后的12个月和24个月内,每年向TJC提交年度电子评估报告。医疗机构必须就每条不合规的标准提交行动计划(plan of action,

POA），以实现每一适用EP的合规性。收到评估和POA后，SIG将与医院就POA达成共识。在电话会议期间，SIG会审查POA并可能作出修订。POA将在电话会议结束后得到批准。通常自提交POA之日起，医疗机构有45天的时间实现合规性。FSA的另一个优势在于，若调查员在调查期间发现，医疗机构存在的合规性问题与FSA相同，SIG将复核认证报告。只要POA适用且未超过实施期限，认证报告虽会保留RFI，但不会影响认证决定。

如何撰写POA

POA是医疗机构就为符合EP合规性（无论是作为FSA的一部分还是调查后的一部分）所采取步骤作出的详细说明。[12] POA应包含以下要素：

- 对达到EP而采取的每项措施的描述及清单；
- 完成每项行动的目标日期；
- 每项行动的负责人；
- 描述如何实施该行动；
- 跟踪POA实施进度的记录；
- 防止未来再出现问题的方法。

若EP需要MOS，则必须将其包含在POA中。MOS必须可以量化，并可证明POA成功得以实施。要确定指标的分子和分母（以百分比表示），以及样本量、抽样方法和审核频率。MOS的样本量定义见表4-4。[12] 对于"C"类标准，在4个月的时间内，MOS的结果必须平均达到90%，才能令人满意地合规。在调查期间，调查员或会从FSA中查看MOS数据。

标准的多学科审查。 为完成医疗机构的FSA，必须了解机构的每一调查区域如何实施MM标准和相关NPSGs。这些区域不仅包括住院护理病区，

表4-4 评估合规性的样本量

适用案例数量	样本量
<30	全部案例（100例）
30～100	30例
101～500	50例
>500	70例

详情请查阅参考文献12。

还包括OR、手术准备区、门诊和医生诊室。问题样本包括：

- 如何监测院外存放疫苗的冰箱温度？
- 医生诊室对患者提供的教育是否与患者居家接受的教育相一致？
- 手术区域如何记录麻醉药品废弃物？
- OR中如何对药品进行标记？
- 介入放射科的过敏检查或给药流程是什么？
- 当员工从医疗机构离职时，是否终止了其对ADC的访问权限？
- 哪些人员有权进入药品存储区？
- 除药房外，医疗机构中还有哪些部门可配制无菌肠外营养液？
- 员工是否遵循美国疾病预防控制中心（Centers for Disease Control and Prevention，CDC）的安全注射实践指南？

尽管需要大量人力，仍强烈建议MSO组建一支多学科小组，该小组可代表MM标准在医疗机构的所有领域中的应用。随着整个医疗机构更广泛地参与其中，FSA的质量也得到相应提高。该小组对这些标准在相应领域的应用需要拥有所有权。尤其应特别注意新标准或NPSGs、最近修订的标准以及医疗机构的新业务。同时还要考虑标准合规性并非一成不变，可能需要利用不止一次的评估来检查合规性。在调查前，确定医疗机构内存在的任何实践变化都是非常宝贵的。

领导巡视。许多医疗机构都会组织领导巡视。管理人员和医院领导会根据日程表巡视患者照护区域。巡视通常要使用检查清单和/或脚本。巡视的目的既是为了发现不足，也是培训员工的机会。此外，最高领导层参与巡视还能向员工传达出质量和安全问题是重中之重的讯息。调查发现将反馈给相应区域的负责人，结果将通过绩效改进系统进行汇总和发布，以确定相应的整改措施，然后随着时间的推移监控合规情况。MSO可以参加巡视，并在巡视检查清单上增设相关问题。MSO也可组织用药安全巡视。

待纳入的样本问题包括：

- 手动从ADC取出药品的流程是什么？
- 如何向开具处方的医生阐明用药医嘱问题？
- 患者的床旁存有药品吗？
- 如何监测用药效果？
- 如何确保安全使用高危药品？
- 如何记录麻醉药品废弃物？
- 如何上报用药差错？应该上报哪些内容？何时通知开具处方的医生？

药品存储检查。定期检查所有药品存储区域，并记录过去一年的检查情况。美国部分州还建议并要求实行月度检查。[10]由药师或在药师监督下由其他具同等资质的医护专业人员（如护士或药房技术员）检查所有储药、配药或给药的区域。请记住，这些区域包括OR、手术区域或任何施用镇静剂的区域，以及门诊给药区域。要重点评估药品存储是否安全可靠，并检查过期或破损的药品和物资。对手术准备区域以及门诊诊所的检查，可成为评估安全用药实践（包括手术用药标签）的机会，也可以确保这些区域的给药流程与住院机构保持一致。

除了审核月度检查数据之外，MSO应每年至少巡视一次OR、麻醉复苏区、急诊科、放射科、透析室和门诊输液区。MSO要特别关注上述重点区域。同时，MSO还应借此机会向员工询问影响这些特殊区域的关键问题，并确保其知晓如何上报差错或临界差错。必须及时处理任何已发现的不足或不合规行为。MSO必须确保检查人员采用适当的工具识别并记录不足。附录4-B提供了药品区域检查表格示例。此外，也有市售的检查清单管理系统来协助数据收集和汇编工作。

药房检查。 使用检查清单，每月至少检查一次药房和卫星药房。上文提及的检查表格工具可根据药房区域进行相应的修改，应汇总检查结果并指出不足之处。

检查点示例包括：

- 层流台上是否存有过期药瓶；
- 层流台操作人员正确穿戴防护衣和手套；
- 层流台清洁记录和冰箱温度记录完整；
- 高危药品和形似/音似药品可识别并按规定存储；
- 台面干净整洁；
- 是否发现过期药品；
- 可获取最新的药品参考资料；
- 无不安全的管制药品。

模拟调查。 理想情况下，在整个认证周期中都应使用追踪法开展模拟调查，以便为持续调查做好准备。模拟调查的目的是协助医疗机构在调查启动前发现不合规的行为，并让员工做好调查准备。进行模拟调查的调查员可受聘成为机构的外部或内部顾问。外部顾问的优势在于对医疗机构不偏不倚、保持客观立场；而内部顾问（采用数据驱动方法、重点关注前两次调查的RFI所确定的标准、FSA的结果和PFA)往往可以提供有价值的模拟调查。

制订质量计划以支持认证

认证标准合规应与用药安全和质量计划相结合,优化持续准备工作。为来自认证机构的调查做准备是具有挑战性的,如果拖到最后一刻才做准备,可能会令人心力交瘁。目标不仅是顺利通过调查,还要确保为患者提供安全的流程和优质照护。表4-5列出了质量改进计划的样本。

表4-5 质量改进计划样本——药品管理系统评估

用药过程/标准阶段	现场过程	指标	频率
规划			
MM.01.01.03 EP 3 医院执行高警示药品和高危药品流程	高警示药品和高危药品分开存放或贴上标签	检查药房的高警示药品和高危药品的位置及标签	季度检查
遴选和采购			
MM.02.01.01 EP 8 医院执行药品(未列入处方集)遴选、准入和采购流程	非处方药采购申请应由药师和主治医师审核	评估非处方药的申请,供药师和医师审核	季度检查
MM.02.01.01 EP 11 医院执行就药品短缺和断货问题与执业医生(LIP)和参与药品管理的员工进行沟通的流程	利用检查清单确保采取了所有步骤,并通知了相关人员,以安全处理药物短缺问题	评估是否符合检查清单	月度检查
贮存			
MM.03.01.01 EP 8 医院将所有过期、受损和/或污染的药品移除,并将其与可用药品分开存放	处理过期药品并将其单独存放	检查药品存储区是否存有过期药品	月度检查
MM.03.01.01 EP 18 医院定期检查所有药品存储区	每月检查医疗机构内的所有药品存储区	审查检查的合规性	月度检查

续表

用药过程/标准阶段	现场过程	指标	频率
MM.03.01.05 EP 2 使用或施用由患者、患者家属或执业医生提供的自带药品前，医院识别药品并从其外观评估药品的完整性	药师从外观上检查患者的自带药，确定是否符合使用标准，且在给药前于病历上做相应记录	审查使用患者自带药品的医嘱样本，以确保在首次给药前进行了检查和记录	季度检查
开具处方			
MM.04.01.01 EP 9 A 确保每条用药医嘱都包含了诊断、病情或用药指征	每种按需使用的用药医嘱都要有明确的PRN原因	审核用药概况样本，评估指定患者的医嘱中所包含的PRN原因，甄别是否存在用药原因不明或PRN原因重复的情况	季度检查
备药和配药			
MM.05.01.01 EP 4 全部用药医嘱均需要审查以下内容：患者的过敏史或潜在过敏情况	除紧急情况外，所有药物过敏史或"未知过敏"均应在开具处方前记录于患者的病历中	抽查处方样本，确保在开具处方前已记录了过敏史	季度检查
MM.05.01.11 EP 3 医院在其规定的时间范围内配药以满足患者需要	收到用药医嘱单（原文为Stat medication orders，指一种送到药房后必须立即配药的用药医嘱，参考自https://quizlet.com/44739363/medication-order-entry-fill-process-flash-cards/——译者注）后15分钟内配好药品	分析需要立即配药的用药医嘱样本，评估配药时间	季度检查
给药			
MM.06.01.01 EP 3 给药前，给药人要执行以下步骤：查证所选药品与用药医嘱和药品标签是否相符	给药前，使用条形码技术扫描患者腕带和药品，确保药品用于正确的患者	给药前评估药品条形码扫描的合规性	月度检查
监测			
MM.02.01.01 EP 3 使用医院引进的新药前，医院确定监测患者反应的方法	监测处方集中新增的药品	选择过去半年内处方集中新增的一种新药以进行必要的监测，并评估案例以查看是否进行了必要的监测	季度检查

续表

用药过程/标准阶段	现场过程	指标	频率
MM.07.01.03 EP 3 医院按内部和外部的要求上报实际或潜在的ADE、重大的ADR和用药差错	所有严重的ADR均上报给FDA药品监督系统	审查严重的ADR报告并发送尚未发送至药品监督系统的报告	季度检查
评估			
MM.08.01.01 EP 7 医院评估其行动计划,以确认药品管理系统得到改善	评估新实施的改进和整改措施,以确认是否达到预期效果	选择一份改进/行动计划,并通过审查案例来评估其效果	季度检查
PRN:必要。 欲了解更多信息和标准,请查阅TJC官网。 Oak Brook, IL: Joint Commission on Accreditation of Healthcare Organizations; 2012.			

熟悉调查过程。除了认证之外,调查的另一目的是提供培训和指导,帮助员工改善医院绩效。MSO可查阅涉及本机构调查类型的调查议程样本及特定调查活动的计划清单。[24]调查议程包括调查规划会议、公开会议、领导层会议、医务人员资格认证和授权、使用追踪法探访患者照护区域、生命安全规范建设的评估、照护环境巡视、应急管理、特殊事件处理和调查报告准备。调查时长和调查员人数往往根据医疗机构的规模和范围来确定。调查团队由一名或多名医疗专业人员组成,包括医生、护士、生命安全规范专家或医院管理者。调查员希望机构自上次调查以来一直遵守相关标准,但需要提供12个月的历史记录作为证明。

|追踪法|

追踪法是2004年通过TJC的新调查流程启动的。调查员无需审核相关政策或与管理人员讨论如何开展医疗服务工作,而是考察该政策/规程的实际操作过程是否如所涉及的医疗人员描述的那样,或考察如何将其应用于对单个患者的照护工作以及患者结局如何。医疗机构至少应在调查前使用追踪法，让员工熟悉该过程。追踪法不仅是TJC现场调查的基本组成部分，还逐渐发展为一种持续改进工具。常规使用追踪法是评估和确保符合标准的一种手段。医疗机构使用实际案例对执行照护过程中的日常绩效进行准确而实用的评估，并确定实际是否符合标准。实施追踪法需要全面了解医疗机构的政策和认证标准。调查人员希望医疗机构的政策与认证标准相一致，并得到员工的遵行。

追踪法是选择患者并以该患者的病历作引导，通过追溯其照护体验来执行的。追踪法以非对抗、非惩罚的方式为员工提供培训。开展追踪法的小技巧包括：提出开放式问题、涉及不同的学科、做好记录以及向员工提供反馈。MSO可采用追踪法评估MM，为调查做好准备或改进绩效，或二者兼而有之。因MM的标准是由构成用药系统的过程来确定的，追踪法可依照既定治疗的标准加以应用。有多种追踪工具可供使用，也可开发自己的追踪工具，以包含所在机构存在问题的相关标准（追踪工具示例参阅附录4-C）。

在调查期间，进行追踪的数量往往取决于调查时长和调查员的人数。平均而言，由3位调查员开展的为期3天的调查，可完成11例追踪。[25] 针对特定计划（如患者流量、实验室一体化以及自杀预防系统追踪）往往会采取不同的追踪法，但最广为人知的两种追踪法分别是个体追踪和系统追踪。

个体追踪

个体追踪从选择一名患者开始，该患者往往是顶级CSG之一，接受过复杂的治疗（如手术、重症监护），抑或在不同的计划或科室中进行过转换。[12,24] 要从患者当前所处的位置开始，追溯其体验的整个诊疗过程。该追踪法要评估各流程以及流程之间的协调和整合程度。若调查员已到达患者照护区,并需要等待工作人员集合起来,调查员将开始评估照护环境并记录观察结果。在进行患者照护评估期间,调查员会向个别员工询问有关被追踪患者的照护问题。任何标准均可得到评估。调查员可能会观察用药流程,也可能询问临床一线员工有关沟通、数据使用、NPSGs、患者教育以及员工入职培训等方面的问题。例如,可能选择追踪这样一名患者,其正在接受高危药物治疗、抗凝治疗,正在使用一种刚刚加入处方集的新药,或需要根据体重或检验结果计算给药剂量。

系统追踪

系统追踪指的是在患者赴门诊就诊或住院期间,调查员追踪其诊疗过程,并分析照护系统或流程。系统追踪一般分为3种类型:数据管理、感染控制和MM。[12,24] MM系统追踪的目的是评定对标准的遵守情况,评估用药流程的连续性、识别用药系统的风险点并教育员工。除了追踪在机构照护下已接受药物治疗的患者并检查药房位置外,MM系统追踪还可包括一场时长约为1小时的多学科小组讨论会。在调查开始前,MSO应确定参加此次会议的必不可少的关键学科。该团队应包括医务人员、护士及药房、门诊、呼吸治疗、放射科、患者安全/风险管理、营养和绩效改进等部门的代表。该团队很可能还包括最初参与评估FSA的MM标准合规性的相关人员。另外,还要组建团队并为会议提供指导,包括会议的形式和可能涵盖的内容。追踪过程中可讨论以下主题:患者自带药品、药物的可及性和安全性、新加入处方集的药品、高警示药品的管理策略、用药差错上报流程以及绩效改进活动。MSO也将参与数据管理的追踪准备工作。

第四章 认证与合规

准备就绪

MSO要充分了解情况，从而为调查做好专业准备。MSO可参加专业会议或TJC计划中有关认证的讲座或研讨会，阅读TJC的相关出版物和标准手册，还要与同事建立联系，并注册适用的专业列表服务。同时，结识当地其他医疗机构的同行也大有益处，大家可互相探讨问题、共享解决方案。

另一项推荐的策略是与所在医疗机构中负责质量改进、认证及合规的部门展开合作。在调查启动前形成工作和合作关系，这对双方均有益处。MSO应提前制订调查当天的沟通计划，并做好计划以分享质量和绩效改进数据。MSO还可成为质量部门的MM资源，参与或评估以下工作有助于其确保在整个医疗机构内传递一致且准确的信息：与认证相关的年度资质审查、为调查前的员工培训准备材料、为巡视设计检查清单，以及提供高质量的简报等。医疗机构参与认证的员工可成为有关偏远区域合规性的重要信息来源。认证人员还可提供以下信息的访问权限：TJC的出版物、更新的资料、手册和其他法规相关资源。医疗机构认证部门还可访问颇为安全的TJC外联网，获取相关数据资源，如本机构的优先关注领域。

让员工为描述符合TJC标准和本机构政策的流程做好准备，也是至关重要的。调查员期望查看到相关证据，证明医疗机构已全面实施了相关政策。因需要消化太多的信息，故应提前做好准备，切勿拖延至最后一刻。员工应熟悉如何参与追踪。调查员很可能要和参与照护被追踪患者的员工或轮流履行相同工作职责的员工进行交谈。调查员期望员工能够积极参与其中。

帮助员工做好准备的相关建议包括：

- 进行模拟追踪，让员工熟悉认证概念；
- 促进或培养年度认证能力；

- 在部门公告板的突出位置公示绩效改进数据、用药安全举措和标准以及"月度NPSG";
- 让员工参与部门检查;
- 在员工会议上,向员工提出调查员可能提出的问题;
- 向员工分发重要标准的问答文件;
- 让员工了解与药品相关医院政策的最新情况;
- 制作传单并在整个机构分发(例如,何时上报用药差错);
- 在有需要的地方张贴信息(例如,在输液台上张贴过期药品清单);
- 在医疗机构内网或共享驱动器上为员工整理重要文件;
- 组织员工清洁和整理药房配药区和冰箱;
- 删除过时的参考文献、预印表格、药物清单等。

应提前汇总调查期间可能需要的所有文件,建议由MSO主导针对必要文件的整理装订,并及时予以更新。

在调查的前几个小时内,召开初步规划和调查员规划会议,所需的文件包括:[24]

- 过去12个月的PI数据;
- PI项目文件,包括迄今为止的原理阐述以及进展情况(可包含在会议记录中):
  - 最近12个月的P&T委员会会议记录;
  - 最近12个月的用药安全委员会会议记录;
- 最近的FSA中的MOS数据;
- 高风险流程分析,包括是否已完成MM的FMEA;
- 使用深度或中度镇静麻醉药的场所的清单;
- 未经批准的药名缩写清单。

若在调查员到达的第一天没有提供其所需的文件，调查员将直接前往患者照护区并开始追踪，这样一来，医疗机构将失去让临床一线员工做好准备的机会。

以下是调查期间随时可用的其他数据的示例：[10]

- 从下达医嘱到给药的周转时间；
- 上报 ADE；
- ADC 手动取药；
- 获批的药物处方集和非处方集药品申请；
- 药品召回通知和采取的措施；
- 麻醉药品损耗核查；
- 所需教育和能力的证明文件；
- PI 数据；
- MM 标准和 NPSGs 要求的政策；
- 员工档案，包括最新的许可、入职和培训信息。

调查日

调查首日，TJC 在当地时间上午 7:30 之前，将调查通知及被委派的调查员的简历和照片一并发布在将接受调查机构的 TJC 连接外联网上。许多医院都建立了与员工交流调查信息的沟通系统（例如，邮件群和/或传呼系统、电话联络图）。医院入口处还会张贴告示，公众可知晓 TJC 在现场开展评估工作。[24]

调查员通过审查医疗机构提供的病历、制度和其他资料、现场的观察和访谈，并通过追踪患者在整个机构中的诊疗情况，来评估该机构对认证标准的遵守情况。调查员还将查证解决方案在整个医疗机构中应用的一致性和多学科协作，以及流程改进的相关示例（即使它是不完美的）。在调查期间，调查员不仅要评估标准的合规性，还会教导并提出绩效改进建议。与调查员合作的技巧包括：尊重、礼貌、真诚、互动以及对建议持开放态度。调查期间虽允许员工提问，但最好不要与调查员发生争执。员工应做好准备回答调查员提出的问题，但不应主动提供不必要的信息，不应提及过去的调查情况或部门存在的问题。

除了第一天，调查期间的每天早上都将召开每日简报会，会议时长通常约为30分钟。[24] 在简报会上，调查员会介绍前一天的调查结果，并就可能导致RFI的重大问题或行为进行点评。医疗机构则可阐明任何存有争议的内容，并借此机会提供其他可用数据，证明其合规性，或提交SIG就标准进行澄清的书面材料。一旦在MM标准中发现了问题，认证顾问或指定人员应提醒MSO，以便后者准备好相关政策和数据，第二天一早在每日简报会或其他专门用来解决问题的会议上提供用来支持合规性的相关材料。最好在调查员进行现场调查时及时解决任何已发现的问题。若有可能，MSO和/或药房主任应出席每日简报会；如无法参加，MSO可为管理者提供相关支持性文件。

调查结束后，调查团队将汇总并分析在整个调查过程中被录入电脑软件程序的结论。[24] 在召开调查退出简报会期间，调查团队负责人将先行会见被调查机构的CEO，并就所关心的议题与之展开讨论，同时向CEO提供初步的《调查结果报告总结》。该报告不包括认证决定或医疗机构的总分，但包括初步的RFI清单及任何有关CMS标准和条件分级的调查结果。最后，将由医疗机构的CEO斟酌是否召开调查退出会议。在召开退出会议期间，调查员与受邀的医院高层领导将一起审查《调查结果报告总结》，并就调查中发现的任何绩效问题展开讨论。

调查后

调查结束后，包括所有RFI在内的调查结果报告，均将发布在医疗机构的外联网上。[12] 若不涉及RFI，医疗机构当时就能获知认证结果。对于发现不完全合规的每项EP，都将生成相应的RFI。对于直接的调查结果，调查小组要求相关医疗机构于45天内通过外联网提交ESC电子报告，对于间接调查结果，则需在60天内提交报告。所有整改措施必须在提交ESC时完成。若能提供数据支持任何被列为RFI的EP的合规性，强烈建议提交，从而将其作为可删除RFI的依据。接受ESC报告后，调查小组将出具最终的认证决定。

若存在任何针对MM或其他药物相关标准的RFI，MSO或需要参与制订整改措施计划，并提交给TJC，若有要求，还应提供ESC和MOS。如果ESC被接受，医疗机构就需要核查至少连续4个月的数据，并提交这4个月的平均合规率。4个月期满后，若证明MOS得到了可接受且持续性的改进，则无需进一步受到监控。若MOS结果不可接受，该机构将接受临时认证，并需要额外的4个月来证明进行了持续改进。MSO通常需要与认证协调员配合，协助评估整改行动计划、数据收集和员工培训的进展情况。此外，任何在调查中发现但未被调查员认可的合规问题也应在此时得到解决。若医疗机构确信其在接受调查时自身符合某一特定标准，则应参考TJC手册中关于提交澄清ESC的相关信息。

如何准备CMS调查

CMS与州政府机构（通常是州卫生部门）签约，对医疗机构进行调查。由CMS开展调查的益处在于，医疗机构可因此获得加入美国医疗保险计划的相关认证。CMS将以不公开的方式展开调查,有时也会因州级卫生部门收到的一纸投诉而展开调查。验证调查会在少部分通过认证的医院展开,以确保认证调查的质量。[10] 此外,未通过或中止了私营认证机构认证的医院,则被视为不符合CMS的CoP,并被安排接受CMS的调查。关于调查团队的构成、解释、严格程度和持续时间,州与州之间可能有所不同。

CMS的药学服务CoP按必须满足的条件组织,其次是标准(例如,预期绩效)和符合该标准的解释性指南。CMS制定的《调查方案》和《解释性指南》旨在为调查员提供指导,并阐明规章的意图。可在线查阅《州操作手册》及《附录A:医院调查方案规章和解释性指南》的相关内容。[26] 更新内容会发布在《联邦公报》中,也可在CMS网站的法规和指南/传送条目中进行检索和查阅。[27] 要想通过电子邮件接收更新内容,请订阅CMS季度医疗机构更新信息。熟悉与药学服务和药品相关的CoP及解释性指南非常重要,因为CMS一般不会发出即将到访的警告。与TJC的调查准备相似,收集一个包含相关标准及合规证据(如政策或审查)的活页夹很有用。应识别医疗机构接受CMS调查的风险点,并制订解决问题的行动计划。要与员工分享这一信息并准备好相应的资料。众所周知,调查往往发生在最有学识的员工休假期间。

在CMS开展调查期间,调查员往往通过观察、与员工和患者面谈以及审查相关文件来评估医院的CoP合规情况,这些医院均以医疗服务提供者的名义获得患者诊疗服务的报销资格。调查员会查看完善的QI计划、数据和报告的证据。CMS调查倾向于关注遵守CoP的书面证据。此外,其调查重点还在药品存储和给药方面。[10] 调查的主要关注点包括:过期药品管理、冰箱温度记录、麻醉记录保存和对给药时间政策的遵守情况。值得注意的是,2011年11月,CMS更新了给药的"30分钟规则"(在规定时间的前后

30分钟内给药），以保证医疗机构能够灵活设计更安全的流程，避免为达到较短的时间要求而采用危险的变通方法。医疗机构可根据CMS规定的具体要素，自定义1~4个小时时限（在规定时间的前后30~120分钟）的给药政策。对相关政策的遵守情况是需要评估的。根据CMS手册，TJC调查和CMS调查的主要差异在于：CMS的调查员无需陪同，可在任何时间（晚上甚至是周末）到医院的任何地方展开调查，并可复印病历和信息以证明不合规性。

调查员还将寻找"即时危险"的迹象，即时危险是指"医疗服务提供方不遵守一项或多项参与要求，已导致或可能导致患者受到重伤、伤害、损伤或死亡的情况"。[28] 与用药相关的即时危险示例可包括：未能保护患者免于ADE、未按医嘱提供药品（如向已知过敏或有药物禁忌证的患者施用该药品），或缺乏对药品的有效性或安全性的必要监测。

在调查退出会议上，医院将被告知初步调查结果，包括列举不合规情况，并提出整改建议。[26] 如何列举不足往往取决于不合规的性质和程度。州级卫生管理部门在调查结束后的10个工作日内，需要向相关医疗机构寄出问题说明。医院必须在收到问题说明后的10个工作日内提交书面整改计划，并在不迟于收到问题说明后的90天内，对外公布问题说明及行动计划或整改措施。若医院未在规定时间内证明自身合规，州级卫生管理部门将认定其为不合规，并终止其参与美国医疗保险和医疗补助计划的资格。医院可聘请外部机构帮助其应对CMS调查和即时危险，并就制订行动计划向其给予咨询和建议。

CMS质量改进

质量指标往往被称为核心指标，最初是由TJC制定，后经CMS修订并加以采用。核心指标涉及肺炎、心衰等疾病，也涉及外科照护改善项目（surgical care improvement project，SCIP）之类的流程。[29] 因所选核心指标的绩效是经公开发布的，故医院年度PI目标通常可能包括改进核心指标的目标。MSO通常不负责核心指标绩效，但也应在绩效改进的战略合作中发挥一定的作用。MSO可加入制定一系列核心指标的团队，或确保该团队中包括一名药剂师。MSO还可采用以下方式提供相关帮助：审查遵循核心指标的医嘱集和指南；对药房员工展开教育，使其满足核心指标的要求。

除核心指标外，CMS还制订了MSO感兴趣的其他质量计划。基于价值的购买（value-based purchasing，VBP）计划适用于2012年10月1日或之后出院的2013财年的CMS付费。VBP是指一种基于绩效或质量指标改进从而对医院进行奖励的激励性付费结构。VBP为MSO提供了机会，使其通过了解其所在医院在公开报告的质量指标和患者满意度指标方面的表现，来提供支持。其中的一项患者满意度指标，与患者在接受给药前是否收到该药品的信息有关。MSO可参与差距分析和改进项目，以帮助达成医疗机构的目标。[30] 医院获得性疾病（hospital acquired conditions，HAC）或"绝不该发生的事件"往往影响恶劣，且在很大程度上属于应该"绝不会"发生的可预防性事件。若发生此类事件，CMS将不予报销涉事医疗机构针对该类疾病的治疗费用。对用药安全产生一定影响的选定的HAC包括：跌倒、血糖控制不佳、深静脉血栓形成/肺栓塞等。MSO可参与制定和监测相关指南与方案，以防止发生此类事件。MSO还可评估被界定为HAC的案例，以确定改进机会。[31] 凭借《平价医疗法案》的资助，CMS创新中心创建了医院信息交流联合体系（hospital engagement networks，HEN），用于开展患者安全计划合作，包括减少ADE。尽管参与HEN纯属自愿，但医院可因此获得联邦政府的资助，MSO也有机会参与制定安全指标，并在本地和区域内发挥领导作用。[32]

其他监管机构

1970年的《职业安全与健康法案》创建了美国职业安全与健康管理局（Occupational Safety and Health Administration，OSHA）和美国国家职业安全与健康研究所（National Institute for Occupational Safety and Health，NIOSH）。OSHA隶属于美国劳工部，负责制定和执行工作场所的安全和健康监管法规，其网站涵盖了医疗机构和医院在线工具的相关资源，侧重于包括药房在内的医疗场所发现的危害，并描述了员工的安全和健康的标准要求，还包括安全工作实践的相关建议。[33,34] 其他主题还包括：应急准备、急救人员接触危险化学品以及乳胶过敏。OSHA实施了一系列适用于医疗机构药房部门的强制性标准：[35]

- 员工职业暴露和病历标准：1910.1020；
- 血源性病原体标准：1910.1030；
- 危险通报标准：1910.1200；
- 个人防护装备：1910.132（a）；
- 眼部和面部防护：1910.133；
- 呼吸道防护标准：1910.134；
- 手部防护：1910.138（a）；
- 医疗服务和急救：1910.151（c）；
- 一般要求——人员通行及操作接触面：1910.22。

危害通报标准要求药房工作人员知晓在何处找到及如何使用药房危害沟通计划、医疗机构中的有害物质清单、材料安全数据表（material safety data sheets，MSDS）、个人防护设备和化学品泄漏应急套件。[10,36] OSHA根据危害的严重程度，通过电话调查或实地调查来处理针对雇主的投诉。

NIOSH是美国卫生和公共服务部下属的CDC的一部分，是负责开展研究、提供教育和培训并为预防工伤和疾病提出建议的联邦机构。NIOSH以咨询身份提供服务，不对医疗机构进行调查。它提供有关职业暴露、安全处理化疗药品和高危药品的相关信息。[37] NIOSH的《2012年医疗机构抗肿瘤药物及其他高危药品清单》是MSO制定高危药品处理政策和规程的重要参考。[38,39]

美国环境保护局（Environmental Protection Agency，EPA）负责制定、执行与人类健康和环境保护有关的法规。根据美国《资源保护和回收法》（Resource Conservation and Recovery Act，RCRA），EPA有权监管高危药品废弃物，包括从产生到处置全流程的高危药品废弃物。[40] 大约有5%的上市药品被认为是带有危险性的，包括华法林、硝酸甘油和某些化疗药品。医疗机构目前需要将高危药品废弃物与一般废弃物分开处理，但拟定的变更意见已开始征求公众意见并即将出台。[41,42]

美国药典（United States Pharmacopeia，USP）是一家非营利性公共卫生组织，它为在美国生产或销售的处方药和非处方药设定标准。2009年9月，USP颁发了《USP在患者安全中的作用的白皮书》，通过制定与标签和名称相关的标准，促进患者安全。[43] TJC和其他认证机构要求各医院在进行无菌制剂的药物配制上遵守USP <797>标准。[44] 尽管USP不进行调查，但可由各州的药学会按照各州的规定执行相关标准。

一些州级卫生部门（特别是加州）在推进患者安全标准方面发挥了领导带头作用。加州公共卫生部要求各医院制订用药差错减少计划（medication error reduction plan，MERP），并就该计划及州级法规的执行情况对各医院进行调查。[45] MSO应熟悉所在州的具体要求。

第四章 认证与合规

各州药学会为药房和专业人员颁发执业许可证，并执行《药房执业法规》以及其他法律，包括联邦和州级《食品、药品和化妆品法案》、联邦和州级《管制物品法案》以及《防毒包装法案（1970年）》。

总结

MSO在引领认证和合规性工作方面发挥着重要的作用。相关机会包括评估对认证和监管标准的遵守情况、制订行动计划、教育员工、为患者安全树立合规基调并以身作则等。当有机会审查拟议的标准变更内容时，MSO应利用这一点，确保从患者/用药安全和药房的角度来看，相关预期合情合理。要对潜在的策略加以考量，确保其符合拟议的新标准或修订的标准，从而确保实际的行动计划可行。

用药标准和法规并不总是易于解释说明，设计切实可行的策略来确保合规性（更重要的是确保患者和用药的安全性）可能面临着一定的挑战。MSO必须在当前的认证和监管合规信息方面培养和维护自身专长，履行其在该领域中的领导和协商组织职责。

> **实践技巧**
>
> 1. 在委员会会议记录中清楚而具体地记录或通过附件详细记录绩效改进活动和所采取的行动，以此作为调查期间开展标准合规性活动的证据。
> 2. 对于认证标准所要求的政策，请要求P&T委员会（或同等机构）进行审查，了解最新信息，因为政策委员会可能无意中删除认证所要求的政策和规程声明。
> 3. 诚实地评估所在机构的合规性。预先识别、承认和纠正存在的问题，会使调查过程更加顺利。
> 4. 采用公告板、网站、屏幕保护程序、简报或海报突出显示标准和"本月NPSG"，协助员工为调查做好准备。
> 5. 对于合规性方面的挑战，可使用列表服务确定适用于其他组织的新策略。

参考书目

CMS Conditions of Participation. Available at:http://www.cms.hhs.gov/manuals/downloads/som 107ap_a_hospitals.pdf.

CMS Quarterly provider updates by email (subscription).

Controlled Substances Act. Available at: http://www.deadiversion.usdoj.gov/21cfr/21use/index.html Accessed October 8, 2012.

http://www.cms.gov/AboutWebsite/EmailUpdates/itemdetail.asptemlD=CMS 1205639. Accessed October 8, 2012.

http://www.hospitalcompare.hhs.gov/ Accessed October 8, 2012.

http://www.osha.gov/SLTC/etools/hospital/expert/ex_pharmacy.html Accessed October 8, 2012

Joint Commission on Accreditation of Healthcare Organizations (The Joint Commission) www.jointcommision.org.

Joint Commission on Accreditation of Healthcare Organizations. Applied tracer methodology: tips and strategies for continuous systems improvement. Joint Commission Resources. 2007.

Joint Commission BoosterPak on Medication Storage.

Joint Commission Connect. Guest log-ins are available.

Joint Commission Hospital Accreditation Standards (HAS). 2012 Hospital Accreditation Standards Oakbrook Terrace, IL Joint Commission Resources; 2012.

Joint Commission international. www.JomtcommissionmternatJonal.org.

Joint Commission on Accreditation of Healthcare Organizations. The Handbook on Storing and Securing Medications. 2nd ed. Oakbrook Terrace, IL Joint Commission Resources. 2009.

Joint Commission Perspectives. www.jcrinc.com/The-Joint-Commission-Perspectives/

Joint Commission Resources. www.jcrinc.com.

Medicare Hospital Compare. Available at: www.hospitalcompare.hhs.gov Accessed November 17, 2012.

NIOSH list of antineoplastic and other hazardous drugs in healthcare settings 2012. Available at http://www.cdc.gov/niosh/docs/2012-150/pdfs/2012-150.pdf. Accessed October 8, 2012.

OSHA Hospital eTool Expert Systems-Pharmacy. Available at: www.osha.gov/SLTC/etools/hospital/pharmacy/pharmacy.html Accessed November 17, 2012.

Safe Injection Practices to Prevent Transmission of Infections to Patients. Available at: http://wwwcdc.gov/injectionsafety/ip07_standardprecaution.html Accessed November 17, 2012.

Standards Interpretation Croup. http://www.jointcommission.org/standards_information/

online_question_form.aspx Accessed November 17, 2012.

Uselton, JP, Kienle, Patricia C, Murdaugh, LB. Assuring Continuous Compliance with Joint Commission Standards, A Pharmacy Guide. 8th ed. Bethesda, MD: American Society of Health-System Pharmacists; 2010.

参考文献

1 American Society of Health-System Pharmacists. Sample job descriptions. Available at: http://www.ashp.org/menu/PracticePolicy/ResourceCenters/PatientSafety/SampleJobDescriptionsaspx Accessed October 1, 2012.

2 Centers for Medicare & Medicaid Services. Hospitals. Available at: http://www.cms.gov/Medicare/Provider-Enrollment-and-Certification/CertificationandComplianc/Hospitals.html Accessed October 8, 2012.

3 The Joint Commission. Facts about federal deemed status and state recognition. Available at: http://www.jointcommission.org/assets/1I18/Facts_about_Federal_Deemed_Status.pdf Accessed October 8, 2012.

4 Vallejo BC, Flies LA, Fine DJ A comparison of hospital accreditation programs. J Clin Engineer, 2011,32-38.

5 Meldi D, Rhoades F, Gippe A. The big three: A side by side matrix comparing hospital accrediting agencies. Synergy, 2009, 12-14.

6 HFAP. Overview. Available at: http://www.hfap.org/about/overview.aspx. Assessed October 8,2012.

7 DNV. Introduction to DNV Healthcare and NIAH05M, A new choice for hospital accreditation. Available at: http://dnvaccreditation.com/pr/dnv/document/introduction_to_dnv_healthcare_and_niaho-a_new_choice_for_hospital_accreditation-overview_tcm4-331352.pdf Accessed October 8, 2012.

8 DNV. Comparison of accreditation organizations. Available at: http://dnvaccreditation.com/pr/dnv/document/comparison-dnvhc_to_tjc_tcm4-358498.pdf Accessed October 8, 2012.

9 DerGurahian J. DNV setting new standard. Mod Healthc. 2008;October 27:2-4. Available at http://www.nxtbook.com/ygsreprints/ygs/modh-1-25337720/#/2 Accessed October 8, 2012.

10 Uselton JP, Kienle PC, Murdaugh LB. Assuring Continuous Compliance with Joint

Commission Standards: A Pharmacy Guide. Bethesda, MD: American Society of Health-System Pharmacists, 2010.

11 The Joint Commission. About the Joint Commission. Available at: http://www.jointcommission.org/assets/1/18/Mission_Statement_8_09.pdf Accessed October 8, 2012

12 The Joint Commission. The accreditation process. In: 2012 Hospital Accreditation Standards (HAS). Oak Brook, IL Joint Commission on Accreditation of Healthcare Organizations; 2012.

13 The Joint Commission. How to use this book. In: 2012 Hospital Accreditation Standards (HAS) Oak Brook, IL Joint Commission on Accreditation of Healthcare Organizations, 2012.

14 The Joint Commission. Medication management. In: 2012 Hospital Accreditation Standards (HAS). Oak Brook, IL Joint Commission on Accreditation of Healthcare Organizations, 2012.

15 The Joint Commission. Facts about Joint Commission accreditation standards. Available at http://www.jointcommission.org/assets/1/18/Standards 1.PDF Accessed October 8, 2012.

16 The Joint Commission. Facts about national patient safety goals. Available at: http://www.jointcommission.org/assets/1/18/Facts_about_National_Patient_Safety_Goals. pdf Accessed October 8, 2012.

17 The Joint Commission. Hospital 2012 national patient safety goals. Available at: http://www.jointcommission.org/assets/1/6/2012_NPSG_HAP.pdf Accessed October 8, 2012.

18 The Joint Commission. Summary data of sentinel events reviewed by The Joint Commission Available at: http://www.jointcommission.org/sentinel_event.aspx Accessed October 22, 2012.

19 The Joint Commission. Sentinel event statistics for 2011. It Comm Perspect, 2012, 32(5):5.

20 The Joint Commission. Facts about the sentinel event policy. Available at: http://www.jointcommission.org/assets/1/18/Sentinel_Event_Policy_3—2011.pdf Accessed on October 8, 2012.

21 The Joint Commission. Sentinel events. Available at: http://www.jointcommission.org/assets/1/6/2011_CAMH_SE.pdf Accessed on October 8, 2012.

22 The Joint Commission. Top standards compliance issues for first half of 2012. Jt Comm Perspect, 2012, 32(11):1,13-19.

23 The Joint Commission. Joint Commission to launch new intracycle monitoring process. It Comm Perspect, 2012, 32(10): 10-11.

24 The Joint Commission. Survey activity guide for healthcare organizations. 2012. Available at:. http://www.jointcommission.org/assets/1/18/2012_0rganization_SAG.pdf Accessed September 30, 2012.

25 Joint Commission Resources. Applied tracer methodology: tips and strategies for continuous systems improvement. Oakbrook IL: Joint Commission on Accreditation of Healthcare Organizations, 2007.

26 Centers for Medicare &Medicaid Services, Department of Health and Human Services. State Operations Manual, Appendix A: Survey protocol, regulations, and interpretive guidelines for hospitals, Rev 78 (12-22-11). Washington DC Government Printing Office, 2008. Available at: http://www.cms.hhs.gov/manuals/downloads/so_m 107ap_a_hospitals.pdf Accessed on October 8, 2012.

27 Centers for Medicare &Medicaid Services, Department of Health and Human Services. Regulations and guidance: Transmittals. Available at: http://www.cms.gov/Transmittals/2012Trans/list.asp Accessed on October 8, 2012.

28 Centers for Medicare &Medicaid Services, Department of Health and Human Services. State Operations Manual, Appendix Q-Guidelines for determining immediate jeopardy, Rev 1 (05-21-04). Washington DC Government Printing Office; 2008. Available at: http://cms.gov/manuals/Downloads/som 107ap_q_immedjeopardy.pdf Accessed October 8, 2012.

29 Chassin MR, Loeb JM, Schmaltz SP, Wachter RM. Accountability measures: Using measurement to promote quality improvement. N Engl J Med, 2010, 363(7):683-688.

30 Centers for Medicare &Medicaid Services, Department of Health and Human Services Medicare Program; Hospital Inpatient Value-Based Purchasing Program. http://www.gpo.gov/fdsys/pkg/FR-2011-05-06/pdf/2011-10568.pdf Accessed October 8, 2012.

31 Centers for Medicare &Medicaid Services, Department of Health and Human Services. Hospital acquired conditions. Available at http://www.cms.gov/HospitalAcqCond/06_Hospital-Acquired_Conditions.asp#TopOfPage Accessed on October 8, 2012.

32 Centers for Medicare &Medicaid Services. Partnerships for Patients. Available at: http://wwwinnovations.cms.gov/initiatives/Partnership-for-Patients/index.html Accessed November 4, 2012.

33 Occupational Safety & Health Administration (OSHA). Hospital E-tool. Available at: http://www.osha.gov/SLTC/etools/hospital/index.html Accessed October 8, 2012.

34 Occupational Safety & Health Administration (OSHA). Healthcare facilities-OSHA

standards. Available at: http://www.osha.gov/SLTC/healthcarefacilities/index.html Accessed October 8, 2012.

35 Occupational Safety & Health Administration (OSHA). Regulations. Available at: http://www.osha.gov/p1s/oshaweb/owasrch.search_form?p_doc_type=STANDARDS&p_toc_leve!=1&p_keyvalue = 1910 Accessed October 8, 2012.

36 Occupational Safety & Health Administration (OSHA). Hazard communication. Available at: http://www.osha.gov/pls/oshaweb/owadisp.show_document?p_table=STANDARDS&p_id= 10099 Accessed October 8, 2012.

37 National Institute for Occupational Safety and Health [NIOSH]. NIOSH alert: preventing occupational exposure to antineoplastic and other hazardous drugs in health care settings Available at: http://www.cdc.gov/niosh/docs/2004-165/ Accessed October 8, 2012.

38 National Institute for Occupational Safety and Health [NIOSH]. NIOSH list of antineoplasttc and other hazardous drugs in healthcare settings 2012. Available at: http://www.cdc.gov/niosh/docs/2012-150/pdfs/2012-150.pdf Accessed October 8, 2012.

39 National Institute for Occupational Safety and Health [NIOSH]. NIOSH workplace safety and health topics. Available at: http://www.cdc.gov/niosh/topics/healthcare/ Accessed September 30, 2012.

40 United States Environmental Protection Agency. Summary of the Resource Conservation and Recovery Act. Available at: http://www.epa.gov/lawsregs/laws/rcra.html Accessed October 8, 2012.

41 United States Environmental Protection Agency. Management of Hazardous Waste Pharmaceuticals. Available at: http://www.epa.gov/wastes/hazard/generation/pharmaceuticals. htm Accessed October 8, 2012.

42 United States Environmental Protection Agency. Draft document: best management practices for unused pharmaceuticals at health care facilities. Available at: http://water.epa.gov/scitech/wastetech/guide/upload/unuseddraft.pdf Accessed October 8, 2012.

43 The United States Pharmacopeial Convention [USPC]. White paper USP's role in patient safety. Available at: http://www.usp.org/sites/default/files/usp_pdf/EN/members/patientSafety.pdf Accessed October 8, 2012.

44 The United States Pharmacopeial Convention [USPC]. General Chapter <797>:Pharmaceutical compounding—sterile preparations. In: The United States Pharmacopeia, 32nd rev. ed., and the National Formulary, 27th ed. Rockville, MD: USPC, 2009.

45 California Department of Public Health. Medication Error Reduction Plan (MERP) Program. Available at: http://www.cdph.ca.gov/programs/LnC/Pages/MERP.aspx. Accessed November 4, 2012.

附录4-A
TJC章节中除与MSO相关的MM之外的标准精选

章节	标准	内容
医疗环境（environment of care，EC）	EC.02.02.01医院与危险材料和废弃物相关的风险管理	实施应对危险材料或废弃物泄漏或暴露的程序，包括预防措施和个人防护设备；最大程度地降低处理危险介质、化学品和放射性物质的相关风险 医院标记并保存一份有害物质和废弃物清单，并使用MSDS
应急管理（emergency management，EM）	EM.02.02.03作为应急预案的一部分，医院准备好如何在紧急情况下妥善管理资源和资产	应急操作预案包括如何在紧急响应和恢复期间获取和补充所需药品，包括库存药品的获取和分发
人力资源（human resources，HR）	HR.01.02.05医院核实员工资质 HR.01.04.01医院为员工提供入职培训 HR.01.05.03员工参与正在进行的教育和培训 HR.01.06.01员工有能力履行其职责 HR.01.07.01医院评估员工绩效	聘用人员时验证其执照、学历并进行犯罪背景调查和健康检查，就执照更新进行主源验证 入职和持续培训的要求 确定胜任力，启动能力评估，并至少每3年重新评估1次 至少每3年评估1次员工绩效
感染控制（infection control，IC）	IC.02.04.01医院为抵抗流感，为LIP和员工提供疫苗接种	制订员工年度流感疫苗接种计划，并开展宣教。医院提升疫苗接种率
信息管理（information management，IM）	IM.01.01.03医院制订信息管理流程连续性的计划 IM.02.01.01医院保护医疗信息的隐私 IM.02.02.01医院有效地管理医疗信息收集	就信息程序和备份系统的中断制订应对计划 仅在法律法规允许或经患者授权的情况下使用受保护的医疗信息 医院指define禁止使用的缩略语清单
领导力（leadership，LD）	LD.04.01.01医院遵从法律法规 LD.04.03.09通过契约协议安全有效地提供照护、治疗和服务 LD.04.04.03新的或经改良的服务或流程设计良好 LD.04.04.05医院在其绩效改进活动中拥有机构范围的综合患者安全计划	保存受管制物品记录 适用于药品采购，例如"外包"药物。书面合同由负责人审查。监控所提供的服务，未达预期效果时采取措施 将患者风险评估与循证的最佳实践相结合 机构范围的综合患者安全计划包括潜在事件的回顾、免责的差错报告系统、警讯事件的根因分析，至少每18个月对1个高风险流程进行主动风险评估以及对外报告重大不良事件

第四章　认证与合规

续表

章节	标准	内容
医务人员 (medical staff, MS)	MS.05.01.01有组织的医务人员在医疗机构的绩效改进活动中发挥领导作用，以提升照护、治疗、服务质量和患者安全	在衡量、评估和改进药物使用方面发挥领导作用
	MS.08.01.03持续的专业实践评估信息会影响在更新前或更新期间做出的维护、修改或撤销现有权限的决定	专业实践评估可包括用药模式，因为其与患者安全和照护质量相关
提供照护、治疗和服务 (provision of care, treatement, and services, PC)	PC.01.02.07医院评估并管理患者疼痛	全面的疼痛评估和对患者疼痛的反应
	PC.01.02.08医院评估和管理患者跌倒风险	实施干预措施以防止患者跌倒
	PC.02.01.03医院根据医嘱及处方并遵循法律法规提供照护、治疗和服务	关于PRN用药医嘱或滴注医嘱的使用范围。对口头医嘱进行"回读"
	PC.02.03.01医院根据患者需求和能力提供患者教育和培训	为患者提供安全有效用药和疼痛管理的信息
	PC.03.01.01医院管理手术或其他高风险操作，包括需要给予中度、深度镇静或麻醉的操作	工作人员具备施行镇静及将患者从任何镇静程度中唤醒的资质，镇静监测人员充足，紧急救援设备可用
PI	PI.01.01.01医院收集数据来监测绩效	医院收集以下数据： ▪ 与中度或深度镇静或麻醉有关的不良事件 ▪ 重大用药差错 ▪ 重大药品不良反应
	PI.03.01.01医院持续进行绩效改进	医院采取行动并评估这些行动是否已取得预期的改进
照护、治疗和服务记录 (record of care, treatment, and services, RC)	RC.02.01.01病历包含反映患者照护、治疗和服务的信息	病历包含： ▪ 所有药物过敏史 ▪ 所有药物治疗医嘱和给药记录 ▪ 所有ADR ▪ 出院时开具的所有药物
	RC.02.01.07病历包含接受持续门诊医疗服务的每名患者的汇总清单	汇总清单包含任何ADR或药物过敏反应和在用药品。清单随时根据变化而更新
个人的权利和责任 (rights and responsibilities of individual, RI)	RI.01.01.03医院尊重患者按自己的理解接收信息的权利	药物信息提供方式充分考虑患者的年龄、语言和理解能力
	RI.01.03.05医院在科研、调查和临床试验中保护患者并尊重患者的权利	向患者提供信息以帮助其决定是否参与研究或临床试验
豁免检测 (waived testing, WT)	WT.03.01.01执行WT的员工和LIP具有胜任能力	员工和LIP接受过每个获准开展的检测项目的培训。每次与WT相关的培训和胜任资格均有记录。适用于床旁检测

欲了解更多信息与标准，请查阅TJC官网。
2012 Hospital Accreditation Standards (HAS). Oak Brook, IL: Joint Commission on Accreditation of Healthcare Organizations; 2012.

附录4-B
药品区域检查表

区域	日期			备注
	是	否	不适用	
ADC存储区				
1.药品存放于指定的存储区域				
2.药品区域没有食物/饮料				
3.潜在高危药品有特殊标签标注				
4.患者的药品标记正确				
5.ADC区域安全				
6.袋装生理盐水用于灌洗时仅限单次使用				
7.推车、柜台或病床上不得放置任何不安全的药物				
8.样品或非处方集药品不得存放在护理单元				
9.多剂量药瓶按规定标注日期和签名				
10.所有单剂量药瓶应在使用后丢弃				
11.注射器/针头存放安全，避免公众触及				
12.自动配药站正常运转				
13.存储在配药设备内的药品未过期且有效				
14.患者储药抽屉干净整洁				
15.患者专用药品与库存药品分开存放				
16.细胞毒性和生物危害废物处理妥当				
17.所有药物标签整洁、易读				
18.锐器处理妥当				
19.药品存储区上锁管理且安全				
急救车				
20.急救车配有背板				
21.急救车印有RPH的缩写				
22.急救车锁号与相应记录的号码匹配				

续表

区域	日期			备注
	是	否	不适用	
23.急救车有效期是从检查之日起>1个月				
24.急救车上锁并安全存放在指定区域				
急救药箱				
25.急救药箱已上锁且安全				
26.急救药箱有（RPH/TECH）缩写				
27.紧急药箱有效期为检查之日起>1个月				
28.急救药箱锁号与相应记录的号码相匹配				
药品冰箱				
29.药品冰箱温度保持在4℃～8℃或36℉～46℉				
30.保持每日温度记录并标注任何相关操作				
31.药品冰箱整洁有序				
32.药品冰箱不得存放食物或未经允许存放的药品				
33.药品冰箱贴有"禁止存放食物，仅限药品"标签				
患者自用药				
34.出院患者的自用药已移除				
35.检查患者家庭药箱内的药物				
其他				
36.是否贴有药房电话号码				
37.有毒物控制编号可用				
38.有合适的药片粉碎设备（非研钵和研杵）				
文档提醒				
39.如果适用，在检查表上标注药箱/急救车锁编号及有效期				

Source: Adapted with permission from Uselton JP, Kienle PC, Murdaugh LB. Assuring Continuous Compliance with Joint Commission Standards: A Pharmacy Guide. Bethesda, MD: American Society of Health System Pharmacists, Inc; 2010:385-386.

附录4-C

MM模拟调查追踪表

通过用药流程追踪给药情况

要素/问题	依据	是	否	如果为否，请解释	整改计划
处方开具					
开具处方者是否有相应的权限？	P/P				
是否遵循医嘱规范	P/P				
完整医嘱；无缩写					
医嘱开具后及时批准					
如果是口头医嘱，符合使用规范	P/P				
如适用，遵循高警示要求	P/P、病历				
与用药相关的患者信息，如使用华法林的患者的INR值	病历				
记录在案相关的诊断、症状或使用指征					
采购/存储					
是否为处方集药品？	处方集				
如为非处方集药品，遵循非处方集制度	P/P				
如果药品短缺：沟通的证据 遵循相关政策	文档记录、P/P				
药品储存在适宜的温度/光照环境下	mfr、P/P				
药品存储安全	P/P				
是否大多数剂型为即用型	mfr、处方集				

续表

要素/问题	依据	是	否	如果为否，请解释	整改计划
如果是患者自带药，按P/P存储	P/P				
如果是高警示药品，需要符合要求	P/P				
药师审核					
从ADC调配和移除药品前进行完整评估，如果没有评估，是否满足例外的标准？	PIS、P/P				
任何需考虑的因素：过敏，药物相互作用，剂量/途径/频率，重复用药，禁忌证，实验室检查结果	审核人、PIS				
如果医嘱已澄清，应有记录直接向开具处方者澄清（如果适用）	PIS、病历、P/P				
如果医嘱为手工录入，则准确转录	PIS、病历				
如果医嘱为手工录入，则使用两种方式对患者	观察法				
治疗计划安排适当	P/P、eMAR				
配药/备药					
如果使用ADC，按P/P填充药品	P/P				
如果是无菌制剂，则应遵循所有标准	USP<797>、NIOSH、P/P、CDC安全注射实践				
如果是高警示药品，遵循P/P	P/P				
如果被列入危险物品清单，则遵循P/P	P/P				
药品标签正确，适宜	P/P、TJC				
是否为单剂量	药品				
是否为即用型	药品				

续表

要素/问题	依据	是	否	如果为否，请解释	整改计划
给药					
给药人员是否有授权	P/P				
MAR是否准确	MAR				
是否根据MAR表或PRN指标给药	MAR				
观察到的给药过程遵循既定流程，包括： ■ 两种患者识别方式； ■ 药品条码、患者腕带； ■ 给药前核实药品正确与否； ■ 若有需要，正确备药（例如，稀释）； ■ 若适用，保证相关参数在规定范围内	观察法、P/P、MAR				
完成患者教育	观察法、病历、P/P				
监测					
患者反应的文件记录	病历				
如用药过程中出现差错，是否上报？	P/P、风险报告系统				
如果发生ADR，是否上报？	P/P、风险报告系统				

ADC: automated dispensing cabinet，自动配药柜；CDC: Centers for Disease Control and Prevention，美国疾病预防控制中心；eMAR: electronic medication administration record，电子给药记录；MAR: medication administration record，给药记录；mfr: manufacturer，制造商；NIOSH: National Institute for Occupational Safety and Health，美国国家职业安全与健康研究所；NF: non-formulary，非处方集；PIS: pharmacy information system，药学信息系统；P/P: policy and procedure，政策和规程；PRN: as needed，必要时；TJC: The Joint Commission，美国联合委员会。

Source: Courtesy of Deb Saine, Winchester Medical Center.

CHAPTER 5

第五章
人为差错与安全文化概述

萨拉·海因

关键术语

责备和培训文化：在这种文化中，一个人只要受到适当的教育和激励，就会被认为能够毫无差错地完成工作。将潜在失效因素排除在外的这种文化认为差错是由懒惰、过失或无能造成的，这就导致犯错者受到责备和/或需要重新接受培训。

事后认识偏差：差错评估者倾向于高估自己和其他人在差错发生时对差错的认知。

人为差错：在未受到某些不可预见事件干扰的情况下，计划好的行动未能达到预期目的。人为差错可进一步分为失误、疏忽和错误。

公正文化：一种承认系统对差错的产生起到了作用并关注行为选择和问责制的文化。公正文化区分了可接受和不可接受的行为，它将不安全的行为与公然无视大多数同行会遵守的安全规程的行为区分开来。公正文化是总体安全文化的一个组成部分。

失误和疏忽：指行为与意图相背离的人为差错。失误指实施了行动，但偏离了意图。疏忽则指有行动意图，但忘记付诸行动。

对称偏差：倾向于运用与结果的严重程度成正比的差错责备方式（也称严重性偏差）。

系统思维：评估整个流程而不是某一特定部分，因为各部分间都是相互关联的。这种方法顾及了可能会影响流程的每个人。

第五章 人为差错与安全文化概述

违规：违反规则、标准或安全操作规程的行为。违规可进一步分为优化性违规、必要性违规和常规性违规。

引言

本章旨在向MSO介绍人为差错背后的相关理论，并引导其进行深入学习。它为了解相关理论的重要性以及如何运用这些理论来改善组织文化和整个系统的安全性奠定了基础。先前用于差错行为管理的"责备与培训"模式必须永久弃之。了解人为差错理论有助于MSO对流程进行评估、改进和设计，降低出错风险。更重要的是，人为差错理论还承认，在涉及人类参与的系统中，只能降低出错风险而不可能完全将其消除。领悟到这一点后，MSO也可利用人为差错理论来设计流程，从而捕获经常出现的人为差错并减轻其带来的影响，从而降低潜在伤害。本章将从"如何思考"和"如何犯错"两个方面来展开讨论。随后会将人为差错与文化概念结合起来，探讨随着时间的推移、人为差错管理在医疗领域的进展情况。之后将讨论MSO可用来影响文化的相关策略。最后，将回顾不良结果事件，并探讨相关工具。

本章介绍了一个宏大而复杂的主题。强烈推荐大家将詹姆斯·瑞森的两本著作《组织事故的风险管理》[1]和《人为差错》[2]加入参考书单。这些著作以章回形式生动而翔实地阐释了本书的某些段落所描述的内容。尤其是"如何思考"和"如何犯错"的内容均源于以上书籍。

如何思考[1,2]

● 技能—规则—知识模式

"技能—规则—知识模式"概述了人类大脑在不同任务类型中的工作方式，

这有助于人们理解认知过程中可能出现的人为差错的类型。透彻了解该模式对于MSO进行程序设计和评估至关重要。在此过程中，目标是最大程度地减少差错数量，并在差错造成伤害之前，最大程度地增加捕获差错的可能性。

- **基于技能的处理**。基于技能的处理模式通常用于处理常规任务，有时也称"自动处理"。它是常规的、自动的，且无需真正得到关注——只需要偶尔检查，以确认任务是否正常展开。基于技能的处理能够同时处理多项任务，这也是人类社会得以正常运行的必要条件。举例来说，基于技能的处理就像一名经验丰富的司机遇到了停车标志。经验丰富的司机往往无需仔细思考何时踩下刹车踏板，这一动作便会自动发生。甚至在与其他乘客交谈时，司机也可在看到停车标志时安全地踩下刹车，因为这对熟练的司机来说是自动的动作。在医疗领域，经验丰富的药师执行日常任务时，也会产生基于技能的处理模式（例如，将用药医嘱录入电脑）；经验丰富的护士开展日常工作时也可产生此类模式（例如，给药）。由于对这些工作流程非常熟悉，医务人员在基于技能的处理过程中，其差错率在正在开展的任务中占比很低。然而，由于人们在日常工作中过于热衷使用基于技能的处理模式，差错发生的总量很高。庆幸的是，基于技能处理的差错识别率和纠错率也很高。

- **基于规则的处理**。当人们意识到基于技能的处理过程存在问题时，就会采用基于规则的处理模式。可将发生问题的条件同既往发生问题的条件相匹配。当发现与既往问题相匹配时，则采用既往解决方案，按照"如果……则……"的规则进行处理。即："如果"某项流程由于某种问题而无法如常推进，"则"执行此操作，因为这是上次解决此问题的方法。基于规则的处理也称"直观处理"。我们继续以上文的驾车为例，一名经验丰富的司机在下班回家的路上突遇大雨。依照经验，司机知道下大雨时某些街角的地面坑洼处会迅速积水，也知道哪条路线可避开那些深水坑，随后，司

第五章 人为差错与安全文化概述

机就会选择没有水坑的路线出发。"如果"雨势较大,"则"选择备用路线行进。在医疗领域,以经验丰富的药师将用药医嘱录入电脑为例。在录入过程中,这位药师会收到药物过敏提示信息,表明患者对所录入的药物过敏。药师意识到这里出了问题,并采用常规程序进行处理:停止录入医嘱并致电医生,推荐替代药物。"如果"患者对处方中的药物过敏,"则"致电医师讨论替代药物。和基于技能的处理模式一样,与正在进行的规则匹配次数相比,基于规则的处理模式的差错率较低。但是,因为这是一种经常采用的处理方式,所以它导致的差错经常会被看到——尽管这些差错并不如基于技能的差错发生得那么频繁。

- **基于知识的处理**。基于知识的处理模式专注于解决问题,有时也称"分析处理"。与基于规则的处理模式一样,人们会意识到遇到了问题,但此问题无法与既往问题进行匹配,也没有可应用的处理规则。由于基于知识的处理模式需要集中注意力,人们往往在不得已的情况下才会采用这种模式。只有在用尽所有可行的规则后,人们才会转而采用基于知识的处理模式。新手经常会选用基于知识的处理模式,直至其具备了一定的专业知识(采用基于规则的形式)为止。随着时间的不断推进,加之人们通过反复试验就潜在解决方案加以验证的能力不断提升,潜在解决方案或新规则也会呼之欲出。而在紧急情况下,或在时间有限且没有机会验证解决方案的情况下,出现不正确的解决方案的风险就很高。医疗界正是认识到了经验的价值和基于知识处理问题的风险性,才将大量的观摩培训作为获得执业许可的要求之一。汽车保险公司同样意识到了采用基于知识的模式处理问题存在风险,新司机的保险费就佐证了这一点。基于知识的处理模式发生差错的风险非常高,但人们并不经常采用这种模式。因此,基于知识的处理模式在大多数系统发生的或上报的差错总数中占比很小。

有趣的是，这3种不同级别的处理模式有可能同时出现。比如，某人一边穿衣服（基于技能），一边寻找用来搭配的鞋子（基于规则），同时思考着工作中需要解决的问题（基于知识）。

如何犯错[1,2]

本章将采用瑞森对人为差错的定义："在未被某些不可预见的事件干扰的情况下，有计划的行动未能达到预期目的。"[2] 人为差错可发生在规划、存储或流程执行阶段。在存储和流程执行阶段发生的差错称为失误和疏忽，这些差错通常发生在基于技能的处理过程中。错误（规划或选择行动方案失败）则发生在基于规则或基于知识的处理过程中。技能—规则—知识模式及相关差错参见表5-1。

表5-1 技能—规则—知识模式和相关差错

处理模式	描述	差错类型
基于技能（自动）	偶尔检查的常规任务	失误（执行/行动失效） 疏忽（存储/记忆失效）
基于规则（直观）	遇到问题，使用经验解决（参考以往使用过的规则）	错误（规划失效），基于规则 ■ 良好的规则/错误的时间 ■ 糟糕的规则
基于规则（直观）	忽视规则或安全规程	违规 ■ 优化性（寻求刺激） ■ 必要性（不可能遵守规则） ■ 常规性（投机取巧）
基于知识（分析）	遇到问题，无经验参照，创建解决方案	错误（规划失败），基于知识 ■ 创建的解决方案不正确

基于技能的失误与疏忽

"失误"是一种未按计划实施或执行的行为。失误是注意力不集中的表

第五章 人为差错与安全文化概述

现,因此一个人的精神状态,如压力、心不在焉、沮丧或分心都可能会影响其注意力,并增加失误的风险。失误也可由感官误差造成,比如药品包装或名称的外观或发音相似,导致人们在配药时从货架上拿错了药品。因为基于技能的处理只涉及偶尔的粗略检查,人类的大脑会频繁地"填补空白",所以心中的检查看似是在确认行动正在正确地执行,事实却并非如此。疏忽是指在过程中被遗忘的行为或步骤。疏忽属于记忆失效,因此,随着行动过程的中断(导致某人在一系列行动中忘记自己身处的位置),或决定行动的时间与实际执行行动的时间之间出现延迟(导致此人完全忘记该行动),失效风险也会随之增加。有关疏忽的示例如下:配药前忘记在药物上贴提示标签,导致护士来电询问食物和药物的相互作用。

报纸经常会报道一类有关疏忽的颇具戏剧性的案例:在炎炎夏日,有人会将孩子遗忘在车内。此类事件一般发生在不常开车接送孩子的人身上。孩子坐在后座上,开车人按常规路线行驶(比如,开车上班或回家)。一旦开启了这一常规路线行驶过程,开车人就进入到基于技能的处理模式当中。由于常规程序并不包括将孩子从车内带出这一动作,且孩子通常都在开车人的视线之外安静地睡觉,在该行驶过程结束时,又无任何能够提醒开车人的相关信息,如此一来,熟睡中的孩子就被遗忘在了车内。多宗案例都出现过类似的情况,即数小时后,一位家长致电开车人(开车人可能是另一位家长或祖父母或朋友之类),询问孩子为什么未到托儿所。直到此时,开车人才意识到孩子还在车内。

这两宗疏忽性案例(忘记在药物上贴提示标签,从而导致护士来电询问;将孩子遗忘在汽车后座而导致其死亡)的共同之处在于,即便两起案例产生的后果大不相同,但它们同属人为差错。为什么孩子死亡事件会使这种疏忽看起来更应受到谴责?这是因为人们往往倾向于运用与结果的严重程度成正比的方式或数量来指责差错。为阐明这种"对称偏差",瑞森引用了弗朗西斯·培根爵士于1620年所发表的著作中的一句话:"人类的思维倾向于认为世界上存在的秩序和规律多于目前已发现的。"[3] 这种倾向也称严重性偏差。[4] 当将用药差错作为用药安全系统的一部分进行评估时,认识到差错的可指责性与结果的严重性之间存在不正确的平衡倾向就显得极其重要。

基于规则的错误

基于规则的处理需要运用规则解决问题。如果当前问题未能得到正确的评估,则可能发生"基于规则的错误",因而导致不正确地"匹配"了先前的问题,使得本来正确的规则用在了不正确的时间点上。产生这种误用规则现象的原因很多,比如,需要审视大量的因素来评估当前问题以进行匹配,判断当前问题与以往问题的相似度以确保在该问题中可正确使用规则,以及既往运用该项良好的规则处理问题的成功频率。正确的规则用在了不正确时间点上的相关示例如下:一名技术员错误地将一种易碎蛋白质类药品通过震动管道输送系统传送给了护士站。许多医院都使用管道输送系统传送首剂药品或急救药品。该名技术员知道,"如果"急需传送药品,"则"使用管道系统输送。通常来说,这条规则是正确的,但不适用于小部分易碎蛋白质类药品。

违规是另一种基于规则的错误,不过规则本身是正确的。违规是指在应该使用正确规则时未加以使用,而是绕开了标准或安全操作规程。后文将对违规进行详述。

还有一些基于规则的错误,与使用了糟糕的规则有关。糟糕的规则通常是由于流程本身不完整或被误解所致,从而导致执行任务时采用了不正

第五章 人为差错与安全文化概述

规的方法。使用者并不知晓不正规的方法可能会带来安全隐患。有关糟糕规则的示例如下：当口服注射器可用但没有明确规程强制使用该器具的情况下，使用了静脉注射器给予口服药物。可能是某位护士在培训时观察到了这一糟糕的规则："如果"必须口服药物，"则"这些静脉注射器可给药。如果不了解使用静脉注射器给予口服药物的危险性，也不了解关于合理使用口服注射器的相关政策，即使口服注射器可用，护士也不会弃用静脉注射器这种危险的给药方式转而使用口服注射器。

基于知识的错误

"基于知识的错误"是指在集中解决问题时发生的错误。由于缺乏解决该问题的经验，也无可用来解决问题的现成规则，此时制订的计划极有可能不正确。大多数药师都记得早期实践时犯过的许多基于知识的错误，也依然记得他们是多么感激能在有经验的药师监督下开展工作。

违规

如前文所述，当正确的规则、标准或安全操作规程遭到忽视时，就会出现违规行为。违规行为可进一步分为3类：优化性违规、必要性违规和常规性违规。

- 优化性违规。"优化性违规"是指出于乐趣或兴奋的情绪而忽视正确规则的行为。优化性违规的示例如下：试驾跑车时超速行驶。可以用一句航空界的老话来描述优化性违规："有老的飞行员，也有鲁莽的飞行员，但没有又老又鲁莽的飞行员"。在用药过程中很难想象会出现优化性违规（顶多是有人在医院的走廊里骑乘药品推车飞跑）。某些违规可明显缩短从A点到B点的路径，但这些违规不应与优化性违规相混淆，因为前者并非寻求刺激行为的结果。

- **必要性违规**。"必要性违规"是指在当时的情形下，不可能或不宜遵守正确的规则而选择对其忽略的行为。举例来说：在对患者皮下注射胰岛素时，规则要求护士对相关剂量进行双重核对。这一要求在多数情况下得到了良好的执行。但在偏远地区的诊所，如果两名护士中有一人因家里有急事必须离开，这一要求就很难做到。此时，另一名护士可能认为，在未进行双重核对的情况下给血糖高的患者注射胰岛素是必要之举，即为必要性违规。在此违规行为未造成不良后果的情况下，当两名护士均在当班但十分忙碌时，护士可能会再次忽略双重核对。如果长时间未发生不良后果，护士有可能习惯性地忽略双重核对，并将其视为皮下注射胰岛素的常规操作。如此一来，这就不再属于必要性违规，而成为常规性违规。

- **常规性违规**。"常规性违规"也称"走捷径"。在规程复杂或者对规程的附加安全步骤的必要性认识不足的情况下，可能会发生常规性违规。组织中的常规性违规行为很常见，因为人们会自然而然地倾向于采用最省力或最省时的做法。上文提到的两名护士忽略双重核对便是常规性违规的典型案例：两名护士均当班，却忽略了对胰岛素剂量进行双重核对的要求。应对常规性违规最有效的方式并非惩罚不遵守安全规程者，而是奖励遵守安全规程者。

迁移：生产与防护

在机构中，生产目标和防护目标之间的平衡往往会产生波动，这种波动可影响到必要性违规和常规性违规的发生频率。生产是指产出量，诸如就诊人数、文书工作量、医嘱录入量、手术量等。生产可覆盖各项支出，并维系组织运营。防护是指防止出现差错和伤害的安全规程，但它同时也会减缓生产。鼓励医务人员使用更少的人力、物力和时间去完成更多工作时，生产压力往往随之增加。为了完成工作，员工可能会选择忽略安全规程。只要不产生明显的不良后果，完成生产目标的员工便会获得上级领导的奖励。颇具讽刺意味的是，这种做法让管理人员在不知不觉中鼓励了员工忽略安全规程的行为。

这种状况有可能持续一段时间，其间也不会产生什么不良后果。最终，忽略安全规程会破坏防护工作，生产流程将越过安全实践的底线，组织瞬间就面临由某个差错导致的灾难性事件。经分析事故原因得知，主因是未充分落实最初的安全规程，若不忽略这一规程，事故本可以避免。随后，为了强化安全规程，可能会增加一些不必要的防护措施来加强安全防护，但这种做法也会降低产量。此种循环运行了一段时间之后，因组织需要维持支出和运营，产量将重新成为焦点。

生产与防护之间的平衡始终存在一定的波动性，总有人朝着违反安全规程的方向迁移，意识到这一点非常重要。最佳应对之法便是，从系统角度调查这种迁移的来源。[2,5,6] 可以考虑是否需要更新可能不再适用或可简化的安全规程。另外，要审查管理层奖励了什么、生产方面和防护方面是否均获得了奖励。

安全文化

"文化"是组织中个人和团体共享的价值观和实践的集合。这些共同的信念和态度决定了组织内的个人和团体以及与组织外部的利益相关者之间进行互动的方式。简言之，文化就是"我们在组织中的行事方式"。患者安全文化通常被视为整个组织文化中的一个构成部分。瑞森描述了安全文化的5个组成部分：灵活、知情、学习、上报和公正文化（图5-1）。[7]

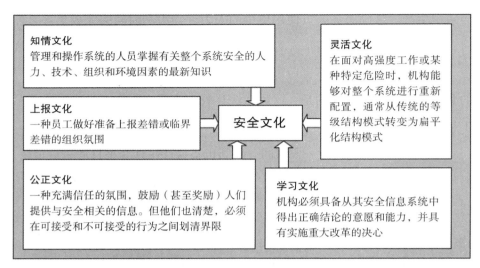

图5-1　安全文化的5个组成部分

Source: Reprinted by permission from the Global Aviation Information Network.

患者安全文化观点的演变

不良结果事件包括主动失效和潜在失效。主动失效是指人为差错和违规行为，潜在失效是指有风险的情况。主动失效发生可能性的增加或让主动失效不被注意，会促使主动失效变为不良事件。潜在失效有可能出现在资源分配、招聘工作、培训、调度、工作空间布局等各个环节，并始终存在于系统中。[2,8]

责备与培训/惩罚性文化

在20世纪90年代之前，医学界只认识到主动失效，这就导致当时的医学文化往往以惩罚为主，并只针对造成主动失效者的过错，而忽视导致差错的环境因素。这种基于结果的管理方式常常意味着：只要鲁莽行为未造成不良后果，当事者就不会遭受惩罚。当时人们还普遍认为，教育培训可造就完美的个人表现。而表现不尽完美之人需要进一步接受教育来完善自我，由此诞生了差错管理的责备与培训模式。[9]如果差错导致了灾难性的后果，则会直接终止培训。有人错误地认为，在这种纪律的威胁下，尚未犯错者将继续呈现完美的个人表现。虽然这在表面上似乎会导致个人表现完美，但这一错觉背后却隐藏着无数个由于害怕被责罚而未予上报的差错。与这些差错一同被掩盖的还有一些有用的信息，它们本可以用来学习和设计实用的风险缓解策略，用以促进患者安全。在这种情况下，患者安全无疑受到了严重的影响。时至今日，"责备与培训"模式依然存在，不过其势头已不如从前。该模式仍是许多州级护理、药学和医学委员会关注的重点，这些委员会继续以相关纪律和额外的教育要求应对差错。

免责/非惩罚性文化

20世纪90年代中期，医学文化开始发生改变，一种免责或非惩罚性的文化成为新的模式。即使是职业素养和道德素养双高的专业人士，他们往往也存在发生差错的可能性，从而对患者安全构成了威胁。这种文化的关注重点往往集中在专业人员日常工作的系统上，其解决方案直接针对的是系统的潜在失效问题。那些真正接受了非惩罚性文化的组织，其差错上报量稳步增加。不同的机构接受非惩罚性文化的差异度也很大。完全抵制非惩罚性文化往往事出有因，源于人们存在一定的管理困惑，即不知道如何处置以下两种从业者：行为鲁莽且无视大多数同行认同的必要安全规程的少数从业者，或在灾难性事件发生时怀有恶意或幸灾乐祸的极少数从业者。

公正文化

公正文化认识到了潜在失效与主动失效所起到的作用。另外，针对大多数主动失效（不安全行为或多数人无法避免的无心过失）所施加的惩罚，往往在报告、学习及安全进步方面起到了适得其反的效果。不过，公正文化还认识到，在可接受和不可接受的行为之间、在不安全的行为和公然无视大多数同行遵守的安全规程之间，必须划出一道清晰的界线。

公正文化代表了一种综合且平衡的方法论：顾及系统在造成的差错中所起到的作用，同时关注行为选择和问责制。以下均属于安全思维方式：

- 提倡采取质疑的态度；
- 不自满；
- 追求卓越；
- 培养安全问题上的个人责任与企业自律。[7]

公正文化被视为总体安全文化的一个组成部分。

MSO的作用与文化

实现安全文化取决于个人和组织的态度和行为。这些价值观和实践（即文化）可促成或助长导致差错和不良后果的不安全行为和状态。因此，通过影响文化变革，MSO可促进主动识别安全问题，以及采取适当的措施加以应对。

MSO必须充分了解所在机构的患者安全文化。本书第三章概述了对文化评估的建议。当前的文化是否有利于用药安全？需要做出哪些必要的改进？实施变革之前，MSO必须对文化变革后的期望值形成基本的认知。MSO应能够清晰地阐明预期文化的未来愿景。文化变革是一项艰巨的任务，同时也是MSO在用药安全方面取得成功的基础。MSO不仅要统一思想，还要赢得人心。文化变革的成功需要创造力与说服力，可以借鉴本书第三章所阐释的相关策略。

第五章 人为差错与安全文化概述

为做出文化方面的重大变革，MSO应努力克服以下4种障碍：

1. 认知——需要让大家了解为什么必须进行文化变革（例如，为什么上报用药安全方面的差错/风险对安全文化至关重要？）。
2. 资源有限——随着文化变革的开展，资源可能会在区域间进行转移（例如，安全地实施技术可能将资源从实施阶段转移到维护阶段）。
3. 动机——最终，员工将不得不想要做出改变。
4. 机构制度——与文化类似，每个机构都存在自身的制度优势和劣势。[11]

MSO可采取哪些方法促进或改进安全文化？通常，最有效的方法是进行策略组合。可考虑采用以下方式。

构建影响力

可考虑"引爆点的想法"：要认识到不可能一下子改变所有人。应针对在机构中具有更大影响力的人——正式或非正式的领导。将各学科联合起来，为文化变革制定策略。要推动员工为构建安全文化而奋斗，并突出其在实现这一目标方面的成就。如果安全还不是领导层巡视的主题，那就要争取将其添加进主题当中，或与他人合作开启安全巡视。如果难以获得动力，可尝试开展试点项目，分享成功经验以推广相关计划。

鼓励参与

与此同时，要设法让人们体会到必须进行文化变革的现实。比如说，若有可能，可尝试让员工和管理人员共同参与安全事件报告的后续工作。这通常可为参与者提供更深刻的见解，而不仅仅是让MSO报告事件及其促成原因并宣扬文化变革的必要性。MSO可提供实时的安全文化教育，允许参与者展示自己的发现，并进一步传播文化变革的理念。

提供教育培训

员工在加入组织之初,其接受的入职培训便涵盖了患者安全文化方面的内容。这一培训最好从组织视角开展,比如组织价值观或行为期望。如果达不到这种程度,则可将其纳入用药安全部分。如果尚未开展针对医疗从业者的用药安全入职培训,可借此机会发起这一培训!请明确药房、护理和医务人员,以及其他部门的培训和入职培训组织者的协调员。MSO需要说服大家了解这节内容的重要性,及其与工作的关系和对患者安全的影响。有很多方式可实现这一目标,可采用个人演讲(有定期活动的大型团体可选择此方式)及自学的方式,或将录制好的培训内容对外传播。

利用教育演讲介绍安全文化,相关内容可并入新员工入职培训和继续教育,甚至可创造性地将其纳入提交给安全相关主题团队或委员会的例行报告中。要设法让所有与MM流程相关的人员参与其中,包括经常遭到忽视的群体,如药房技术员、手术准备区的员工、OR员工或呼吸治疗师等。培养安全文化意识是迈向改革的第一步!

构建支持上报的环境

随着安全文化朝着理想的方向发展,上报类型也会有所发展。一开始人们上报的只是与设备故障相关的事件。当上报环境更趋宽松时,就会出现上报他人差错的报告,然后是上报自己的人为差错,直至最后会上报自身违反政策的行为。[4] 如前所述,上报是安全文化的重要组成部分。

MSO应采取一切措施确保所有的员工、医学生和教学人员(如为非雇员)都能轻松便捷地使用本机构的上报系统。可考虑改变系统设计,以使上报变得轻松而有意义。例如,减少上报所需的电脑屏数量或纸张页数、在细节需求和易用性之间做好平衡、使用复选框或下拉菜单等。如果机构

第五章　人为差错与安全文化概述

正在考虑修订或新建上报系统，一定要让MSO参与创建与药物相关的报告模块（参见本书第九章）。要确保所有使用者都接受过相关教育培训，并学会访问或使用上报系统或表格。

MSO的目标是建立一种奖励上报的文化。MSO应鼓励员工上报临界差错和实际发生的事件，以及表示存在差错或伤害风险的情况。要利用一切机会，包括教育演讲、会议更新、个人接触等。MSO也应充分了解当前组织文化对上报的态度，如果领导层对变革还不够支持或犹豫不决，可能就需要适时调整对安全文化教育的推进力度。在这种情况下，应集中精力开展组织和领导层的变革，以支持上报文化并改进安全文化。

表达感谢

要找机会公开强调在安全文化方面取得的积极成果。例如，分享由风险或事件报告直接促成的行为变化。要明确两者之间的联系。这类交流可采取电子邮件、简报、公告栏或会议更新等方式。可尝试在团队会议上以"成功"的故事作为开头，这样可确保团队成员专注于会议内容。如果发现开会时大家都心不在焉，可先提供自身示例并继续鼓励（或奖励）大家，直至大家对此形成习惯。

使用数据驱动改进

你也许已经意识到，以下是本书中经常出现的主题：数据收集和数据分析是持续质量改进的重要元素（本书第六章）、提高用药系统的安全性（本书第七章）、运用技术改善安全性（本书第八章）、应用用药差错信息确定变革机会（本书第九章）。如果医疗从业者知道该类信息将用于改进实践，他们就更有可能进行上报。如果他们认为上报仅停留在数字上且从未得到相应的评估，他们也就会停止上报。让从业者了解所上报的信息颇有价值，唯一的方法就是不断地强化该类信息。MSO必须确保这一点得以实现。同样，还有许多沟通方法可用。这些信息不一定非要由MSO直接传达，但一定要落地！

🖉 阐明预期

员工、管理层和领导层对安全文化的预期分别是什么？这是MSO通常必须使用影响力来支持文化变革的领域，因为他们很少对预期的绩效结果有直接的决策权限。公正文化的目标包括重视质疑和持续学习。MSO可与机构和部门的领导共同寻找机会来鼓励这些相关行为。可根据上报的结构，从自己所在部门开始建立或强化这些价值观。与其他部门互动时要让自身成为榜样——可在讨论安全问题时，通过提问来提升领导和员工的参与度。

🖉 将安全文化融入日常工作

MSO要与管理层一道，尽力将团队合作与沟通融入日常工作。进行交接班沟通时，使用清单、碰头会或SBAR结构［即状况（situation）、背景（background）、评估（assessment）、建议（recommendation）的英文首字母缩写］等形式很有助益。若发现存在问题，应鼓励员工在交接班报告中主动提出质询。MSO可通过巡视、成为榜样和进行指导等手段展现自身的领导才能。如有需要，也可通过明确的政策和规程来表达期望。这些书面文件可作为预期行为的参考，也可作为教学资源。作为技术团队和项目组（或其他类型的流程构建）成员，MSO有机会培养人因工程学的概念，并将其整合到系统设计当中。公正文化需要同时考虑系统设计和人类行为两方面的因素。

第五章 人为差错与安全文化概述

将安全文化融入团队

MSO将安全文化融入团队和委员会的工作，有助于扩大安全文化变革的基础。要鼓励领导者将安全工作视为头等大事。要观察安全文化在会议议程（若有）中所处的地位：是否上升到了理事会层面？其在P&T委员会、设备评估部门、医务人员或药房部门的会议中的地位又是如何？会议议程缺乏与安全相关的主题或该类主题在议程中所处的位置，这些都特别能够反映出机构的安全文化。MSO应与领导者一道将安全列为常设议题，突出其重要性。MSO可在评估任何新业务、设备采购或构建项目时，传播将成本问题与安全问题相结合的理念。

评估不良后果差错

MSO在与风险管理部门或医院其他部门的领导层评估不良后果差错方面，能发挥极其重要的作用。除了帮助识别系统风险外，MSO还可利用评审会议宣讲和推广公正文化。

哈德森的文化演变

哈德森根据文化对差错的反应方式，描述了文化的演变过程。[7,12]这种演变从责备和掩盖差错的"病态型"文化，进化到了"生成型"文化，后者是一种真正的安全文化。随着组织从病态型文化演变为生成型文化，组织内的信任感也随之增加，组织变得更加了解情况。表5-2列出了哈德森的安全文化演变以及对MSO的潜在启示。

由于人性很容易倾向于指责他人，若评估人员对前文阐释的概念（绩效水平、人为差错、常规性违规等）未作充分了解，其对不良后果差错的评估就可能会对公正文化造成破坏。在缺乏了解的情况下，无论采用何种方法或工具评估导致不良后果的差错，都存在出现不恰当指责的重大风险。那么，如何识别处于灰色地带的行为？这些行为往往处在明显不可接受的行为（恶意或鲁莽的行为）与无心之过（单纯的人为差错）的行为之间。此处简述了一些方法，但我们还是鼓励读者就此进行更详细的研究。

瑞森[1]和马克斯[4]诠释了两种方法，其具体内容也可在线查询。[7] 隶属于英国国家医疗系统（National Health Service，NHS）的英国国家患者安全局（National Patient Safety Agency，NPSA），后来在瑞森的研究成果基础上开发并测试了另一种方法。[13] 这些方法均用于评估造成不良后果或临界差错的差错，而非评估一般行为。请注意，大部分与不良后果差错或临界差错相关的不安全行为不止一种，每种行为都需要单独进行评估。

表5-2 哈德森的安全文化演变及对MSO的启示

主流文化	焦点	对差错/行动的反应	对MSO的启示
病态型文化（不安全的文化）	目标：更廉价、更快捷	责备/否认存在不良后果差错	不管情况如何，专业人员遭到不当解雇。无法获取信息（包括差错报告）。一线员工不愿分享用药方面的正确的实践模式，因此，不可能对真实的实践进行评估（完美的幻觉）
反应型文化（不安全的文化）	防止负面宣传和排名	通过仅针对不良后果差错中发现的问题寻找解决方案，对导致不良后果的差错做出反应	事件发生后，一切行动的动力均出于害怕登上新闻头条和遭受负面宣传。所有安全改进都源于不良后果，所以没有能力优先考虑安全行动。MSO成为用药安全的"消防员"。外部机构就不良后果提出改进建议，得到的回应往往是"这里从未发生过这种事""如果未遭到破坏，就不用修复"
算计型文化（常见于大型机构，不安全的文化）	迫于监管压力而管理危害的系统	基于现行法规/认证机构	MSO只专注监管法规和标准。系统中工作人员的信任/投入程度往往成为差错评估工作的阻碍

续表

主流文化	焦点	对差错/行动的反应	对MSO的启示
积极进取的文化（有改进潜力的安全文化）	危害管理系统；员工和管理层开始相信除监管压力外，安全系统有其价值	尝试在事件发生前识别和消除潜在失效。将一线工作人员纳入评估当中	一线工作人员畅所欲言的评估流程让MSO可以更易于评估差错和系统。即使规定或标准未做要求，MSO依然能够从管理层获得相应的支持，以实施安全系统。MSO为管理层理解人为差错理论提供了支持，从而推进了公正文化
生成型文化（真正的安全文化）	安全行为完全融入组织的方方面面。价值系统与安全性相关联	努力恢复——认识到系统永远不会是无差错的，重点在于捕捉和减少差错	一线出现差错的潜在风险已让MSO拥有了一定的认知和信任度。MSO参与到能够预测、捕捉和减少差错的流程设计当中。在流程实施之前要评估其差错风险。MSO为管理层理解人为差错理论提供了支持，从而推进了公正文化

瑞森开发出了一种评估技术，称为问责决策树（图5-2），用于对各种因素进行评估，以确定差错中牵涉的每个人的责任（详情和其他技术参见本书第十章）。这些因素包括实施不安全行为的人为意图、酒精或药物（处方药或其他药物）的影响、安全规程的异常违规（通常由同行遵循的规程），另外还需要确认此人是否有过不安全行为的前科。马克斯的分类方式略有不同。[4]他将行为和不安全行为分为4种不同的类型，简称"四恶"，分别为人为差错、过失行为（未意识到同行能识别出的风险）、鲁莽行为（故意冒险）和故意违规（与承担风险无关）。这些行为中的任何一个或多个的组合，都可适用于不良后果或临界差错，并可帮助评估罪责。瑞森和马克斯都认为过失行为不应受罚，因为过失者没有意识到其自身正在冒险。之所以没有意识到风险，原因尚待进一步了解，而这些信息可用于改进系统，以便在差错造成伤害前及时将其捕获。

英国NHS的NPSA基于瑞森的问责决策树开发出了事件决策树。[13]事件决策树在2003年进行了测试和完善，并通过一系列结构化问题或测试来引

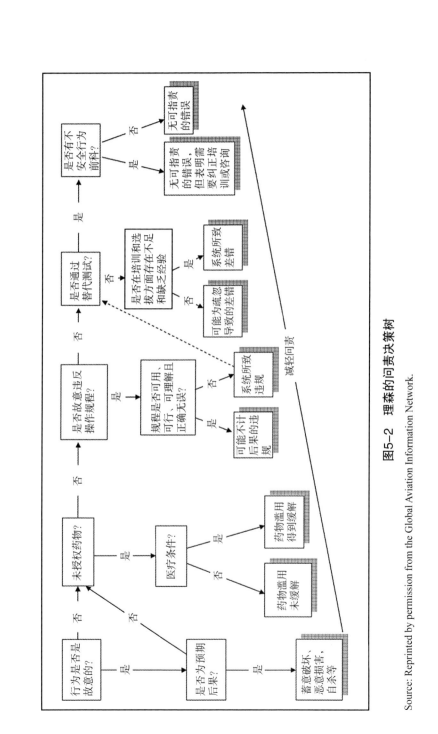

图5-2 理森的问责决策树

Source: Reprinted by permission from the Global Aviation Information Network.

第五章 人为差错与安全文化概述

导用户，这些问题和测试涉及导致不良结果或临界差错的行为和不安全行为。测试包括：

- **故意伤害测试**：识别那些试图造成伤害的罕见案例。
- **失能测试**：如果不考虑故意伤害，失能测试会识别出身体不适或药物滥用所造成的影响。问题涉及对这一状态是否了解、是否认识到在此种状态下工作的意义，是否具备任何保护患者的保障措施。
- **预见性测试**：如果不考虑故意伤害和失能的情况，则预见性测试可确定行为是否符合安全工作实践。问题涉及是否存在规范的程序、针对冲突的方案、常规性违规以及关于遵循协议的意图。此外，还对应急设施、情境动机和信息缺失进行了评估，并为感知方面的失误提供了指导。
- **替代测试**：采用替代测试进一步阐明预见性。问题涉及来自相同活动领域和经验水平的同行在相同情境下的表现。应对培训、经验和监督方面的不足。

2003 年在对该工具进行测试和改进时，还有一些有趣的发现：

- 该工具被认为有所帮助且相对公平，而且能够提供良好的框架，促使大家针对事件展开对话。
- 年轻或缺乏经验的管理者往往会更多地指责他人，尤其是当评估对象与自己不属于同一专业领域时。
- 人们倾向于将责任归咎于因常规性违规而造成不良后果的人，这样其他人就不太可能犯下同样的常规性违规。这种倾向破坏了公正文化，且不是管理常规性违规的良方。
- 一些管理者首选惩罚的方式，并使用该工具证明惩罚的合理性。

使用此类工具时，请多加注意——以上讨论的某些结果表明，人为差错理论只有在被理解的基础上才能发挥作用。研究结果还揭示出事后认识偏差在评估不良事件差错或临界差错时造成的影响。事后认识偏差描述了差错评估者倾向于在差错发生时高估自身或他人的认知。后果越严重，就越认为当事人应预见到后果。[2] 美国海军上将小哈罗德·W.格曼曾负责调查2003年2月1日发生的哥伦比亚号航天飞机在美国上空解体事件，作为该事件独立调查委员会的负责人，格曼在当时的新闻发布会上陈述调查进展时，就被事后认识偏差搞得非常苦恼。当记者提出发生灾难的风险显而易见时，格曼回应道："事后来看，发现这些漏洞确实很容易。要是漏洞就摆在面前，每个人都应该能看到。那好，如果你们这么聪明，请告诉我下一个漏洞在哪儿？告诉我下一个漏洞！如果我们委员会的人员都回答不了这个问题，就更不能轻易指责同样无法回答这个问题的其他人。"[14]

总结

其实，我们永远无法预测"下一个"差错。然而，基于对人为差错理论和技能—规则—知识模式及相关差错的理解，我们可将流程设计得更好，以预防和识别差错，避免伤害发生。若能认识到生产和防护之间的冲突，那么当二者出现明显失衡时，我们将会有更大的把握进行调整，维持平衡。变革安全文化会对态度和行为产生影响，并提升我们理解系统和修正系统及行为漏洞的能力。最后，通过一贯且公平的方式评估不良结果差错和临界差错，将有助于推进公正文化，改进上报系统和学习机制，并很可能在造成伤害之前找到新方法捕获和减少差错。

实践技巧

1. 安全文化是MSO成功的基础，MSO可利用自身角色提升或推动组织建立公正文化。MSO可以影响变革！
2. 用药差错涉及多个学科和多种因素。可从以下方面汲取经验教训：分析系统是如何失效的，人为行为所产生的影响，以及需要采取哪些预防措施。
3. 要教育（所有学科的）员工，让其意识到差错终将会发生，因此我们才会花费如此多的时间设计系统、使用技术工具，以及构建冗余（在通信工程当中，冗余指出于系统安全和可靠性等方面的考虑，人为地对一些关键部件或功能进行重复的配置。当系统发生故障时，比如某一设备发生损坏，冗余配置的部件可以作为备援，及时介入并承担故障部件的工作，由此减少系统的故障时间。冗余尤用于应急处理。冗余可存在于不同层面，如网络冗余、服务器冗余、磁盘冗余、数据冗余等——译者注）来避免差错。要强调按照设计使用系统以确保患者安全的重要性。
4. 与供应商合作，为患者安全改进系统。MSO可与信息部门的同事、供应商用户组和供应商直接联络人合作，分享自身对识别和改进系统不足的想法。

参考文献

1　Reason J. Managing the Risks of Organizational Accidents. Burlington, VT: Ashgate Publishing Company, 1997.

2　Reason J. Human Error. Cambridge, U.K.: Cambridge University Press, 1990.

3　Reason J. Foreword. In: Bogner M, ed. Human Error in Medicine. Hillsdale, NJ: Lawrence Erlbaum Associates, 1994:vii-xv.

4　Marx D. Patient safety and the "Just Culture": A primer for health care executives. Funded by a grant from the National Heart, Lung and Blood Institute, National Institutes of Health. New York: Trustees of Columbia University, 2001.

5　Amalberti R. Normal and abnormal violations. Paper presented at: The Third Halifax Symposium on Healthcare Safety, October 17, 2003. Halifax, Nova Scotia, Canada.

6　The Institute for Safe Medication Practices. ISMP Medication Safety Alert! Reducing "at-risk behaviors" part II of patient safety should not be a priority in healthcare! October 7, 2004. Available at: http://www.ismp.org/newsletters/acutecare/articles/20041007.asp. Accessed April 13, 2011.

7　GAIN Working Group E, Flight Ops/ATC Ops Safety Information Sharing. A roadmap to a Just Culture: enhancing the safety environment. 1st ed. September 2004. Available at: http://flightsafety.org/files/just_culture.pdf. Accessed September 11, 2012.

8　Cook R, Woods D. Operating at the sharp end: the complexity of human error. In: Bogner M, ed. Human Error in Medicine. Hillsdale, NJ: Lawrence Erlbaum Associates, 1994,255-301.

9   The Institute for Safe Medication Practices. ISMP Medication Safety Alert! Our long journey towards a safety-minded Just Culture. Part I: Where we've been. September 7, 2006. Available at: http://www.ismp.org/Newsletters/acutecare/articles/20060907.asp. Accessed April 13, 2011.

10 Reason J. Overview: unsafe acts and the 'person'. Paper presented at: The Third Halifax Symposium on Healthcare Safety, October 17, 2003. Halifax, Nova Scotia, Canada.

11 Kim WC, Mauborgne R. Blue Ocean Strategy: How to Create Uncontested Market Space and Make the Competition Irrelevant. Boston, MA: Harvard Business School Publishing Corporation, 2005.

12 Hudson, P. Safety culture: the ultimate goal. Flight Safety Australia. September-October 2001, 29-31. Available at: http://www.casa.gov.au/fsa/2001/sep/29-31.pdf. Accessed April 13, 2011.

13 Meadows, S., Baker K., Butler, J. The incident decision tree: guidelines for action following patient safety incidents. Advances in Patient Safety, From Research to Implementation, Volumes 1-4, AHRQ Publication Nos. 050021. February 2005. Agency for Healthcare Research and Quality, Rockville, MD. Available at: http://www.ahrq.gov/qual/advances. Accessed April 13, 2011.

14 Harwood, W. Demonstration flight not likely for space shuttle. Spaceflight Now. May 28, 2003. Available at: http://spaceflightnow.com/shuttle/sts 107/030528requal/. Accessed April 13, 2011.

CHAPTER 6

第六章

持续质量改进原理

苏珊·J. 斯克莱达尔

关键术语

持续质量改进：一种系统性的、有条理的方法，用于持续改进流程以提供优质的服务和产品。

差错捕获：FMEA 的组成部分，寻求通过旨在发现差错的机制来防止出错；排除可能导致差错或潜在混淆/混乱的替代方案或选择；防止导致或促成差错的行动；和/或将差错造成的不良影响降至最低。

FMEA：解决问题的工具，用于分析流程或系统，确定可能的失效模式及其潜在后果。

FOCUS-PDCA 循环：一种九步流程［find（发现）—organize（组织）—clarify（阐明）—understand（了解）—select（选择）—plan（计划）—do（执行）—check（检查）—act（处理）］，强调团队合作、数据驱动的分析、精心规划、有条理地实施和评估结果。

PDCA 循环：一种质量改进方法，包括"plan（计划）—do（执行）—check（检查）—act（改进）"四项步骤，用以规划、实施、评估和改进流程或系统。

涉众（利益相关者）：受流程影响或自身可影响流程的个人、团体或组织。

统计过程控制图：帮助检测流程随时间所发生变化的统计图，是一种监控流程的持续稳定性的工具，用于区分过程由于常见原因和特殊（潜在可行）原因引起的变化。

第六章 持续质量改进原理

引言

MSO应具备持续质量改进（continuous quality improvement，CQI）原理的相关工作知识。医疗资源、信息和外部监管的影响在不断变化，MSO需要了解CQI方法论以提供指导或促使流程改进。[1] 其中一项关键要素是，知晓如何评估基线［baseline，与改进后的进展进行比较或对照的最低点或起点。基线和基准（benchmark）之间的区别在于，基线是作为衡量或构建基础的线，而基准是评估或衡量某物的标准——译者注］实践情况，并确定需要改进的流程趋势，以符合新的外部质量指标或规定的要求。此外，特别是在跨学科工作团队的帮助下，有必要召开促进解决问题的研讨会，收集适当的意见。MSO必须了解潜在的流程缺陷，从而确保安全。医药行业虽已取得长足的进步，相关报告却不断表明，美国的医疗系统仍存在相当大的改进空间。[2] 应为患者提供的医疗服务与实际提供的医疗服务之间还存在很大的差距，这导致每年损失数十亿美元的生产力和医院成本。[3] 组织的绩效改进框架包括能够全面理解和应用CQI原则，并有诸多机会实施评估和改进。

CQI的正式定义是"一种系统的组织化方法，用于持续改进所有提供优质服务和产品的流程"。[4] 最近，它又被定义为"结构化的组织化流程，用于让全体成员参与规划和执行持续改进流程，以提供满足或超过患者预期的优质医疗服务"。[5] 当前的实践工作存在许多不同的CQI方法及模型，包括基于行业和面向临床的方法。用于改进组织绩效的CQI具有以下共同的要素或特征：[4-7]

- 定义组织的CQI并使其与战略规划衔接；
- 建立由组织的领导层组成的质量委员会；
- 高度重视患者和客户；

- 建立员工流程改进工作团队；
- 针对全体成员开展CQI方法的教育和培训计划；
- 建立识别和选择问题（机会）及解决方案的结构化流程；
- 为流程再造提供人员支持及资源；
- 营造一种支持员工变革想法并激励其参与CQI工作的氛围；
- 相信一线员工最了解工作或需要解决的问题。

用于支持CQI过程的关键结构性要素见图6-1。[5]总之，解决问题的CQI必不可少的组成部分包括跨学科工作团队、用于识别和解决问题的结构化CQI方法、数据驱动的开发和分析，以及对变革所产生影响的评价。本章将分别介绍用于流程改进和分析的CQI工具、FMEA、问题识别、解决问题的工具和行动计划的制订。

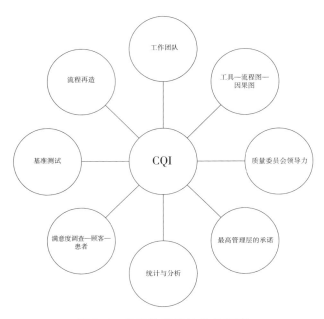

图6-1　CQI的关键结构性要素

Source: Adapted from Reference 5.

第六章　持续质量改进原理

MSO在CQI中的作用

作为确保用药安全、用药流程一致性以及遵守监管法规和安全标准的工作的一部分，MSO必须对CQI原理有透彻的理解。研究表明，安全组织（从差错中收集、分析、传播信息以及主动检查组织的"生命体征"）有助于促进提供安全的患者照护。[8-10] 此外，MSO应帮助确保对安全流程和规程提供支持，并使员工感到有权识别和报告不安全的操作，同时帮助提出改变的想法和解决方案。值得信赖的领导者往往会创建一种安全文化，并促使员工参与医疗服务改进工作。[8,11,12] MSO应与机构的领导团队合作，推广安全文化。

MSO需要了解TJC的NPSGs和MM标准（或其他认证标准），并引领与跨学科团队的合作，以便进行样本跟踪和重点标准项目评估，并将其作为对现行的制度和实践的评估。这些机制提供了对绩效和活动的持续评估，以识别流程差距，并采取行动改进制度或实践，从而符合NPSGs的主旨精神或认证标准。此外，必要的成功指标还包括：数据收集和评估，改变的行动计划。这些就绩效展开的审核或检查是数据驱动的快速实践评估，其基础仍是基于数据的持续流程改进。

MM标准用于评估完整的MM系统和流程的有效性，包括风险点、技术、最佳实践、安全和操作优先顺序以及实践趋势。这些趋势可借助监测过程指标、结果指标甚至是经济指标来进行识别。MM计划的确切指标可由各部门自行确定。TJC希望各部门能够自行确定相关指标，收集用于反映实践情况的数据，与既定的部门和（或）国家目标进行比较，并对实践进行分析，然后采取措施改进绩效或维持/扩大变革。这是CQI变化周期的基本根源。用药差错数据和不良事件数据可进行趋势分析并予以上报，例如，显示每类高警示药品的上报次数，之后显示伤害事件的上报次数。许多医疗机构正采用的另一种较新的CQI指标是智能输液泵的安全捕获以及智能输液泵药品库变更的影响，以减少不必要的警报。如果医疗机构采用CPOE系统，CQI指标还可包括应对警惕性疲劳的措施，响应决策支持规则所采取的行动，以及CPOE对靶向药物剂量安全指南的影响（例如，限制对乙酰氨基酚的每日给药剂量）。MSO需要深入了解用药过程的各项步骤，以便全面了解认证标准和NPSGs在确保安全有效用药方面如何与医疗从业人员的角色相关联。[13]

TJC的领导力标准适用于全球范围内的组织，MSO应熟悉这些标准。它们论述了如何创建和维护安全文化，以及评估实践并提供教育，从而努力促进用药安全。MSO是机构维护用药安全的大使，通常遵照要求报告用药差错的趋势、易于发生差错的主要药物以及为预防伤害及不良事件所做的工作。该标准强调了机构的患者安全计划是整合而成的，MSO必须与负责评估MM安全实践的医院患者安全委员会和风险管理团队保持联系。根据TJC的标准，安全计划包括防止导致警讯事件发生的所有可预防性差错。MSO必须融入并可能主导事发部门的RCA及警讯事件讨论，同时建立预防差错和伤害的主动机制。对于高风险流程，必须做到每18个月完成1次主动风险评估，若其中涉及任何形式的药物，MSO应加入相关风险评估团队，并另行邀请药房和其他医务工作者参与其中。MSO无须精通用药知识的方方面面，但应成为医院及其相关医疗诊所和科室MM实践方面的全方位专家。MSO应能够自在且自信地吸引临床、信息学或自动化方面的专家帮助其解决问题。MSO通常是变革的推动者，期望看到改进解决方案得以完成。

质量和CQI方法学的起源

20世纪30年代，统计学家沃尔特·谢哈特研究了工业领域的作业和流

第六章　持续质量改进原理

程的质量。其研究思路是：如果流程存在变异性，则必须确定并消除导致变异的原因。[5] 他还因创建了两项重要的CQI工具而声名大噪：（1）统计过程控制图，帮助检测流程随时间的推移而发生的变化，这是一种用来监测流程持续稳定性的工具；（2）PDCA循环，允许流程变革规划、实施、变革研究，以及扩展或修改变革的行动。[5, 6] W.爱德华兹·戴明则进一步将其同事谢哈特提出的PDCA循环确立为一种概念，并在二战后将其引入日本汽车行业。[14] 按照戴明的方法，问题应被确定为改进的机会，机构/团队可控范围内出现问题的原因应得到明确，可减少或消除这些原因的改进措施应得到检验和实施。

阿维迪斯·多纳伯迪安是一名医生兼学者，因曾提出"你如何知道是否提供了高质量的医疗服务？"这一问题而闻名于世，他确定了评价医疗服务质量的基本原则：结构—流程—结果，简言之，良好的组织结构加上清晰的流程就能产生出色的结果。[15] 结构情况可根据能用于提供必要治疗服务的资源进行评估。流程指标旨在分析医疗服务提供者的诊疗活动，以便了解工作是否在按照既定标准或指南来执行。结果指标（通常称作临床指标）是反映患者疾病治疗结果的广泛指标，例如，发病率、死亡率或患者满意度。[3-5] 多纳伯迪安还将质量管理理念延伸至流程管理之外，包含人员（关系）、医疗服务的可及性和治疗的持续性。[5] 多纳伯迪安因提出质量的7根支柱来表述优质医疗服务而著称，这7根支柱分别为功效、效力、效率、可接受度、最优性、公平性和合法性。[16] 这些原则与IOM的声明非常相似，即医疗服务应"安全、有效、以患者为中心、及时、高效和公平"，表明质量管理的外部影响（例如，经济学、监管）也应得到评估。[2]

许多CQI方法可供MSO使用，包括但不限于：

■ 精益生产系统；

- 六西格玛；
- FOCUS-PDCA循环；
- 精益生产系统或适时生产流程强调采用最佳方法或流程完成工作，希望每次生产的产品完全相同，并旨在实现零缺陷。不必要或多余的步骤是不可取的，采用观察法可很好地确定作业流程。[17,18] 此流程采用直接观察作业情况、确定增值与非增值步骤及快速循环改进等方法。图6-2概述了使用规则和5S原则（清理、整顿、清洁、标准化、保持）；
- 六西格玛则是一种严谨、系统性且规范的数据驱动流程，关注客户预期并顾及不符合客户要求的任何缺陷。拥护这种理念的公司或组织力求达到近乎完美，或"与平均值和最接近的规格界限偏离6个标准差"，明确要求每一百万个机会中不超过3.4个缺陷。[19] 图6-3列举了

使用规则	
1. 所有工作都应明确规定内容、顺序、时间及结果。	
2. 每个客户和供应商之间的联络都必须是直接的，且必须采用明确的"是或否"的方法发送请求并接收响应。	
3. 提供产品及服务的途径必须简单且直接。	
4. 所有改进必须按照科学的方法，在老师的指导下，在组织的最基层进行。	
5S 原则	
清理	仅保留重要的物品，工具更易找到
整顿（排序）	将必需物品放在附近的相同位置
清洁（擦洗）	保持所有物品整洁并经常进行清洗
标准化	使清理、整顿及清洁成为例行工作
保持	审查并保持各项步骤按照要求实施

图 6-2　精益生产工具[3,17,18]

```
DMADV：用于设计新的流程和产品        DMAIC：用于逐渐改进流程
D        定义                         D        定义
M        测评                         M        测评
A        分析                         A        分析
D        设计                         I        改进
V        验证                         C        控制
```

图6-3　六西格玛工具[19]

作为该方法一部分的两种特定流程改进工具。精益生产系统和六西格玛方法论是用于医疗行业CQI的较新方法，若所在机构采用这些方法检查工作差错，MSO就应熟知这些方法；

- FOCUS-PDCA方法论是一种比较常用的CQI方法，以下将分步逐一介绍。

FOCUS-PDCA循环

戴明的FOCUS-PDCA法是一种针对CQI的系统性方法，将戴明的测评方法和多纳伯迪安对人员和环境的关注结合在了一起。美国HCA公司采用了这种方法，并将其广泛地应用于该公司遍布全美的各家医院。图6-4展示了此模型的基本步骤。[5,20] 在现今的医疗服务系统中，最常用的CQI方法就是该循环及其改编版本。[3] 这种方法强调工作团队、数据驱动分析、周密规划和实施以及测评结果，其重点在于预防伤害，并为复杂的患者照护环境提供灵活的流程和方法。

- F（找到问题）

找到问题并将其作为需要重点完成的任务，这是使用CQI方法的第一步。对于当今的MSO和患者安全主管而言，重点关注领域应包括高警示药

F	找到问题
O	组建一支跨学科团队
C	明确当前（或基线）问题
U	了解当前流程中存在的变异因素
S	选择需要改进的流程
P	制订改进计划
D	实施改进
C	检查改进结果
A	推广或维持改进

图6-4　FOCUS-PDCA循环[5, 20]

品和NPSGs。ISMP将高警示药品定义为"一旦错用，就会增加患者发生严重伤害风险的药物"。[21]这些药物包括抗凝剂、阿片类药物、镇静剂、胰岛素和强心剂。IHI汇编了一本高警示药品使用指南（作为其"500万条生命拯救运动"的一部分），以期帮助临床工作者理解关注这些易用错药物安全性的重要意义。[3]该指南向终端用户提供不良事件和伤害风险的循证结果。[22]此外，IHI还进行了总体风险评估，与ISMP的建议相似，IHI指出：阿片类药物（麻醉性镇痛药）、胰岛素、抗凝剂和镇静剂是需要确保安全使用的目标药物。在用药安全方面，TJC也将关注重点放在了高警示药品上，并将其作为NPSGs的基础。[23]IOM的研究表明，ADE导致医院花费超30亿美元，并影响到40万名住院患者。[24]这些建议来自推动患者安全的国家级组织，提供了一种有针对性的循证方法以确定用药安全的改进机会。

为确定医院层面的问题，可采用如下几种方法。例如，可对自愿上报的用药差错（medication error，ME）和ADE进行回顾性分析。不过，这可能只反映了一小部分问题。必须承认，ME和ADE经常存在漏报情况。比如，一项流行度研究或针对与抗凝剂相关的实践进行的快速审核，可识别实时改进机会（图6-5）。例如，抗凝剂的NPSG描述了与抗凝剂安全性相关的

用药和疾病状态管理项目
抗凝剂监测表

患者姓名：＿＿＿＿＿＿＿＿＿　病历号：＿＿＿＿＿＿　检查日期：＿＿＿＿＿＿
主治医师：＿＿＿＿＿＿＿＿＿　服务：＿＿＿＿＿＿＿＿　入院日期：＿＿＿＿＿＿
目标抗凝剂：□肝素　□依诺肝素　□达肝素　□华法林
开始日期：＿＿＿＿＿＿＿＿＿　开处方者：＿＿＿＿＿＿＿＿＿＿＿＿
用药指征：
　　　　　□ 深静脉血栓形成
　　　　　□ 肺栓塞
　　　　　□ 不稳定型心绞痛
　　　　　□ NSTEMI（非ST段抬高型心肌梗死）
　　　　　□ 非Q波MI（心肌梗死）
　　　　　□ 房颤
　　　　　□ 其他：＿＿＿＿＿＿＿＿

NPSGs要素评估

依诺肝素/达肝素	肝素（接受肝素治疗＞48小时）	华法林
单剂量药品 □是　□否 剂量 □初始　□维持	单剂量药品 □是（预混）　□否 已使用可编程输液泵 □是　□否	单剂量药品 □是　□否 给药 □初始　□维持
已核准的LMWH初始用药方案/医嘱集使用记录 □是　□否　□不适用	已核准的肝素初始用药方案/医嘱集使用记录 □是　□否 医嘱集已用于正确的指征（或是合理的例外） □是　□否	已核准的华法林初始用药方案/医嘱集使用记录 □是　□否　□不适用
基线监测： 血小板CBC（全血细胞计数）： □是　□否 SCr（血清肌酐）： □是　□否 aPTT： □是　□否	基线监测： 血小板CBC： □是　□否 aPTT： □是　□否	基线监测： 血小板CBC： □是　□否 PT/INR（凝血酶原时间国际标准化比值）： □是　□否

续表

依诺肝素/达肝素	肝素（接受肝素治疗＞48小时）	华法林
持续性监测： 用药前两周至少每7天检测1次血小板CBC，此后每2~4周检测1次 □是 □否 □不适用 用药前两周至少每7天测定1次SCr，然后每2~4周1次（如果在使用LMWH的任何时候实验室测定值都不在正常范围内，则需要更频繁的检测） □是 □否 □不适用 患者拒绝检测 □是 □否	持续性监测： 静脉输注肝素后6小时获得的aPTT检测值或肝素测定值 □是 □否 如果任何时候、任何部位出现自发性出血，均进行aPTT检测 □是 □否 □不适用 每6小时检测1次aPTT直至连续两次达到目标值 □是 □否 □不适用 aPTT一旦稳定在目标值，则每日检测1次 □是 □否 □不适用 检测便常规1次 □是 □否 CBC和血小板计数至少每隔1天检测1次，直至停用肝素 □是 □否 患者拒绝检测 □是 □否	持续性监测： 每日检测PT/INR直至患者接受治疗（间隔至少24小时的两次连续的PT/INR测定值均在范围内） □是 □否 □不适用 如果患者的PT/INR检测值达到治疗目标，可每72小时检测1次 □是 □否 □不适用 一旦患者接受华法林治疗满两周或以上时间，PT/INR值应每7天检测1次 □是 □否 □不适用 患者拒绝检测 □是 □否
根据LMWH初始用药剂量参考表使用正确剂量 □是 □否 □不适用	应根据已核准的医嘱集/诺模图按照合适的输注速率/推注剂量给药 □是 □否 □不适用	根据核准的华法林初始及维持给药方案正确给药 □是 □否 □不适用

向患者和/或家属提供有关抗凝治疗的教育：
□是 □否 □试图
如果是，教育提供为：□营养专业人员 □药房人员 □护理人员
不良事件：□有 □无
□使用鱼精蛋白 □使用维生素K1 □使用FFP（新鲜冷冻血浆）
事件被上报至风险主管：□是 □否 □不适用
其他注意事项：_____

总体评估：
□ 符合NPSG的所有要素
□ 符合NPSG的所有要素，但实验室检测除外
□不符合要求　　说明：_____

图6-5　用药和疾病状态管理项目抗凝剂监测表

LMWH：low molecular weight heparin，低分子量肝素；aPTT：partial thromboplastin time，部分凝血活酶时间；PT：prothrombin time，凝血酶原时间。
Source: Courtesy of Drug Use and Disease State Management, Susan Skledar.

要素，包括普通肝素（unfractionated heparin，UFH）、低分子量肝素（low molecular weight heparin，LMWH）和华法林。[25]任何一种或所有这些药物，以及如何为使用它们的患者开具处方、转录医嘱、配药、给药或进行安全监测，都将成为研究和改进的主题。

来自临床信息系统或缴费记录的数据也可用于识别和聚焦问题。公开发表的文献和其他报告来源可用于评估当地医院的临床实践工作，并用于表明问题是否已在国家层面发生。不建议使用实际用药差错率或不良事件发生率作为评估机构总体安全性的相关指标，因为这些事件通常上报不足，且在机构内部及各机构间的差异过大。这些数据有助于显示药物类别或流程方面的趋势，以便于集中改进安全性，并表明某一机构存在的问题在某地区或国家层面同样存在。

- 失效模式与效果分析（FMEA）。FMEA是用于发现问题的一种复杂但信息翔实且具有启发性的过程。简言之，FMEA是一种解决问题的工具，可帮助分析流程（或系统），以识别该流程中可能的失效模式及其导致的后果。它能识别出错时可能发生的情况。科恩进一步将FMEA定义为一种技术："查看给定流程，识别可能出现的差错，并在其发生前预估影响"。[26]该方法已被整体应用于航空、航天和交通运输行业，上述行业认识到，系统可以做到尽可能确保安全，但仍无法消除现实中的事故和灾难。[27]FMEA流程如果认识到可能会发生差错，会试图通过使用安全系统或捕获差错的措施防止差错酿成事故。[26,28]这些捕错措施包括：（1）改进差错检测方法；（2）取消替代方案；（3）采取行动防止可能产生的差错；（4）如果差错确实出现，要最大程度地减轻其影响。[29]在确定了差错捕获措施后，应将其融入流程改进的实施过程。

如CQI一样，FMEA最好也由多学科团队［由药剂师、护士、医生和其他医务人员和（或）管理人员组成］予以实施，这些团队成员是相关问题流程的主要涉众。同样重要的是，要让一线员工也参与FMEA（和整个CQI）流程，因为他们可引用涉及正在被研究的过程的实际流程，并与应该发生的情况进行比较。图6-6描述了分步执行FMEA的过程。本章稍后将呈现的FMEA案例研究，则提供了使用FMEA改善药物配送及时性的其他详细信息和示例。[29-31]

O（组建一支跨学科团队）

如上所述，组织跨学科工作团队对于制定和实施CQI措施非常重要。

```
FMEA执行步骤

1. 组建一支多学科团队
2. 确定FMEA主题的具体关注点
3. 过程流程图
    ■ 采用过程流程图描述实施过程
    ■ 明确所有子流程
    ■ 创建包含已确定子流程的流程图
4. 危险性分析
    ■ 列出子流程中可能/潜在的失效模式
        • 使用头脑风暴或因果分析图表
        • 列出每种失效模式的根本原因
    ■ 确定潜在失效模式发生的概率（频率）、严重性和检测概率
    ■ 计算临界指数（criticality index，CI）
5. 改进措施
    ■ 确定可消除、控制或接受的失效原因
    ■ 确定可降低CI的措施
    ■ 分配落实每项措施的责任
    ■ 采取行动
6. 追踪
    ■ 创建可用于测评已改进/改变流程的过程或结果指标
```

图6-6　FMEA的逐步分析方法[30-32]

第六章　持续质量改进原理

要持续实施FOCUS-PDCA循环的各项步骤，团队的作用是帮助找到或确定和聚焦问题，然后参与后续步骤，包括确定质量指标、收集和分析合规性基线数据、查阅有关最佳实践的文献、对问题进行基准测试并确定实施计划。创建由流程中主要涉众组成的团队（比如，包括相关专业领域专家以及日常工作的一线员工），这对于确保讨论所有改进可能性至关重要。对于CQI工作，重要的是拥有一名或多名指导者全面监督团队的决策和计划，确保工作与组织的优先顺序相一致。

指导团队通常由医院或部门的管理人员组成，可帮助排除工作团队在规划或实施过程中发现的改进障碍。其余的团队成员可包括相关专业领域的专家、一线员工及其他参与监管和/或质量改进的人员。团队的确切组成取决于CQI的工作，但一般会包括护理人员、药房人员、医务人员和其他适合的临床工作者，如呼吸治疗师和营养师等。在团队中配备信息技术专家也很重要。团队成员要相互学习，并就问题成因分享各自的看法，特别是在头脑风暴期间，这将在FOCUS-PDCA循环流程的下一步进行详解。项目团队负责制订改进计划、实施改进，并监控改进工作的成功与失败的情况。在CQI工作开始时，指定团队成员的相关角色非常重要［例如，团队领导（或共同领导）、记录员（会议记录、规划会议）和计时员（保持会议顺利进行，向团队发送提醒）］。会议可安排团队成员亲临现场，也可使用创新技术（如电话会议、视频会议或电子化形式的讨论会）召开。建议在召开首次会议时，每名成员都要出席，以便大家随后按照正确的方向开展工作，并为推进后续步骤打下基础。

C（明确当前问题）

团队有责任明确当前问题，包括创建当前流程的流程图或过程图，确定客户及其预期,审阅文献以及明确可衡量改进影响的质量指标。针对流程从头到尾进行绘制,定义和讨论流程中的各项步骤,这有助于团队理解当前工作或基线工作情况。观察工作流程也颇有助益,它将促成创建代表流程中实际工作步骤(而不是应执行的步骤)的流程图。图6-7展示了一个流程图样本。流程图应是工作流程的真实表现形式,包括可能导致问题的决策点。

  流程图是描述各项活动或步骤的过程的可视化表示。将一线人员纳入团队将确保包括并描述准确的工作步骤。任何流程图在描绘流程时均应使用特定的符号来代表相关步骤。例如,圆圈表明流程开始,正方形代表行动步骤,菱形代表提出的问题(决策点)。将流程中的每一个步骤按顺序进行编号会有所帮助。如果流程颇为复杂,则可进一步对子流程进行描述和

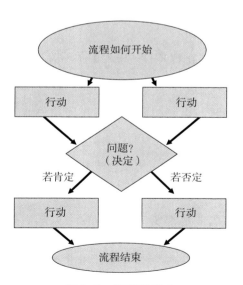

图6-7　流程图样本

Source: Adapted with permission from H. Hagel, Managing the Patient-Centered Pharmacy, American Pharmacists Association, 2002.

编号。例如，若某一流程步骤有3个可能的决策点，则可将其分别编号为子流程1A、1B和1C。MSO可使用此工具确定当前的工作或状况。可由工作组或分支小组负责制作流程图，然后由较大规模的工作组负责数据录入。最好是团队一起观察实际的流程，以便最好地反映实际的工作情况。这可能并不适用于所有医疗机构或较大规模的工作组，但这种方法的益处在于：其他人员即使不参与正常工作或不知晓工作的复杂性，也能客观地观察工作流程并记录观察结果。根据美国退伍军人事务部国家患者安全中心（Veterans Affairs National Center for Patient Safety，VANCPS）的建议，专注于能够完成的较少的行动，往往比创建一份无法完成的行动清单要好。[31]此外，将流程分解为明确的步骤，这有助于团队厘清针对不同步骤的相关职责。上文也提到，要重点关注存在最大风险的步骤以及在团队行动范围内的相关步骤。团队还可明确参与CQI工作的客户及其预期，这是确保拥有合适的团队成员参与开发和规划的重要步骤。

项目团队应查阅已发布的实践指南、主要文献、其他机构解决问题的方法，以及国家发布的安全或质量指南，从而指导团队的改进行动。正如许多工作流程的改进情况一样，若没有数据可用来指导改进工作，可对周围的相似医院或机构进行基准测试或调查，了解它们如何处理相同的问题，这或许会有所帮助。了解国家标准（如TJC的NPSGs和MM标准以及国家核心的质量指标和基于价值的购买指标等）对于帮助聚焦团队的重点工作非常重要。一旦收集到这些信息，团队就可有判断力地评估可用的参考资料，从而有助于集中精力开展下一步的改进工作。

FOCUS-PDCA循环的"C"步骤中需要完成的最后一项工作，是让工作团队明确可用于评估干预措施对改进所产生影响的质量指标。相关指标必须可衡量且属于具体指标，要有明确的数据来源以及数据收集和上报的频次。

数据来源可包括审查信息、存档数据、患者病历或缴费记录。若要进行内部审查，应设计相关审查工具，以便每个人在收集数据时都采取相同的方法，否则收集的数据将被视为无效。若需要使用患者的病历，数据收集流程及目的就要得到医院质量监督委员会或其他监管小组（如机构审查委员会）的批准。确定由谁来负责收集数据也很重要。这些指标应以比率的形式表示，例如，药房接收处方后两小时内药物送达病房的百分比，并确定好分子、分母和目标。这些目标值可在内部设定，也可按照文献或国家标准设定。设计指标时，若有可能，将过程和临床（结果）指标结合起来是很重要的。也可使用经济和/或人文指标，这取决于所讨论主题的内容。

U（了解当前流程中存在的变异因素）

在这一步骤中，团队收集质量指标数据并创建图表，例如折线图、条形图、运行图或柱状图（频率图），从而分析数据趋势。建议在多个不同的时间点采集指标数据，以便确定问题发生的频率。换句话说，较之在某单一时间点检测到的问题，了解是否存在持续超过2～3个数据点的稳定出现的问题证据往往更有助益。CQI工作应由数据来驱动；了解基准绩效至关重要，这些指标将在实施流程改进后使用，以显示改进措施如何取得成功。一些参考文献提供了如何显示图表和数据的示例。[6, 20, 32] 若收集了许多基线数据点，则可使用有着明确的控制上限和控制下限的统计过程控制图，该手段有助于确定团队可关注的特殊或可行的变化的原因。任何流程都存在一定程度的正常变化。使用统计过程控制图，可帮助团队识别和关注在流程的正常或预期变化之外的某些特殊情况所发生的时间段。

一旦生成并显示出基线数据，团队就需要借助头脑风暴研讨会来确定所有问题的潜在原因。小组头脑风暴研讨会的关键点是鼓励自由交流思想，并考虑所有的想法。头脑风暴用于列出小组在开会的短时间内所能列出的尽可能多的失效模式可能性。头脑风暴会议应由一名主持人主导，其任务是使小组保持专注且不偏离主题。MSO可担任会议的主持人，保证客观性，并确保所有的团队成员均能平等参与。会议一开场，主持人便应总体介绍小组的相关职责、会议目标以及富有成效的会议所应遵循的规则。头脑风暴会议的一般规则如下：

- 就相关问题（或在这种情况下，流程或子流程步骤）达成一致；
- 不应批评任何提议的想法（失效模式）；
- 赋予每位参与者平等的发言权，使其按照确定的顺序发言（例如，围绕会议桌按顺时针次序发言），与会者发言时不会被中途打断；
- 在活动挂图或白板上抄录所有想法，以免遗漏；
- 设定头脑风暴会议的时间限制。

头脑风暴会议可能稍显混乱，但不论在何种情况下，都需要自由交流想法，并应设定时间限制。[4]

S（选择需要改进的流程）

应就问题的原因进行优先排序，以便选出问题的根本原因，并有针对性地采取相应的措施。重要的是将原因归为相似的类别，这有助于厘清可采取的潜在行动。将团队的工作重点集中在导致最多问题的原因上，或集中在团队可成功施加影响的几个最主要的原因上，这很重要，因为聚焦一些次要原因的做法往往是高投入、低回报。

因果流程/图可用于对问题进行分类，并最终确定根本原因，且能在图中将这些原因有条理地展现出来。头脑风暴会议结束时，可将所列出的针对每一子流程步骤形成的想法分为主要原因和次要原因。这些图表往往称为石川图（以其发明者的名字命名）或鱼骨图（图的某部分类似一条鱼的草图），是一种直观的方法，将某一特定问题的各种原因与所产生的结果联系了起来。[5,33] 鱼骨图示例见图6-8。问题或故障往往位于文本框中绘制的水平脊柱线的最右侧。从水平脊柱线以反斜线延伸的线条常常表示引发问题的主要原因，可将其分为3~4个主要的常见原因，这些原因与人、材料、方法或机械相关。[4] 另一种分类方法是按照人员、程序、车间（设备）和政策分类。[5] 在每种常见原因的标题下，更小且更具体的原因则绘制在鱼骨示意图的"骨骼"（次要原因）当中。许多经头脑风暴确定的问题原因自然会被划分到相似的区域。例如，与技术需求相关的原因被划分到了机械原因中，与缺乏既定标准化操作规程或政策相关的原因则被划分到了方法原因中。一旦绘制完成鱼骨图并且描述了所有的主要/次要原因，团队就可按优先顺序对原因进行排序，以确定根本原因。

相似原因的数量是按照发生的频率（从最高到最低）绘图。最常见的

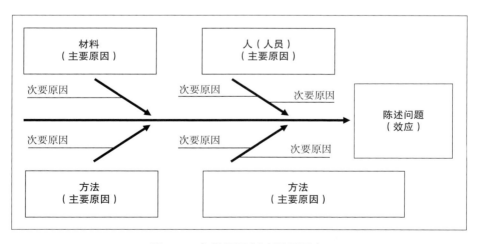

图6-8　鱼骨图示例（因果图）

Source: Adapted with permission from H. Hagel, Managing the Patient-Centered Pharmacy, American Pharmacists Association, 2002.

原因最有可能是导致最多问题的原因,所以该工具被称为帕累托图(以17世纪的一位经济学家维尔弗雷多·帕累托的名字命名),它有助于厘清要重点关注的"关键少数",而不是关注"微不足道的许多"其他原因(图6-9)。[5,34] 帕累托图是一种用于查找问题或故障的可改变的原因或根本原因的工具。简言之,帕累托原理就是"对于许多现象而言,80%的结果往往源于20%的起因"。[35] 团队也可在帕累托图上将原因逐渐增加的频率作为第二个Y轴,第一个(左侧)Y轴是原因数量,第二个(右侧)Y轴是原因的累积百分比。一旦确定下来,发生频率最高的过程往往最需要得到重点关注,因为其将导致最多的过程改进变革。但是,如上所述,此原因必须得到明确,并且能够受到团队改进措施的影响。其他发生频率不高但可能产生不幸后果的原因也必须考虑采取可能的措施。团队讨论会的工作和重要性是确定发生过程的原因或失效模式。帕累托图通常作为CQI过程的一

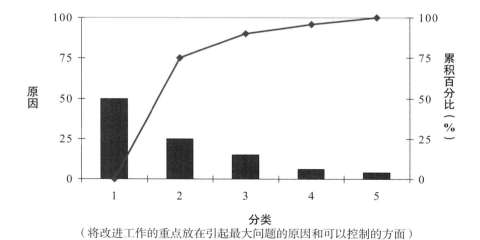

(将改进工作的重点放在引起最大问题的原因和可以控制的方面)

图6-9 帕累托图示例

Source: Adapted with permission from H. Hagel, Managing the Patient-Centered Pharmacy, American Pharmacists Association, 2002.

部分，量化不同原因的发生频率。

P（制订改进计划）

团队的下一步工作是计划将要发生的变革。迄今为止，团队已使用基准数据确定了问题，明确了客户及其预期，回顾了相关文献，并对问题的原因进行了优先级排序，以找出根本原因。应通过利用团队的专业知识、洞察力和经验来设计改进行动计划。重要的是，将已做计划的安全措施与已实施的其他计划关联起来。图6-10展示了一个模板，可帮助制定和提出用药安全举措。

团队应考虑改进范围，并确定是否需要就改进措施进行检验或是否需要试点。小范围试点可帮助检验改进方法，因此，团队的工作不要集中于一种解决方案。应确定试点的持续时间、地点和指标的数据评估，确保其在合理的时间内进行，以识别成功和障碍。如果改进产生的影响不符合预期，就有必要从一开始就确定试点工作的截止时间。

除了确定是否应将改进措施作为试点进行检验之外，团队还需要明确定义计划的关键部分：就变革开展教育。由于客户及其预期早前已得到明确（明确FOCUS-PDCA循环的各项步骤），应设计涉及多学科和多方面的教育计划，以满足不同从业者的学习水平、对细节的需求程度和信息获取的便捷性。还需要编写书面和电子化相结合的教育材料，许多学习者可通过直接参与教育课程（不论是小组学习还是一对一教学）来全面理解变革和新的流程。团队应在改进及可用资源的范围内评估这些传统的学习方法以及交互式或基于计算机的学习技术。例如，如果培训计划涉及让护士更好地了解药房的服务范围以及药房的送药频率，可录制相关视频学习材料，供护士在护理或病区定向培训时观看。由于改进措施的所有步骤均需要按

第六章 持续质量改进原理

用药和疾病状态管理计划
患者安全新举措

新举措名称

建议
- 每条建议都应附上相关临床试验证据支持的等级（通常来自ISMP、TJC和其他组织的安全信息均可视为共识性文件）；
- 概述适用的特定患者/限制标准；
- 还包括所有与现有措施的关系〔例如，增补肾脏用药指南，以及从静脉（IV）给药自动转为口服（PO）给药〕。

执行概要
该部分是文档的简要摘要，包括上述建议的明确理由。

背景
该部分根据需要包括所关注药物的药理学/药物（代谢）动力学信息。涉及一些需要安全实践建议的原因的背景知识。

治疗用途
FDA批准的适应证应准确写入制药商的包装信息中。此外还应包括其他超说明书使用方法，特别是当其作为安全实践建议的重点时。

文献支持
总结支持初级文献或三级文献建议的证据。包括与现有的用药安全指南相关的组织共识声明，这些组织包括ISMP、TJC和AHRQ等。应在此有针对性地讨论高警示药品或NPSG，也可使用案例报告和经验性论文强调安全性。

毒性和注意事项
该部分一般强调对所关注的药物提出安全实践建议的原因，并提供有关在实践中发现的不良事件的文献支持。应对安全实践建议支持组织的其他临床试验及共识性文件进行审查，包括黑框警示语。

其他安全标题
根据需要，可包括药物相互作用或禁忌证，用于支持安全实践建议。如果包括这些信息，要载明来自厂商资料和临床研究的有关药物/药物相互作用和禁忌证的内容。

剂量/给药
给药信息应包括FDA批准的相关适应证以及对其他来自临床试验的超说明书用药的用法、用量进行的重点审查。

本机构的药物相关不良事件和/或用药差错情况
根据安全问题的性质，强调和总结来自以下来源的数据：

> - 全国数据和本地数据；
> - 药物相关不良事件信息（当地）。
>
> **目前的实践状况**
> 应对所关注药物在本机构的当前处方操作情况进行前瞻性审查，强调实施安全处方操作的机会。该审查应包括至少30名患者，有关处方模式、医生服务和使用适应证等的信息，以及一份摘要，涉及样本量、时间周期、结果指标调查结果以及就已发布标准进行的用药合理性评估。
>
> **其他机构的实践情况**
> 如果合适，应开展全国、地区和/或本地的基准调查，评估其他机构的安全实践指南及成功实施的策略。最好采用一张显示机构、指南和/或实施策略的表格。
>
> **参考文献**
> 参考文献应在整篇论文中以上标方式注明文献来源。参考文献清单应符合提交给生物医学期刊的投稿统一要求。
>
> **著者**
> 应介绍作者和审阅者及其学位情况，并注明相关月份和年份。

图6-10　用药和疾病状态管理计划——患者安全新举措

Source: Courtesy of Drug and Disease Management, Susan Skledar.

计划进行，创建时间表就显得非常重要。该时间表可用作实施规划会议和电话会议的议程，以审查行动步骤和相关进展。

D（实施改进）

实施改进措施颇具挑战性，但它恰恰是改进过程中最为关键的部分。此步骤涉及在计划阶段采取上述确定的行动，包括不同的教育方法和内容，并加以实施。必须预留实施改进的时间，因为其中涉及培训、流程改进（及所有支持性文档）以及更新或编写教育材料。

成功的实施取决于团队人员的构成是否合理，是否选择了适当的沟通策略以及适当地划分了时间以供学习和检验。在所研究的文献中，最佳实施方法表明，以计算机化的方式进行提醒和针对小组展开集中式教育一般都收效不错，回顾性反馈的效果则各异，被动式教育计划（无案例应用的

第六章 持续质量改进原理

讲授式讲座）的效果最差。[37]格罗斯等人研究了最佳实施策略，并发现医生报告称最有效的指南实施策略是与同事进行讨论、将指南放在患者病历或进度记录表上、使用流程图或算法，以及使用预打印的医嘱单。[36]

必须全面开展教育培训，但同样重要的是进行流程再造，以配合改进需要。这一"执行"步骤可更新在线资源、改变技术手段或进行流程再造，或完成每日工作任务，以支持新工作。若结合流程改进来进行系统变革，则能够为新计划取得成功打造相应的环境，从而更轻松且高效地完成一线工作。过于复杂或当前技术无法支持的变革将会导致混乱。例如，若一种新的用药指南声称只能通过静脉滴注方式给药，但医院的CPOE系统有多种给药途径（例如，静脉推注）可供选择，那么，该项技术便无法强化所期望的临床实践。

C（检查改进结果）

实施改进后，应再次收集实施改进前所收集的质量指标数据，并将其与基线绩效进行比较。工作团队会在实施改进的过程中忙于培训和强化新的规程和工作流程，但必须有团队成员负责收集改进或试点实施后的相关数据，以确定改进是否对工作或患者诊疗带来了积极的影响。在明确"C"步骤前确定数据收集的来源及所有权也是相当重要的，以便在实施改进后，相关人员不会因此产生困惑。若有需要，可在数据收集过程中添加其他质量评估指标，特别是在开始生成数据并发现问题时。

采用图形方式描绘指标数据与基线数据之间的对比，这个对比结果也很重要，团队因此得以分析改进措施是否成功。使用与基线数据相同的图表，并添加改进实施后的结果，这是一种显示改进的简单方法。在图表上显示FOCUS–PDCA循环的明确阶段所设定的目标绩效率（目标或阈值），有助于反映改进是否达到了预期效果。此时，应重新绘制实施过程的流程图，并插入新步骤（采用不同颜色）来表示工作或照护发生的变化。这可直观地向其他团队或部门展示改进情况，从而成功地传播变革成果。与团队成员、其他涉众和一线员工分享成果，可成为传达成功的有效方式。若发现存在诸如缺乏理解、不同轮班期间的结果不同或无效沟通（例如，未如期广泛传达到目标人群）等壁垒，则可将这些壁垒作为后续改进步骤或改进周期的目标。团队应关注这些壁垒问题并设计新的改进步骤，以避免和克服这些问题。为创建积极的变革环境，工作团队应能够快速解决问题，并具有可及性和反应力。

A（推广或维持改进）

在FOCUS-PDCA循环的最后一步，团队需要确认所汲取的教训，评估是否以及如何在其他区域成功实施改进，并确定持续实现改进和进行监测的相关计划。通常情况下，改进之初往往收效良好，但相较于变革之前的情况，过程和行为往往会随时间的推移而有所变化。持续注意监测、教育和反馈对于维持或保持改进成果是非常重要的。当改进工作从一个试点区域转移到更大范围的区域或医疗系统内的另一家类似的医院时，可利用所汲取的经验教训来创建一个更好的系统用于设计或实施。一旦改进工作开始趋于稳定并颇具成效，就需要分配相关职责来完成月度或季度的数据收集工作。若进行持续改进，且几乎所有改进都因文献（材料）、流程（方法）、人员（人）和技术（机械）而不断变化，便可制订下一轮的改进计划。工作团队通常会作为一个功能单元保留下来，但可能会减少定期会议，甚至以电子化方式审查合规性数据，这有助于团队保持专注，并在出现问题时发现问题。特别是在以文献为基础的临床工作中，应指派一名团队成员负责确保指南建议都是最新的。随着新员工进入工作区域和加盟团队，原有团队应接受新观念和新方法，因为CQI行动计划必须是及时且符合实际的。

失效模式与效果分析（FMEA）

如前所述，FMEA流程可在新的或现有流程中帮助识别可能存在的失效模式及其后果。FMEA最好是由包括一线员工在内的涉众所组成的多学科团队来执行，MSO可带领团队或作为一名参与者来完成此过程。MSO应了解FMEA流程的具体实施步骤，以提高工作团队的效率。下文借助案例描述了FMEA的流程。

第1步：团队

项目团队应包括专业领域的相关专家和一线员工。负责患者安全的领导、风险管理和质量专家也可参与其中。应明确项目负责人及"记录员"和管理顾问，尤其是对临床工作人员来说，安排一位替补成员或许很有帮助——以防万一主要成员因治疗危重症患者而无法出席团队会议。要谨慎吸纳相关团队成员，不要让团队变得过于庞大，从而导致讨论效率低下，或难以保证会议的出席率。

第2步：确定主题

正如在总体FOCUS-PDCA循环流程中说明的第一步那样，聚焦问题或主题至关重要。特别是对FMEA来说，若整个流程颇为复杂，则应确定并分析子流程。主题或问题应突出重点、具有可衡量性和及时性。对于MSO来说，使用ADE和ME数据、TJC警报、NPSG指示或高警示药品往往是良好的开端。使用文献中的证据来确定最佳实践、支持性文章或其他机构的经验也颇有助益。

📎 第3步：绘制流程图

在此步骤中，若使用流程图描述流程中的各项步骤，团队便可更好地理解相关问题。本章前文已就流程图的绘制方法做出相关说明。

📎 第4步：危险性分析

在这一FMEA的步骤中，团队要花费时间确定流程失效或出错的不同方式。必须为流程中的每项步骤列出失效模式或可能出现的问题。这一步或许非常耗时，但却是FMEA流程的关键所在。可使用各种工具识别失效模式，包括针对相关问题进行焦点小组讨论，并与团队展开头脑风暴。

在FMEA的第4步——危险性分析过程中，应列出每种失效模式的根本原因。前文所述的因果图和帕累托图均有助于团队关注每种失效模式的潜在原因。这些原因说明了"为何"会出现失效问题。深入探究问题的根源，并将重点放在能让潜在的改进方案产生最大影响的地方，这是项目成功的关键。根本原因可包括：知识缺陷、缺乏标准化、工作场所受到干扰或计算机化医嘱录入屏幕显示混乱从而导致了差错。一旦完成了此项操作，为了计算CI，必须估算出潜在失效模式发生的可能性（频率）、严重程度和检验概率。由于许多失效模式通常会被识别出来，CI常用于确定FMEA中所有根本原因的优先顺序。可利用量表辅助完成FMEA流程中的这一重要步骤。[30,31]为最好地显示和统筹此步骤，应构建图表以列出失效模式及其原因、产生的效果、失效频率（发生的可能性）、严重程度、漏检的可能性和风险优先级。

第六章 持续质量改进原理

　　失效频率是指失效问题发生的可能性，从发生率极低（无已知的发生，大于或等于1∶10 000的可能性）到非常高（文献或临床实践中有记载发生的事件，1∶10~1∶20的可能性），可通过1~10分的问题发生率评分量表来确定。[30] 然后，使用1~10记分量表对失效问题的严重程度进行分类，可分为轻微问题、重大系统问题、轻度伤害、致命伤害或死亡。最后，检测的概率从很高（系统能够检测出来的机会为9∶10）到极低（任何时候都检测不出，即0∶10），[30] 按照1~9分进行评分。对于每种失效模式，将这3项评分的分数相乘就可得出CI，从而帮助确定团队工作的优先顺序。团队可能希望重点关注行动计划中CI得分最高的前3项到前5项的工作。

　　VANCPS提供了一种略微不同的方法用于计算危险性得分。[31] 严重性评分量表分为1~4分，每种模式的严重程度分别为灾难性（4分）、严重（3分）、中度（2分）或轻度（1分）。在线参考教程提供了每项步骤的详细定义，[31] 还确定了从频繁发生（4分，可能在短期内发生）到发生频次极低（1分，不太可能发生）的概率等级，将这两项分数相乘，便是危险性得分。例如，若团队确定危险性得分很高，并且没有有效的控制指标，就需要进行相应的改进。该评分也称严重程度—结果—检测（severity-outcome-detection, SOD）评分，[5] 它有助于确定改进措施的优先顺序。

　　无论团队采用传统的CI评分法还是危险性评分法，接下来的一步都是对需要采取改进措施的失效模式进行分类和优先排序。如果CI评分和危险性评分显示出的结果略有不同，就要将工作重点放在一些可行的改进项目上，而不是放在可能无法完成的更长的改进清单上，这一点仍显重要。最为重要的是，要将精力集中在具有最大差错风险的明确的步骤（且在团队的控制和影响范围内）上。使用FMEA找出这些风险点是流程改进中的主动步骤。MSO重点关注的风险最高的照护流程往往是涉及人数众多且波及面广泛的交接、涉及很多不同学科或部门之间的相互影响，或涉及多个步骤的分散的照护流程。[5]

第5步：改进行动

在持续进行FMEA的过程中，团队必须确定哪些已发现的失效模式和相关CI评分应导致采取改进行动。所使用的术语是团队必须决定是消除、控制还是接受失效模式原因。[26,31]例如，若已有行之有效的控制措施或保障措施，团队可决定延续这种控制，而不考虑设计新措施。如果危险不易为人所知，且需要借助识别指标或检测指标，团队就需要选择它来进行改进。对于为活动选择的每一个失效模式原因，要描述清楚相关改进行动，以消除或控制该失效模式原因。建议在最早的流程步骤中采取控制措施，这样就有最好、最大的机会防止失效。

在行业改进模型中，改进行动往往侧重于再造（重新设计）、冗余和隔离。[30]流程和系统可通过再造来确保安全和高效。医疗行业中有目的的冗余（例如，独立的双重核对）对于防止差错波及患者至关重要。将具有最大风险的操作步骤分离出来，例如，在单独的药房区域制备化疗药物，并安排固定的药师进行双重核对，这种做法也很有效。自动化流程往往有助于最大程度地减少人为差错或混乱发生的可能性，持续监控进度和影响也非常重要。

第4步要采取改进措施，其中一项措施是确定相关负责人能够履行主要职责：实施行动、监督落实情况并持续进行监测。如前所述，高管部门必须一致同意并支持所建议的改进活动，这一点尤为重要。

改进活动应谨慎执行，包括流程变化、对这些流程进行验证以及对其产生的影响进行快速评估。随着周期的快速变化，相关挑战是变化发生得太快，一线员工无法及时知情。确定的责任人必须负责通过书面、口头和/或电子化方式，向团队通报所有变化，以保持沟通渠道的畅通。团队可决定采用规划工具（如时间轴和流程图）来显示改进活动设计中的流程步骤，并经常召开会议追踪改进活动。改进计划中的所有步骤都应采用目标时间框架来清晰地加以描述。若流程出现变化，则应执行合理且可衡量的步骤。对于临床（或结果）改进，使用文献中的证据支持最佳实践至关重要，这也为改进需求提供了严谨而科学的依据，并有助于说服具体实践者实施变革。文献也能够有助于确定其他机构在流程改进或治疗方案设计方面采用的实践方法。

与FOCUS-PDCA循环一样，有必要对改进措施进行试点或检验，这一做法也颇有助益，因为它允许在较小范围内实施改进措施，以检验其可行性并确定流程缺陷。为确保所有改进措施都以一种有条理的方式展开，建议每周或每两周举行1次会议，从而保证项目如期进行。团队应就制定的改进行动达成一致，改进计划本身应以结果为导向，并拥有可用的改进指标（见下一步）。一线员工虽已就位，但如果还未参与到分析问题的过程中，也应参与制订和实施改进行动计划。

应该注意的是，改进行动可以或复杂或简单，改进力度也可以或强或弱，具体情况取决于改进工作。VANCPS提出了能够帮助指导团队行动的5条不同的准则。下文列出了这些准则的修订版：[31]

1. 改进措施是否解决了失效或问题的根本原因？
2. 该措施是否具有针对性和特定性？
3. 该措施是否易被理解？
4. 是否应在全面实施前展开试点？
5. 对流程具备第一手知识的人员是否参与设计了改进计划？

ISMP为MSO就安全/减少差错的有效策略提供了额外的指导。[38]此外，ISMP还指出，若教育和提供信息不能与其他强制措施（如强制功能和限制性条件）结合使用，或将无法有效地减少差错。修复系统比"修复"人员更有效，后者往往凭借人的记忆力和警惕性预防差错和事故。[38]团队在设计和实施改进方案的过程中，应考虑这些指导因素。

若一线工作人员了解如何使用新设备或新技术，涉及设备或技术改进的相关措施便有可能奏效。包括双重核对、提醒、辅助标签和重复教育在内的改进措施或许会有所帮助，但这些措施并不总能做到万无一失，因为它们仍有发生人为差错的可能性。正如前文所述，医疗行业承认现实中的事故难免会发生，应实施能够支持医务人员的系统和流程，使他们具备有效且高效开展工作所需的工具。

第6步：追踪

在FMEA的最后一步，需要设计流程和/或结果指标，用于监测对流程变革和改进产生的影响。这些指标应可衡量，且需要确定数据来源。若要考虑节约成本或避免开支，质量指标可设定为具有经济效益的指标，或以临床结果为导向的指标（例如，减少不良事件发生），或以流程为导向的指标，评估对改进的具体步骤的遵守情况。也可确定人文方面的结果指标，如客户满意度。收集上述数据或许颇为困难，但这种做法被视为非常适合以患者为中心的照护改进工作。在改进之初应频繁收集数据，一旦流程趋于稳定，就可以每周、每月、每季度收集1次数据。建议指派负责数据收集和报告的相关人员，并每月（或每季度）召开团队会议，确保持续改进并修正问题。团队应重新审视最初的FMEA，根据新的文献、变更的ADE/ME报告格式、甚至是变更的医护人员来重新计算CI值。质量指标的关键特征包括：可衡量，有明确的数据来源及分子和分母，用百分比或比率的形式报告，并确定了衡量周期。同样重要的是，改进阈值既可实现又切合实际。

可使用随时间而变化的增量阈值。当达到目标阈值时，就需要评估应采取何种措施以达到下一个目标阈值。阈值可根据机构内部的目标设定，也可参照文献中的数据设定。

FMEA案例研究：药物配送的及时性（medication delivery timeliness，MDT）

第1步：团队

团队成员包括药房主任和护理部领导（作为顾问），其他人员还包括药师、护士、药房技术员、信息系统专家、药房管理人员、医生和护士长。

第2步：确定（和聚焦）主题

FMEA的重点是提高药房配药过程的及时性。根据下一步的流程图确定，团队的工作重点将是药师对医嘱进行准确而高效的审核。

第3步：绘制流程图

MDT工作流程的流程图参见图6-11和图6-12。流程中的各项步骤也得到了时间观测，而且图中的各项步骤也按顺序进行了编号。由图6-11可知，流程中的第4步很复杂，因此还绘制了子流程图，以便说明该流程中的各项步骤（图6-12）。

第4步：危险性分析

图6-13提供了每项流程步骤的失效模式。团队将重点关注4A步骤，在该项步骤中，药师将处方录入计算机。图6-14显示了使用传统的1～10评

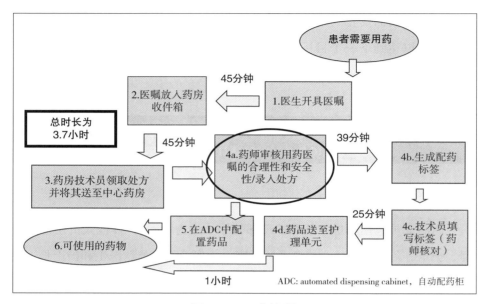

图6-11 工作流程

Source: Adapted with permission from T. Warholak and D. Nau, Quality and Safety in Pharmacy Practice, McGraw-Hill Medical, 2010.

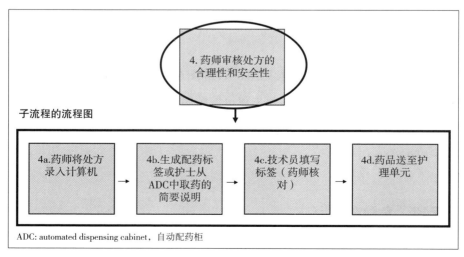

图6-12 子流程图

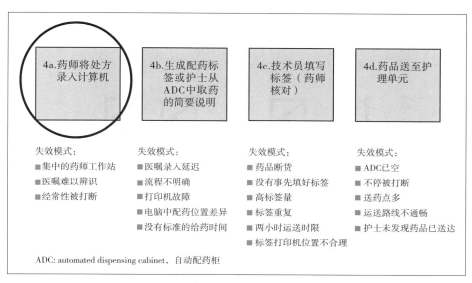

图6-13 每一流程步骤的失效模式

分方法的危险性分析评分结果。例如，评分最高的失效模式是医嘱难以辨认，其原因是医嘱采用传真方式（注：该医院尚未引入CPOE系统），其发生率和严重程度被评为8分，检测失效的机会评为10分，最终总分为640分。其他高分模式包括集中录入医嘱（办公空间有限）和经常性地中断工作流程。所有这些确定的高CI流程均将成为改进工作的重点。

第5步：行动

图6-14（第8列）列出了设计改进行动的四项步骤。图6-15显示了具体的措施和结果，以及结果指标的数据来源（参见第6步）。这些措施涉及取消传真并为药师配备手机和传呼机等具体步骤。另外，一项更大的整体改进计划还涉及实施基于治疗单元的药房服务计划。FMEA流程和计划实施结果已在其他地方发布。[39]

药师将医嘱录入计算机

1	2	3	4	5	6	7	8	9
失效模式	失效原因	失效效果	失效频次 (1~10)	严重程度 (1~10)	检测出失效的机会 (1~10)	风险优先级 (4×5×6=7)	制定措施	描述设计生效
服务区域环境不理想（过于集中）	集中录入处方	药品配送延迟	9	8	8	576	☑	将药师分散安排在患者治疗单元
医嘱难以辨识	传真	药品配送延迟	8	8	10	640	☑	在分散服务时段取消使用传真
	手写[医生或注册护士（registered nurse, RN）]	药品配送延迟	8	8	2	128		
经常性被打断	电话和传真多	药品配送延迟	8	8	5	320	☑	采用手机和传呼机
	无来电分类流程	药品配送延迟	5	8	9	360	☑	采用手机和传呼机

图6-14 危险性分析网络

第6步：追踪

图6-15和图6-16列举了具体措施和结果指标，并明确了4项质量指标：数据来源、评分量表、定义和衡量频次，衡量将在实施改进后通过审核（快照）方法以及按月收集数据来完成。如果收集的数据显示"自改进后有关剂量缺失的来电增加"，这便是不符合预期的结果，因此可制定另一项指标，以便对来电内容进行分类，并记录何时接收的来电。在分散服务模式启用时段，药物剂量缺失的来电会有所减少，但当药师并未现身护理单元时，这种来电往往会增加。

失效模式	措施	结果
服务环境不理想（过于集中）	■ 采用分散式药房监护模式	■ 护理部对药房服务（特别是与药品配送相关的问题）的满意度
医嘱难以辨识（与传真有关）	■ 在分散服务时段取消使用传真	■ 药品周转时间 ■ 配药剂量缺失来电
经常性地被打断	■ 采用手机和传呼机 ■ 技术员对来电进行分类	■ 配药剂量缺失来电 ■ 药房满意度：药房人员空缺率及流动率

图6-15　改进措施及结果

	数据来源	评分量表	衡量频次
护理满意度	调查服务线上的护士（所有轮班护士）	李克特量表（1~5）中位数比较	实施前与实施后
药品周转时间（medication turn-around time, TAT）（小时）	采用观察法观察时间研究日志	TAT=从开具医嘱到患者在病房收到药品所耗费的时长	实施前后的情况比较
配药剂量缺失来电	药房技术员每日完成电话追踪记录	所记录的配药剂量缺失来电在总来电数中的占比	实施前后的月度比较
药房人员空缺率/流动率	人力资源	本机构和整个医疗系统中的职位空缺百分比	实施前后6个月比较

图6-16　关键结果指标

总结

本章概述了持续质量改进原理,包括FOCUS-PDCA循环法、FMEA流程以及几种有助于RCA的工具。确定问题的来源包括外部的安全和监管小组,审查ADE和ME数据以及公开发表的文献推荐。持续评估临床实践(特别是关注用药安全和患者安全)对于临床医生和患者安全负责人来说至关重要。MSO在以下几方面发挥着领导作用:确定改进的流程,动员工作团队解决问题,全面了解可用于促进分析和改进的流程实施工具。诸如FMEA等主动性改进工具可在流程实施改进之前使用,以识别在实施之前的流程中潜在的失效模式。可开展试点计划来检验改进情况,从而达成最佳结果。诸如FOCUS-PDCA循环等方法可用于系统性地解决已发现的问题。可基于内部数据和绩效实施流程改进,MSO也应了解内/外部数据的来源以及与上报有关的监管要求。了解这些方法和工具非常重要,可吸引团队和员工参与其中,为解决问题出谋划策,实现持续改进,为患者和员工打造更安全的诊疗环境。

实践技巧

1. 开展变革试点工作非常值得投入更多的精力。试点可迅速展开,如果设计了特定的评估指标,则可准确反映流程的漏洞和薄弱环节。
2. 质量指标必须由数据驱动。同样重要的是,数据源必须可访问且易于获取。设计严重依赖人工跟踪结果的流程往往会造成潜在的工作负担。
3. 要在流程再造过程中选择评估指标,而不要等到实施流程改进后再去选择相关指标。前者可让团队专注于将要评估的内容,并应成为收集基线数据的指导方法。
4. 流程再造应尽可能结合日常工作,而不是额外增加某项步骤或一系列步骤。

# 第六章 持续质量改进原理

参考文献

1. Shewart WA. The Economic Control of Quality of Manufactured Product. New York: D. Van Nostrand Company, 1931. Reprinted by the American Society of Quality Control Quality Press, Milwaukee, WI, 1980.
2. Committee on Quality Health Care in America, Institute of Medicine. Crossing the Quality Chasm: A New Health System for the 21st Century. Washington, DC National Academy Press, 2001.
3. Varkey P, Reller K, Resar RK. Basics of quality improvement in health care. Mayo Clin Proc, 2007, 82(6):735-739.
4. Brassard M, Ritter D. The Memory Jogger II: A Pocket Guide of Tools for Continuous Quality Improvement and Effective Planning. Salem, NH: GOAUQPC, 1994.
5. McLaughlin CP, Kaluzny AD. Defining Quality Improvement. In: McLaughlin CP, Kaluzny AD eds. Continuous Quality Improvement in Health Care: Theory, Implementations, and Applications. Sudbury, MA: Jones and Bartlett Publishers, 2006, 3-40.
6. Skledar SJ. Continuous Quality Improvement. In: Hagel HP, Rovers JP eds. Managing the Patient-Centered Pharmacy. Washington, DC: American Pharmaceutical Association, 2002,217-238.
7. Lynn ML, Osborn DP. Deming's quality principles: a health care application. Hosp Hlth Serv Admin, 1991, 6(1):111-120.
8. Vogus TJ，Sutcliffe KM. The impact of safety organizing, trusted leadership, and care pathways on reported medication errors in hospital nursing units. Med Care, 2007, 45:997-1002.
9. Wilson KA, Burke CS, Priest HA et al. Promoting health care safety through training high reliability teams. Qual Saf Health Care, 2005,114:303-309.
10. Vogus TJ, Sutcliffe KM. The safety organizing scale: development and validation of a behavioral measure of safety culture in hospital nursing units. Med Care, 2007,145:45-54.
11. Edmondson AC Learning from mistakes is easier said than done: group and organizational influences on the detection and correction of human error. J Appl Behav Sci, 1996,132:5-28.
12. Thomas EJ, Sexton JB, Neilands TB et al. The effect of executive walk rounds on nurse safety climate attitudes: a randomized trial of clinical units. BMC Health Serv Res, 2005,15(1)28-36.

13 Young D. National medication safety managers see the big picture. Am J Health-Syst Pharm, 2004, 61: 1424-1425.
14 Deming EW. Out of Crisis. Cambridge, MA: MIT Center for Advanced Engineering Study Publishing, 1982.
15 Donabedian A. A founder of quality assessment encounters a troubled system firsthand. Interview by Fitzhugh Mullan. Health Aff (Millwood), 2001, 20: 137-141.
16 Donabedian A.The seven pillars of quality. Arch Pathol Lab Med, 1990,11: 115-118.
17 Young D. Pittsburgh hospitals band together to reduce medication errors. Am J Health Syst Pharm, 2002,59:1014, 1016, 1026.
18 Endsley S, Magil MK, Godfrey MM. Creating a lean practice. Fam Pract Manag, 2006,13: 34-38.
19 Statistical Six Sigma Definition. Available at http://www.isixsigma.com/new-to-six-sigma/statistical-six-sigma-definition/. Accessed October 19, 2012.
20 Skledar S. Continuous quality improvement. In: Peterson AM, ed. Managing Pharmacy Practice Principles, Strategies, and Systems. Boca Raton, FL: CRC Press, 2004,205-231.
21 ISMP's List of High-Alert Medications. Institute for Safe Medication Practices. Available at: http://www.ismp.org/Tools/highalertmedications.pdf. Accessed March 10, 2011.
22 How-to Guide: Prevent Harm from High-Alert Medications. Cambridge, MA: Institute for Healthcare Improvement, 2012. Available at: http://www.ihi.org/knowledge/Pages/Tools/HowtoGuidePreventHarmfromHighAlertMedications.aspx Accessed October 19, 2012.
23 Sentinel Event Alert, Issue 11. High Alert Medications and Patient Safety. The Joint Commission. Available at: http://www.jointcommission.org/sentinel_event_alert_issue_11_high-alert_ medications_and_patient_safety/. Accessed September 12, 2012.
24 Committee on Identifying and Preventing Medication Errors. Aspden P, Wolcott J, Bootman JL, Cronenwett LR, Editors. Preventing Medication Errors: Quality Chasm Series. Washington, DC: National Academies Press, 2006.
25 National Patient Safety Goals. The Joint Commission. Available at: http://www jointcommission.org/standards_information/npsgs.aspx. Accessed Mar 8, 2011.
26 Cohen MR, Senders, J, Davis NM. Failure mode and effects analysis: a novel approach to avoiding dangerous medication errors and accidents. Hosp Pharm, 1994, 29:319-324,326-328, 330.
27 Feldman SE, Roblin OW. Medical accidents in hospital care: applications of failure analysis to hospital quality appraisal. J Comm J Qual Improv, 1997, Nov23 (11):567-580.

28 Senders JW Theory and analysis of typical errors in a medical setting. Hosp Pharm, 1993, 28:506-508.
29 Fletcher CE. Failure mode and effects analysis: an interdisciplinary way to analyze and reduce medication errors. JONA, 1997 Dec, 27(12): 19-26.
30 Williams E, Tally R. The use of failure mode effect and criticality analysis in a medication error subcommittee. Hosp Pharm, 1994, 9:331-332,334-337.
31 Healthcare Failure Mode Effect Analysis Process. Veterans Affairs National Center for Patient Safety. Available at: http://www.patientsafety.gov/SafetyTopics/HF MEA/HF MEA_JQI.html. Accessed July 19, 2011.
32 Kelly DL, Johnson SP. Measurement and statistical analysis in CQI. In: McLaughlin CP, Kaluzny AD, eds. Continuous Quality Improvement in Health Care: Theory, Implementations, and Applications. Sudbury, MA: Jones and Bartlett Publishers, 2006,95-130.
33 Ishikawa K. Guide to Quality Control. Trans. Asian Productivity Organization. White Plains, NY: Kraus International Publications, 1987.
34 Juran JM, Godfrey AB. Jura's Quality Handbook. 5th ed. New York: McGraw, Hill, 1999.
35 Pareto principle. Available at: http://dictionary.reference.com/browse/Pareto+principle. Accessed September 12, 2012.
36 Gross PA, Greenfield S, Cretin S, et al. Optimal methods for guideline implementation conclusions from the Leeds Castle Meeting. Med Care, 2001, 9: 1185- 1192.
37 Stone TT, Schwiekhart SB, Mantese A, et al. Guideline attribute and implementation preferences among physicians in multiple health systems. Q Manage Health Care, 2005, 14(3): 177- 187.
38 Medication Error Prevention "Toolbox." Available at: http://www.ismp.org/newsletters/acutecare/articles/19990602.asp. Accessed September 12, 2012.
39 Weber RJ, Skledar SJ, Sirianni CR, et al. Impact of hospital pharmacist and technician decentralized pharmaceutical care teams. Hosp Pharm, 2004,39(12): 1169- 1176.
40 Spear, S, Bowen HK. Decoding the DNA of the Toyota production system, Harv Bus Rev, 1999, 77(5):97-106.

Medication Safety
Officer's Handbook
用药安全主管

# CHAPTER 7

第七章
用药系统的安全性

康妮·M. 拉尔森

Medication Safety Officer's Handbook / 用药安全主管

关键术语

高警示或高风险药品：若使用不当，高警示或高风险药品更有可能对患者造成显著的伤害。

形似/音似药品：相似的药品名称（无论书面或口头上的），当其相互混淆时，有可能导致潜在有害的用药差错。[1]

药品：按照TJC的规定，指任何处方药、样品药、草药、维生素、营养制剂、疫苗或非处方药；用于或施用于人以诊断、治疗或预防疾病或其他异常情况的诊断用药和造影剂；放射性药物、呼吸疗法用药、肠外营养液、血液制品和静脉注射溶液（注射用水、含电解质和/或药品）；以及FDA指定为药品的任何产品。该药品定义不包含肠内营养溶液（被视为食品）、氧气和其他医用气体。[1]

手动操作ADC：可根据患者信息调配ADC的一项功能，允许使用者（例如，护士）在药师审核处方前手动获得药物。

安全性：对患者或其他人士（包括医疗从业者）而言，降低干预（例如，用药或手术）风险和照护环境风险的程度。安全风险或源于所执行的任务、物理环境结构或来自机构无法控制的情况（如天气）。[1]

单剂量：在特定时间内给予特定患者的药物，并按当时所需的确切剂量包装。

第七章 用药系统的安全性

引言

出于所有正确的理由……只要同意用药就行了！药物治疗是医疗系统的基本要素。药物在预防、治疗和治愈疾病的斗争中具有不可估量的价值，但我们必须慎重用药，这样才能避免患者因此受到伤害甚至死亡。药物治疗可能存在一定的风险，据报道，在住院患者受到的医疗伤害中，药物治疗占比高达19.4%。[2] 2008年，在近190万人次患者住院（占住院总数的4.7%）和83.8万人次急诊患者就诊（在所有就诊次数中占比为0.8%）的过程中，出现了与药物相关的不良结果。[3] 为避免滥用药物和出现用药差错，确定用药安全策略并将其纳入用药流程至关重要。我们需要确保医疗系统更加安全，这样才能保护患者和员工。

我相信我们具有足够的动力为患者和自身做得更好。我们想为患者提供帮助，这正是我们首选医疗行业的原因。作为个体医疗执业者，我们提倡在日常工作中用心且认真地开展行医实践。但谁又能纵览全局？谁又能综合各方面的因素，确保能够提供安全的医疗服务——实施安全的药物治疗？

我们是否需要监管机构助一臂之力？为提高大家的积极性，希望我们无此必要。相关机构当然要根据科学证据和明确的最佳实践提供指导。一些机构为用药系统提供了相关标准和要求，例如CMS和TJC，其所扮演的角色详见本书第四章"认证与合规"。一般来讲，TJC标准描述了为符合其标准和达成NPSGs而需要实施的流程要素，但并未规定医疗机构为符合规定而必须遵循的相关流程。然而，实现合规性不能是唯一的目标，因为它不一定等同于安全。挑战——利用针对医疗机构独特需求的安全流程来实现合规性，从而提高整个用药系统的安全性——就在其中！

在评估医疗机构的用药系统之前，必须先行回顾与ADE系统分析相关的关键文献。这些关键文章为了解用药系统的复杂性和ADE的潜在风险奠定了坚实的基础。[2,4,6]保障药物治疗系统和减少ADE是MSO的主要关注点。

TJC和监管部门为管理高警示药品提供了相关指导。高警示或高风险药品若使用不当，更有可能对患者造成显著的伤害。各医疗机构应制定一份药品清单，列出本机构所有的高警示药品。针对每种高警示药品都应在用药系统的各个环节加以评估，以便找出潜在的问题并制定干预策略。例如表7-1列出了高警示药品清单及其潜在的防错策略。本章还包含有助于流程审查和改进工作的其他工具（例如，核查清单、流程图和工作表）。

对MSO而言，仔细审查用药系统是其工作中必不可少的一环。

表7-1 高警示药品的安全策略

用药节点	策略
采购/存储	▪ 应用警告标签和/或显著标示药物名称（例如，采用加粗大写字体） ▪ 使用不同大小的储药容器/不同制造商生产的储药容器（形似药品） ▪ 若病区存有药品，要单独存放并加锁 ▪ 取消或减少病区存放的药品；仅在急需的区域存药 ▪ 使用或存放药物时，请将相似药物区分开来 ▪ 病区存放的药品应使用最小的包装、浓度和剂量 ▪ 执行处方集药品限制或使用标准
下达医嘱	▪ 禁止对高警示药品下达口头医嘱 ▪ 禁止使用未经批准的缩写 ▪ 使用标准化的药物/剂量表达方式 ▪ 使用下达医嘱的操作规程 ▪ 使用正确的剂量表达方式［例如，mg（毫克），mEq（毫克当量）］，而不是采用容量或安瓿瓶数 ▪ 包含计算剂量的剂量公式 ▪ 使用标准浓度的静脉输液药物
计算机警报、临床决策支持	▪ 弹窗 ▪ 规则 ▪ 相互作用核查（过敏、食物—药物相互作用、药物—药物相互作用、重复用药）
进行独立的双重核对	▪ 重新计算剂量 ▪ 对非常规的药品、剂量、给药方案实施同行复核流程 ▪ 通过教育让患者/家属参与其中 ▪ 主治医师在首次给药前确认计算机化医嘱

续表

用药节点	策略
备药和配药	▪ 使用市售的预混静脉溶液 ▪ 设置剂量限制和医嘱筛查 ▪ 使用备药指南 ▪ 验证备药情况 ▪ 仅从药房或应急储备（药箱或急救车）中配药
给药	▪ 使用给药操作规程 ▪ 静脉给药使用剂量表，或使用带有计算功能的输液控制装置 ▪ 使用输液控制装置进行持续的静脉输注 ▪ 在技术允许的条件下，使用智能输液泵库 ▪ 口服给药时使用口服注射器 ▪ 在技术允许的条件下，使用条形码验证
监测	▪ 依据指南获取并传达实验室化验结果 ▪ 需要心脏监测和/或脉搏血氧检测 ▪ 需要密切观察/监测生命体征 ▪ 就近备有解毒剂和/或复苏设备

用药安全评估

了解医疗机构在用药系统中的风险点非常重要。评估主要功能对于明确何处存在改进机会以降低既定流程的风险是至关重要的。同样重要的是，要明确无法消除的风险点，这可能需要特别考虑制定某种安全流程。

用药系统是个复杂的过程，包括以下环节：

▪ 采购；

▪ 过期/召回管理；

▪ 存储/管制；

▪ 下达医嘱/开具处方；

▪ 审核医嘱的合理性；

▪ 备药；

▪ 分发服务；

- 给药/记录；
- 监测。

针对每一环节进行评估以确定风险区域，可使医疗机构针对重要的高危药品流程确定用药安全改进措施的目标和优先级。

采购

处方集决策

从供应商或批发商处获取药物以供医疗机构使用，这是用药系统的一项非常重要的职能。至于需要储备处方集里的哪些药品以备开具处方和配药，相关决策还需要从安全的角度实施监督。P&T委员会的决策过程必须包括对任何与新药有关的潜在安全问题进行审核。[7] 处方集决策会影响用药系统的方方面面。有关处方集药品审核的用药安全注意事项参见表7-2和表7-3。理想情况是医疗机构在应用某种药物之前，主动识别并解决安全问题。MSC是在P&T审核之前对处方集药物进行安全性核查的理想机构。

表7-2 采购决策与处方集安全注意事项

因素	节点	潜在策略
形似/音似	采购/存储	▪ 从不同制药商处采购药品 ▪ 分开存放（药房存储和患者照护区域的ADC） ▪ 采用加粗大写字体标签 ▪ 药箱贴有警示标签 ▪ 货架贴有警示标签
	下达医嘱/开具处方	▪ 弹窗警告 ▪ 最大限度地减少/禁止口头下达医嘱
	备药/配药	▪ 细胞毒性药物处理规程（例如，双重核对） ▪ 高危药品工作表（例如，双重核对） ▪ 设定技师操作规程和药师核对（例如，高危药品操作规程）

续表

因素	节点	潜在策略
	给药	▪护士独立进行双重核对
药物与药物、药物与食品、药物与实验室检查、药物与POCT的相互作用	下达医嘱/开具处方、配药、监测	▪临床决策支持（规则、弹窗、警报）
包装和贴标签	备药/配药、给药	▪研究具有更好的包装和标签的其他产品
物理/环境状况	存储	▪适当放置在存储设备中（如库存管理系统、ADC），以最大程度地减少差错并确保拿取方便
	备药/配药	▪非单剂量药品的包装需求 ▪标注特殊标签信息，例如，对于需要特殊处理的可致畸或细胞毒性产品以及是否需要冷藏，贴上相关警示信息 ▪特殊的备药和配药需求（例如，有效期短，复杂的备药程序）
	给药	▪标注特殊的给药信息（例如，速率）
其他已确定的安全问题，作为处方集专题准备的一部分（表7-3）	全部	▪用于复杂的医嘱、剂量、给药和监测的用药指南 ▪添加进智能输液泵的药品库中（例如，剂量限制） ▪浓度标准化 ▪限制获取（例如，高警示药品）

POCT：point-of-care testing，床旁即时检测。

表7-3 用药安全性处方集评估

评估	结果	建议/行动计划*
黑框警告		
REMS		
有害物质 ▪内部清单 ▪NIOSH ▪医疗废物管理		
外部安全警报 ▪ISMP ▪FDA药品监督系统 ▪TJC警讯事件警示		
高警示药品		

续表

评估	结果	建议/行动计划*
形似/音似		
IV 输液给药		添加/修改智能输液泵库
Ped / NICU 的静脉给药		添加/修改注射泵库

FDA：Food and Drug Administration，美国食品药品监督管理局；ISMP：Institute for Safe Medication Practices，美国用药安全实践研究所；IV：intravenous，静脉；NIOSH：National Institute for Occupational Safety and Health，美国国家职业安全与健康研究所；Ped / NICU：Pediatrics/Newborn Intensive Care Unit，儿科/新生儿重症监护病房；REMS：risk evaluation and mitigation strategies，风险评估与缓解策略；TJC：The Joint Commission，美国联合委员会。

*考虑用药过程中的每一个步骤。

Source: Courtesy D. Saine, Winchester Medical Center.

与药品采购有关的另一个重要方面是，确定是否有其他部门在药房不知情的情况下购买了 TJC 定义的药品。这种情况并不罕见，比如，物资管理部门采购的产品中就有可能包含被视为药品的物资。用于伤口护理的某个产品也可能属于药品而非护肤品（例如，润肤剂）。有人或许认为，这更像监管问题，而不是安全问题，但请考虑一下远程管理与安全相关流程（例如，用于扫描给药的药品条形码、处方集重复、召回、有效期和安全存储问题）的复杂性。从非药房区域采购、储存和分发药物时，药房负责人和采购药品的部门领导之间需要仔细进行规划，以确保能够采取适当的措施支持用药技术，并遵守相关规定和认证标准。而采购自用产品或设备时可能出现药品管理问题的另一个区域便是 OR。OR 通常的目的是仅在手术期使用装满了药物的设备，但术后患者最终转入住院病区后，护士并不知晓如何使用该设备提供麻醉药物。当这些新奇的设备经非正常准入渠道进入医疗机构时，机构往往忽略了对员工开展相关培训。

医疗机构使用的所有药品都需要得到确认，并列入经 P&T 委员会批准的处方集。同样，在使用所有药物输注设备和其他设备之前，这些设备均需

第七章 用药系统的安全性

要通过相应的审查和批准流程（例如，新产品委员会）。若该装置用于给药，或在其操作过程中需要使用药物（例如，肝素），则药师（通常是MSO）应参与相关审查流程。值得注意的是，实现这些目标颇具挑战性！MSO应评估当前状态并与领导层合作，根据需要发起变革。通常，MSO可提供有关用药安全和MM标准的教育培训，这有助于快速启动该过程。

药品短缺

遗憾的是，近年来，医疗机构不得不应对药品供应短缺问题，这已司空见惯。药品短缺会对药物治疗和医疗规程造成不利的影响，并导致用药差错。[8] 许多短缺药品属于高警示药品，这就使得此类药品的潜在危险性进一步加大。而涉及药品剂量大小和浓度的替代品的选择尤其成问题。例如，氢吗啡酮注射液包含1mg、2mg和4mg等多种规格的产品。如果1mg注射液和2mg注射液均因短缺而无法得到供应，在用药剂量较小的情况下，若选择4mg的规格，这一替代方案便存在潜在的风险。若处理不当，药品短缺问题还会对医疗机构的用药系统造成严重破坏。因此，有必要由合适的专业人员进行彻查，从而确保任何替代品都能很好地适应现有的各种系统和技术。若无法适应，则需要对其进行修正，以解决潜在的安全问题。以氢吗啡酮为例，在做出最终决定之前，相关人员必须考虑所有可能的选项。相关考虑因素包括确认对短缺产品存在必要需求的区域。管理现有库存或可能分配到的任何药物，可将具有更高风险的产品施用于更合适的患者群体，以使风险最小化。图7-1的"药品变更评估"列举了一种工具示例，该工具可用于管理出于其他原因（如节省成本）造成的药品短缺及其引发的药品变更。MSO以及用药政策协调员、药房运营主管和采购人员对于查找替代产品和识别潜在问题至关重要。此外，若时间允许，多学科MSC可在

药品变更评估

发起日期：_____ 批准以备日后使用的药品：_____

因以下原因要求更换品种：　　　　临时预计退货日期：_____　　退回库存：_____
___ 药品不可用
___ 定价　　　　　　　　　　　___ 永久
___ LA/SA
___ 包装
___ 其他（描述）：_____
　　　　　　　　　　　　　　　　现有数量_____
　　　　　　　　　　　　　　　　日供应量_____

要求生成来源：
___ 购买　　　　　___ 用药政策　　　　大包装：_____　　单剂量：_____
___ 操作　　　　　___ MSO

通用名：_____　　　　　　　　　　商品名：_____　　　安全包装产品_____

新生产商：_____　　　　剂量规格：_____　　　剂型：_____
旧生产商：_____

续图

用药政策	
是否有必要修改处方集？ ——是 ——否　　总体评级：_____	措施

用药安全

新产品/替代产品出现问题的可能性（检查所有适用的产品）：
—— 标签/包装　——药品（例如，浓度）　——临床信息
—— 存储　——其他
—— 无　——检查发现的所有特别事项：

干预（检查并描述合适的策略）：
—— CPOE　——ADC　——大包装药打包机
—— 教育（例如，供参考与用药指南）　——发药机
—— 配药

CPOE/药房审核系统		
双联医嘱中的处方需要更改：	——否 ——是	措施
对处方进行特别说明：	——否 ——是	
PharmNet中需要进行药品更改：	——否 ——是	
弹窗，规则：	——否 ——是	

ADC		
数据库中需要更改处方	——否 ——是	措施
添加到ADC：	——否 ——是 ——ADC ——发药机	
从ADC中删除：	——否 ——是	
由于包装尺寸变化而改变存药标准水平：	——否 ——是	
ADC的位置变化：	——否 ——是	
发生变化的时间： ——立即　——在___内　___天		

续图

大包装药打包机	
大包装药品保存盒不再可用：_____临时_____永久_____ 如果永久更换，请订购新保存盒： 保存盒订购于：_____（日期）	措施

特殊注意事项	
TPN混合器 数据库修改：_____否_____是 麻醉托盘 其他	措施

是否需要培训员工：_____否_____是 如果是，请勾选下所有适用项： 药房（全部）_____ 临床执业药师_____ 临床药师/住院药师_____ 技术人员/实习生_____ 护士_____ 医生_____ 如果是所有医院工作人员，请检查药房用药警示列表服务 培训负责人：	措施

图7-1 药品变更评估

CPOE: computerized provider order entry，计算机化医嘱录入；ADC: automated dispensing cabinets，自动配药柜；LA/SA: look like/sound alike，形似/音似；TPN: total parenteral nutrition，全胃肠外营养。

Source: Courtesy C. Larson, University of Illinois Hospital and Health Sciences System.

决策过程中提供有价值的内容。当有必要紧急替代某药品时，应确定主要的医疗从业者（例如，医生和护士），并在有需要时进行咨询。一旦商定了修订后的流程，就要根据新旧产品的供应情况及时开展培训，并实施新的流程。当更新的流程到位以适应替代品时，该产品将再次可用，并且必须对常规或首选产品系统性地撤销所有操作。在理想情况下，所有变更均应在一线员工的常规工作流程之外得到有效处理。员工需要专注于为患者提供安全的医疗服务，而不是到处致电去寻找药物，或尝试采用变通的方法去处理重大变更导致的流程不佳或沟通不畅的情况。

过期/召回管理

较大的医疗机构通常由采购/药库工作人员管理过期药物，工作人员一般会单独存放过期药物并处理退货。必须建立相应的流程，定期审查药房的药品库存情况，从而发现并撤除过期药物。应每月对病区进行一次检查，以检查非药房区域的药品过期情况。所有医护人员必须随时留意过期药物，一经发现，须将其单独存放。

召回是药厂或FDA为便于从市场上撤除风险产品而发出的安全通知。根据所涉及产品的危害程度，FDA将召回分为3类：

- 一类：危险或存在缺陷的产品，预计会导致严重的健康问题或死亡。例如，疗效过强的药物——片剂过大导致对药物进行超效检测。
- 二类：可能造成暂时性的健康问题或仅对严重性质构成轻微威胁的产品。例如，药品剂量不足，但不用于治疗危及生命的病情。
- 三类：不太可能引起任何不良健康反应，但违反FDA的标签规定或生产法规。例如，零售食品存在轻微的容器缺陷，且无英文标签。

应制定书面规程以促进从医疗机构中移除不安全的药品。实施有效计划的关键是了解所有非药房区域的储药地点。药房有责任管控药物存储位置和各区域经批准的药品。了解召回药物的存储地点，有利于及时找到需要召回的药物。管理门诊用药和处方用药也很重要，包括待患者取药的处方。定义明确且快速实施的程序，可真正识别构成安全隐患的药物。图7-2是便于检索召回药物的文档示例。

药品召回通知

召回
备忘录

发往：所有药房药物存储单元
来自：采购/药库
日期：
主题：产品召回
药品：
召回级别/原因：
　　受影响的批号：

(有关召回的具体信息，请参阅随附信函)
请完成并通过 _____ 返回采购/药库（C-300邮箱）
(　) 本区域无召回药物
(　) 是的，我们将退回所有被召回的药物（批号：_____ 数量：_____）

_____　　_____　　_____
区域　　　　　　　　　　检查人签名　　　　　　　　日期

召回药品来自：
　　_____ 卫星药房
　　_____ 洁净室
　　_____ 中心药房
　　_____ ADC
　　_____ 预包装
　　_____ 麻醉室
　　_____ OR卫星药房
　　_____ 药库
　　_____ 发药机

供参考：主管

图7-2　药品召回通知

Source: Courtesy C. Larson, University of Illinois Hospital and Health Sciences System.

第七章 用药系统的安全性

MSO需要了解召回情况，以评估医疗机构存在的任何潜在的安全问题。一些召回情况需要与医疗机构进行必要的沟通（例如，电子邮件）。MSO可帮助获取此类信息，并提供与医疗机构相关的特定详细信息。根据药品召回的严重程度，MSO应帮助医疗机构确定患者是否收到或已收到应召回的药物。在此情况下，应告知医疗团队相关召回信息，并确认是否有必要与患者进行沟通。如若发现患者服用召回药品后出现了ADE，MSO还要进行后续随访，并向FDA的药品监督系统上报相关问题。

存储/管制

药品管制首先要防止未经授权的个人进入药品存储区，且必须采取适当的保护措施，防止转移管制药品。药品管制还意味着保证药品供应充足、并在有效期内、无破损或不在召回范围内。存储管理不仅涉及加强药品管制，还涉及提高患者的用药安全性（通过限制取用和制定安全策略等手段，强调重要的用药信息，例如，识别形似/音似药物）。

多年来，在改善用药安全性方面，药品存储发挥着越来越重要的作用。医疗机构中的患者照护单元已从随时取用药物逐渐转变为更加注重安全和保障。如今，在注重安全和质量的医疗机构，患者照护单元已不再使用装有危险药物（氯化钾高浓度注射液便是典型示例）的开放式储药箱。对于认识到限制取用药品以及合理储存药品的重要性的人士来说，这条道路很漫长。其目标是建立更安全的流程，并以避免或减少潜在的用药差错和患者伤害的方式，提供获取急需药物的途径。

从患者照护区域移除高浓度氯化钾注射液的简单行为，有助于减少造成损害的用药差错。然而，回想起来，这种做法也并非轻而易举。相信许多医务人员在试图移除高浓度氯化钾注射液时，都不得不为由此给其他从业人员带来"不便"并破坏了现状而辩解。遥想多年前,我们为实现这一目标曾付出了巨大的努力。我们尽可能高效地将稀释后变得更安全的氯化钾注射液及时送到ICU的患者照护区域,以促进其去除浓缩液库存。我还记得大约一年后,仍能发现某些区域存有高浓度氯化钾注射液,而且在某些情况下,若护士提出要求,药房还会发送高浓度氯化钾药瓶!值得庆幸的是,时移世异,自那时起,已经针对特定药物实施了相关认证标准,从而能够限制取用并防止无意中使用这些高警示药品(例如,高浓度氯化钾、高浓度氯化钠)。ISMP很久之前就发现了高浓度电解质存在的问题,该机构还是限制取用药物以提高安全性的早期倡导者。

药房存储区

有很多机会可确定药房中药物存储的潜在安全策略。用纸板箱或塑料箱将药物按字母顺序排列于药品"墙"下,这对防止配药差错提出了相当大的挑战。由于药物放错地方或形似/音似药箱放错了位置,人们很有可能将错误的药物或规格有误的药物返还到错误的药箱,并选错药物。当使用药箱时,箱体必须清楚地标明内部存放的药品,因此贴标签的工作就显得异常重要。可采用不同颜色的药箱来区分不同类型的药物。例如:高危药品可储存在不同颜色的药箱中,以示高危。在理想情况下,儿科专用药应单独存放和/或使用特定颜色的药箱放置。危险药物也应单独存放并贴有清晰的标识。即使是未开封的危险药物,工作人员也应戴上手套进行处理。

相关技术已经发展了很长一段时间,可帮助药房更有效、更安全地储存药物。形似/音似药物也呈现出药物存储的独特问题。将这些药品分开存放貌似是一计良策,但如何找到所需的药品,并避免人们将其移回原来按字母顺序存放的位置?将贴纸贴在药箱上,并在药品名称中使用"加粗大写字体"（如CISplatin），是可以用来提醒药品相似性问题的典型示例，但其在防止配药差错方面的效果有限。基于技术的解决方案可带来更多的益处，如将相似的药物拉开物理距离，并由系统引导至正确的药品/存放位置（例如，ADC、发药机和库存管理系统）。在用药过程的采购、存储、备药、给药和监测阶段，可采用条形码技术提高安全性。

患者照护区的药物供应

检查所有患者照护区中的所有药物存储区，包括住院护士站、手术检查区域（例如，导管室、放射科等）、ED、OR、麻醉恢复室（post anesthesia care unit，PACU）、门诊和其他药品保存区。所有药物均应保存在管制区域内，以限制相应的员工接触。存储在未经批准区域内的药物（包括未经批准的药物）应予以移除并收归药房，并对该区域进行适当的后续检查。因无需经药师审核后再行配药或无需提供相关医嘱，病区库存药品往往被认为是可随时获得的（例如，在此区域，获得执业许可的独立从业者可控制医嘱下达、备药和给药工作）。某些选定药品可通过ADC的手动操作功能获取，通常在取用和给药时，这些药物无需经药师审核，因此可将其视为病区库存药。所有借助手动操作功能获取的药品都需要尽快提交相关医嘱，以便药师尽可能地进行实时审核，从而及时处理所发现的任何问题。

ADC配药的首选过程是，由于药师审查（例如，过敏筛查）提供了安全性检查，只有经药师确认或批准了患者特定的医嘱后，才会发放相关药物。各区域的病区库存药品清单应经MSC批准并定期接受审查。任何额外的请求都应经过该委员会的批准。对随时获取药物加以限制是一项重要的保障措施，但该措施必须与提供急需药物保持平衡。

应特别注意手术区域或药剂师未审查患者特定医嘱的任何区域的药品

供应补给机制。若该区域设有ADC，就要确保该部门的其他地方（例如，抽屉/柜子）未储存药品或其他产品。若该区域无ADC，药物库存就必须位于得到药房批准的安全区域。应明确列出每种药物，并确定可接受数量的标准水平。需要规范为这些区域重新安排库存的机制。可考虑采用清单方式注明每种获准药品、标准水平及需要补足的数量。该区域不能开具未获准作为特定区域库存的药品处方。

图7-3是相关工具示例，可用于检查药物存储区域的安全性及安保合规问题。

下达医嘱/开具处方

已有很多出版物涉及可用于预防与下达医嘱/开具处方相关用药差错的策略。防止处方差错的一项主要策略是取消手写的药物医嘱。医嘱笔迹难以辨认是产生用药差错的主因。[9,10] 书写欠佳的医嘱会导致转录差错。药房通常将开具处方医师的手写医嘱录入电子系统，并为护士生成患者用药标签和MAR。这就可导致药物的品种、剂量、用药时间表等方面出错。此外，在接收更新的新医嘱MAR之前，护士或会采用不正确的信息更新当前的MAR。

不完整的医嘱也会导致出错。理想的用药医嘱的构成见图7-4。例如，不完整的用药医嘱通常不包含相关用药指征，而这些用药指征往往有助于评估正确的用药剂量、用药频次等。此外，当用药指征与处方药不相匹配时，用药指征还有助于识别用药差错。

剂量差错可导致严重的患者伤害，并可能致命。正如利普等人所述，与处方开具模式有关的剂量差错源于多方面的因素。导致差错发生的几个直接或明显的原因包括：缺乏药物相关知识或缺少患者信息。在下达医嘱

第七章 用药系统的安全性

药物存储与管制巡视检查

检查区域：

检查日期：＿＿＿＿＿＿＿＿ 时间：＿＿＿＿＿＿＿＿

审核员姓名：＿＿＿＿＿＿＿＿

检查该区域是否符合药物管制和存储要求，需要确定以下内容：

___ 不安全的药物——未加锁的药物
示例：药物未锁在药房或ADC中

___ 药物未正确存放但放置于加锁的位置
示例：特定患者的大包装药物没有返还到适当的位置；在患者专用抽屉中发现大包装药物；在冰箱里发现无需冷藏的药物

___ 药物存放于未经批准的药物存储区（藏匿处）
示例：发现特定患者的药物锁在抽屉或病房而不是返还至ADC

___ 药箱级别与当前药量不匹配

___ 药物存放区的钥匙不安全

___ 多剂量西林瓶已戳破；没有开瓶日期和/或签名

___ 单剂量西林瓶按多剂量使用

___ 开瓶的硝酸甘油舌下片；没有开瓶日期和/或签名

___ 开瓶的大包装药瓶；没有开瓶日期和/或签名

___ 未正确记录冰箱温度

___ 冰箱温度未在允许的温度范围内，且未注明相关"措施"

___ 药物冰箱中存有食物和/或样本

___ 食物/饮料放置于药物区域

___ 过期药物。请列明：
ADC库存＿＿＿＿＿＿

___ 过期药物。请列明：
目前特定患者的药物或静脉制剂：
＿＿＿＿＿＿

___ 药物未贴标签（去除了外包装）但存放于安全位置
示例：用于患者杯中的药物放置于特定患者的药物抽屉中。（注意：如不安全，请勾选"不安全药物"框）

___ 神经肌肉阻滞剂储存时没有适当的安全标签

___ 空白处方未得到周全的保护

___ 生理盐水袋用作多剂量冲洗袋

___ 未标记的注射器（口服或注射用）

___ 药品存储区域混乱和/或肮脏

___ 药箱或急救车未上锁

___ 急救车顶部或侧面存有未经批准的物品

___ 管制药物未上锁

___ 存有患者不再使用的药物

___ 未使用袋子储存吸入器

评论：

与主管护士一同复核

护士签名＿＿＿＿＿＿＿＿＿＿＿＿

将完成的表单发送至药房QA区域

图7-3 药物存储与管制巡视检查

QA：quality assurance，质量保证。

Source: Courtesy C. Larson, University of Illinois Hospital and Health Sciences System.

> **理想的完整用药医嘱组成部分**
> - 患者姓名
> - 患者的信息/人口统计数据，尤其是年龄和体重
> - 药物名称；仅通用名或通用名和商品名（特别是易混淆的通用名，如复方产品有两种不同制剂）
> - 使用标准计量系统表述适当的剂量单位
> - 剂型
> - 给药途径
> - 给药频次
> - 如有需要，其他注意事项
> - 目的/药物适应证

图 7-4　理想的完整用药医嘱组成部分

阶段，当医生不知道需要参考肾功能来调整特定药物或未及时获取患者肾功能正在恶化的信息时，就有可能出现剂量差错。由于分心或其他无法解释的原因，开具处方者或已忘记这些重要的信息。缺乏药物相关知识可能导致用药医嘱的各个组成部分出现差错，如：用错药，用错剂量，用错剂型，给药途径有误，时间有误，用药时间表有误及疗程有误。

使用预打印或电子化的标准化医嘱格式可谓优点颇多。除了可规避笔迹难以辨认的弊病外，还可强化循证的规程或指南。医嘱表格包括急救药物（例如，纳洛酮）和静脉阿片类药物医嘱，从而可促进解毒剂的使用。开发和维护标准化医嘱表格往往有赖于多学科合作。

制定医嘱集的目标包括：

- **安全**——遵守组织的政策、法律规定、照护标准（例如，专业机构和认证机构）和用药安全建议（例如，ISMP、NPSF）。
- **明确**——努力使所有护理人员对医嘱达成一致的理解，消除医嘱中的歧义（例如，用药决定必须由医嘱开具人做出），医嘱表述简单明了。
- **优化治疗**——确保医嘱以证据为基础，参考已发布的指南/方案。
- **降低成本**——努力寻求成本效益，减少不必要的医嘱（例如，多种所

需的药物选择),鼓励在适当的时候采用口服方式用药而非注射方式,顾及安全性、有效性及成本。

- **为CPOE做准备**——创建标准化医嘱集,这些医嘱集构建了CPOE库和决策支持的基础。
- **解决潜在安全隐患**——解决审核期间发现的任何医嘱潜在安全隐患,不要只限于自身专业领域(例如,护士应对药物剂量存疑,药师应对护理监测存疑)!P&T委员会应关注MM,而这一过程的目的是改善患者安全。

药师审核标准化医嘱集的指南与核对清单参见附录7-A。ISMP为制定医嘱集提供了规范的指导。[11]

CPOE系统和EMR在为用药安全带来许多改进的同时,也带来了诸多挑战。CPOE不仅能够解决医嘱易读性的问题,还能免除医嘱转录的必要性(取决于系统)。CPOE和临床决策支持将在本书第八章"用药技术和安全性"中进行讨论。

审核医嘱的合理性

TJC标准规定,药师必须审核医院负责配发的所有用药医嘱。此外,药师有责任确保用药医嘱清晰且准确。这不仅仅是药师的工作,还包括与执业范围有关的其他医疗从业者(例如,护士、呼吸治疗师)的工作。任何与用药医嘱准确性相关的问题,必须在配药或给药前向开具处方者确认。

MSO应将确认流程视为一种特殊的过程,应与药房工作人员一同付出额外的努力,确保其了解确认用药医嘱的目的。只有所确认的内容与药师所要求补充的缺失的患者信息有关,且这些问题均已得到解决,药师也感到满意,该医嘱才可继续实施下去。若药师掌握了所有相关的患者信息或用药信息，并发现药物医嘱存在问题（例如，没有根据肾功能情况调整药物剂量），因而认为需要更改用药医嘱，则该药师应向医生如实说明这一预期结果。若药师质疑该医嘱的正确性，医生不能仅仅回复说"这就是想要开具的医嘱，且医嘱内容没有问题"。对护士来说也是如此，他们必须解决相关问题。要鼓励护士独立思考，不鼓励护士仅依赖药师来审核药物医嘱。如果医务人员对于做一些可能会对患者造成伤害的操作（比如配发或给予不恰当的药物或剂量）感到有压力，每名医务人员都应有权质疑或确认用药医嘱，并借助机构的管理系统解决问题。

确保系统运行到位以便对药物医嘱进行审查，并为关键药物（如高警示药品）提供适当的信息和详细流程是很重要的。涉及危险药物的医嘱审核是高警示药品使用管理中的一个范例，该类药物须有规范明确的处理过程来检测/防止差错。该处理过程应建立相应的流程，从确定适合患者的危险药物治疗方案开始，到选择合适的危险药物医嘱/辅助治疗，包括正确的给药/剂量、给药途径、给药时间/疗程以及与其他相关药物的时间关系。医嘱处理过程的清单见图7-5。此后，便是审核和备药/配药过程，其中还应包括多项独立审查。医嘱验证流程的样本清单请参阅图7-6。

备药

药物制备是由药房掌控的一项主要活动，应引起足够重视，以确保基本要素到位，并建立防范差错的良好流程。USP在<797>《药物配制——无菌制剂》和<795>《药物配制——非无菌制剂》中制定了相关操作标准，以确保无菌和非无菌制剂实现高质量配制。每名工作人员均须经过培训并能够执行规范的操作步骤，从而确保最终的产品得到正确制备。尤其是对于无菌产品，可能会有涉及许多子流程、核对和称量的复杂程序，以确保

第七章　用药系统的安全性

危险药物临床核对清单与操作规程

患者姓名：＿＿＿＿＿＿　　　病历号：＿＿＿＿＿＿

核对所有适用项：
- □ 非基于体重的给药剂量
- □ 基于体重的给药剂量；给药剂量对应体重＝＿＿＿＿ kg（实际的、理想的或校正后的体重）
- □ 给药剂量基于BSA；计算出的BSA：

$$\sqrt{\frac{(身高(\_cm) \times 体重(\_kg))}{3600}} = _____ m^2$$

新医嘱 □　　　现有医嘱更改 □

配药前是否先致电：是 □　　否 □

附操作规程/主治医生记录/其他参考来源

评论（如适用）：

核查清单
（针对每种危险药物及预处理药检查如下事项）

　　　　　　　　　　　　　　　　　　　　　　　　　　临床药师签名：

1. 根据研究方案/标准化疗方案/主治医师记录/其他来源确认医嘱　＿＿＿＿＿＿＿
2. 核实身高和体重（7天内）；计算BSA　＿＿＿＿＿＿＿
3. 检查实验室结果（7天内）；验证是否按照操作规程并根据年龄/器官功能障碍的情况调整用药或是否有遗漏　＿＿＿＿＿＿＿
4. 检查患者先前化疗方案的初始剂量和耐受剂量　＿＿＿＿＿＿＿
5. 正确的药物　＿＿＿＿＿＿＿
6. 正确的剂量　＿＿＿＿＿＿＿
7. 正确的给药途径　＿＿＿＿＿＿＿
8. 正确的给药频次和用药次数　＿＿＿＿＿＿＿
9. 正确的给药时间　＿＿＿＿＿＿＿
10. 正确的溶媒、容量和输注速度　＿＿＿＿＿＿＿
11. 确认中心静脉管路　＿＿＿＿＿＿＿
12. 正确的止吐药/预处理药、剂量和时间表　＿＿＿＿＿＿＿

　　　　　　　　　　　　　　　　　　　　　　　　　　完成日期　＿＿＿＿＿＿＿

图7-5　危险药物临床核对清单与操作规程

BSA：body suface area，*体表面积*。

Source: Courtesy C. Larson, University of Illinois Hospital and Health Sciences System.

危险药物核对清单及概况表

患者姓名：	病历号：

核对所有适用项：
- □ 非基于体重的给药剂量
- □ 基于体重的给药剂量；给药剂量对应重量 = _____ kg（实际的、理想的或校正后的体重）
- □ 给药剂量基于BSA；计算出的BSA：

$$\sqrt{\frac{(身高(\_cm) \times 体重(\_kg)}{3600}} = _____ \ m^2$$

新医嘱□   现有医嘱更改□

选中适用项
- □ 收到临床核对清单和规程表格
- □ 收到临床药师 _____ 的口头复核
  （仅接受时间表的变更）

核查清单
（针对每种危险药物和预处理药检查如下事项）

卫星药房药师签名：

计算BSA　　　　　　　　　　　　　　　　_____

正确的药物　　　　　　　　　　　　　　　_____

正确的剂量　　　　　　　　　　　　　　　_____

正确的给药途径　　　　　　　　　　　　　_____

正确的给药频次和用药次数　　　　　　　　_____

正确的给药时间　　　　　　　　　　　　　_____

正确的溶媒、容量和输注速度　　　　　　　_____

正确的止吐药/预处理药、剂量和时间表　　_____

根据书面操作规程验证Powerchart（一种用于专业领域的高级
图表控件——译者注）医嘱　　　　　　　_____

完成日期：_____

概况：如果对原始医嘱进行了任何更改，请创建新的更新文档，并将更新的文件装订后附在原始文件后面。

用药时间表		最终的注册药师签名	药物名称和配伍药物	剂量	溶媒和容量	给药途径与速率
日期	时间					

图7-6　危险药物核对清单及概况表

BSA：body surface area，体表面积。

Source: Courtesy C. Larson, University of Illinois Hospital and Health Sciences System.

每一中间环节都做到准确无误。静脉药物配制设备要求相关人员接受过专门的培训且设定了专有流程，从而确保制备准确并能防范用药差错。

一般来说，只要条件允许，药房应负责配制所有药物。当然也有例外，但在确定最佳行动方案是在药房外配制药物之前，应该对每个例外情况进行识别和审查。在非药房区域（例如，手术区域）配制药物的常见原因是手术期间判定急需使用药物，且鉴于患者的临床情况，手术团队来不及联系药房并坐等药物制备完成及分发。在理想情况下，对于有必要在非药房区域制备的药物，应制定相应的操作规程，其中要列明正确配制药物所需的物资和步骤。应实施有利于在非药房区域正确配制药品的相关策略。药房可提供药物包，其中包括制备说明、药品、适宜的稀释液（例如，5%的葡萄糖溶液100mL/袋）和最终制剂的预印标签。此类操作规程应获得MSC和P&T委员会的批准。

在药房的药品制备过程中，有很多机会建立规范的流程，从而避免高警示药品（例如，危险药物）和容易出现问题的患者群体（例如，儿科患者）出现安全问题，并确保用药安全性。儿科医疗服务需要注意与适宜的药物相关的细节。市售产品通常不能供儿科使用或不能满足儿科患者的剂量需求。药物制备程序通常涉及稀释口服和注射制剂，提供可施用于极低年龄患者（例如，早产儿）的经过精确计量的用药剂量。必须采取适当的程序，防止出现用药过量的意外情况（与小数点错误或药品制备计算错误相关）。

针对用药过程中的任何一道环节所涉及的高警示药品，要进行独立的双重核对，这是一项重要的安全特征。独立的双重核对是一道程序，须由两人分别（单独并彼此分开）核对用药过程中的每道环节，然后比较各自的检查结果。正确执行独立的双重核对非常耗时，应留作高风险流程之用。

在此核对过程中，人人都不知晓对方的核对结果（例如，药物、剂量），这一点很重要。

再以上述高危药品为例，在确定医嘱合理并验证了核对清单（图7-6）后，备药/验证过程也必须包含独立的双重核对环节，以确保制备过程无误，从而获得准确的最终制剂。必须仔细检查制备过程中的每道环节，确保每种功能都具有识别潜在差错的相关机制，从而使标签上反映出的信息与包装袋上的信息保持一致。一旦制剂离开药房，人们就不太可能再发现相关制备差错，除非因明显的容量差异或配伍不相容性导致制剂变色或出现沉淀现象。图7-7展示了危险药物工作表示例，该工作表用于促进正确制备药物及对该制备过程进行全面检查。

流程图或流程表是一种出色的工具，用于引导新员工了解整个流程，或指导员工了解修订后的流程。有关药房处理医嘱和危险药物制备流程图的相关示例，请见附录7-B。

建立肠外用药的安全策略极其重要。大多数配制后的药品都属透明、无色溶液。举例来说，假设根据患者医嘱打印出的标签正确，在分发输液袋后，人们如何能够得知输液袋中经静脉配药机配制的药物是与23.4%的氯化钠而不是0.9%的氯化钠进行混合的？

ISMP和ASHP等多家机构召开了关于预防静脉用药差错所导致的伤害和死亡的峰会。[12]会议确定了最佳实践，并提出了实施最佳实践的障碍和克服障碍的相关建议。在MSO对药房制备静脉溶液进行评估期间，对相关文件进行审核有助于确定作为优先流程改进项目需要完成的工作。

分发服务

提供药物分发服务的方式多种多样，诸多因素都会影响医疗机构达成

危险药物制备工作表

患者姓名：_____

药物：卡莫司汀（BICNU、BCNU）　　　　标签：CAR

药物规格：　　　　　　　　　　　　　　给药途径：

　　100mg/西林瓶　　　　　　　　　　　仅限静脉

溶解说明：

　　先加入3mL无菌稀释液，然后用27mL无菌注射用水进一步稀释。

　　最终浓度：(3.3mg/mL)

稳定性信息：

　　室温下西林瓶中的稳定性：8h

　　室温下输液袋中的稳定性：在5%的葡萄糖溶液或0.9%的氯化钠溶液中为8h

制备说明（仅限玻璃容器）：

所需剂量：_____mg/_____mL

质量保证（QA）：检查工作表/标签/主要信息/医嘱并在下面签名：

　　技术员/学生（以印刷体签名）：_____

　　第一药师（以印刷体签名）：_____

　　第二药师（以印刷体签名）：_____

贴标签（附加说明）：　　　　　　　　　不适用

日期						
制药厂						
批号						
出厂有效期						
配制药师						
技术人员						
审核药师						

关于药物的注意事项和其他信息：
- 仅可使用玻璃瓶！
- 静脉输注时，须用5%的葡萄糖溶液或0.9%的氯化钠溶液将其稀释至250mL。如果液体容量受限，可使用100mL容量溶媒，但必须使用玻璃容器
- 首先吸取药量
- 避光
- 使用前须冷藏
- 注意：稀释后的药物与皮肤发生意外接触会导致出现暂时性色素沉着
- 西林瓶中的药物若暴露在高于31℃的温度下，会导致药物液态化，并在瓶中形成油膜；一旦发现这种情况，应弃用药瓶
- 输注速度：静脉滴注时间超过1~2h（100mL/h）

图7-7　危险药物制备工作表

Source: Courtesy of C. Larson, University of Illinois Hospital and Health Sciences System.

"最佳实践"。分发服务的某些方面受到了标准和法规的制约。可明确定义最终结果(如所有药物均已加锁),然而,或许很难制定既能确保安全性又不妨碍及时且恰当地获取药品的分发流程。其中的难点在于病区或药房的实际位置或布局、人力资源和药品的物理特性(例如,冷藏、稳定性等)。通常,不存在适用于所有病区/工作区域的流程。为避免混淆,关键是要尽量减少与规范的最佳流程之间的差别。建立不同的组织是为了满足该服务独特的需求,但若忽略了标准化且不考虑潜在的后果,就有可能损害患者安全。药房分发服务分析是MSO要掌握的关键知识库的一个组成部分。采用单剂量而不是大包装药物是安全分发系统的一个重要因素。大包装药可能会带来一些问题,因为护士有时必须进行计算才能确定液体的体积。若完全摒弃大包装药又不切实际,但应最大程度地减少其在任何药品分发系统中的占比,并强烈建议高警示药品切勿采用大包装形式分发。

了解分发服务是为任何用药安全计划奠定安全基础的重要条件。若分发系统设计不佳,可能会对整个用药系统产生负面影响。最重要的是,处于给药终端的患者要及时收到对症的药物、剂量、剂型,且给药途径无误。

自动配药柜(ADC)

ADC通常用于管控在非药房区域存储的药物。[13] ADC可缩短病区患者照护单元给药前的取药时间,并可确保药物(特别是麻醉药)的安全性。经过评估的ADC往往最为安全,因为只有用药医嘱经药师恰当审核和验证后,护理人员才可获得药物。无医嘱或医嘱未经审核前,护士可采用手动操作功能取用药物。通过手动操作功能获得的药物应受到一定的限制,并如前所述,必须通过MSC的审批流程。

应监测经批准可采用手动操作功能取用药物的行为及相关用药数据,

第七章　用药系统的安全性

并应创建相关流程，供护士长审查各个护理单元的数据。需要注意的是，在经手动操作取用药物后，必须尽快下达医嘱，并随后记录给药情况，确保患者的病历准确无误。此外，应对不合理的手动操作用药（例如，非紧急情况）和由于其他系统性问题导致的合理的手动操作用药进行核查，若处理得当，可消除相关人员对手动操作的需求。护理—药学委员会或这两个学科中定期开会讨论用药问题的相关组织，均应确定系统性问题并提请 MSC 注意。

一旦需要采用多剂量单位（例如，两片）给药，并且护士必须费力取出正确数量的药片，应用 ADC 就有可能出现问题。护士有可能忽视拿取正确数量药片的提示信息。对于 ADC 管控的药品而言，此问题显而易见，因为库存差异可追溯至护士何时取用了不正确的剂量，例如，取用了一片而不是两片的剂量，这就会导致库存数量多出 1 片。对于非管控药品而言，往往很难发现此类问题，因为后者的库存往往不太准确，并且也难以有效估算用来发现问题的药物获取时间表。最终结果是，患者在不知情的情况下服药剂量不足。

应仔细审查患者获取药物的护理工作流程，并确定最佳实践（例如，一次为一名患者取药）。ISMP 提供了实用的工具来评估医疗机构是否拥有适当的流程解决用药安全问题。用于 ADC 的 ISMP 用药安全自我评估® 是全面评估医疗系统的绝佳工具。

给药/记录

当然，用药过程中的每道环节都很重要，但给药环节是识别和避免用药差错的最后一道关口。医疗机构必须确保现有系统支撑给药安全性。了解护理实践并确定关键的护理联系人，这对 MSO 来讲非常有益。

全面审查给药相关的护理政策和规程是很好的开端，而对实际操作的了解则可提供最为有益的信息。可考虑跟踪护士在不同环境下（例如，内/外科病区、儿科、门诊、手术区）的工作情况，和/或对护士展开调查，了解其是否存在任何给药问题。MSC应至少包括一名一线护理人员，其应能够从政策和规程、风险点和改进机会中发现当前实践的变化情况。

MAR是驱动给药流程的关键护理文档。MAR的生成方式可能有所不同。在CPOE系统中，MAR可通过开具处方者录入的医嘱来生成。如果打印的文档详细描述了患者的所有医嘱（例如，药物、实验室检查），则可将其称为照护计划。在自动化系统中，护士随后会在线记录给药情况。然后MAR会跟踪并记录哪些药物未经施用。其他系统还可利用条形码技术，在给药前对药品和患者进行扫描。该流程的益处在于，系统可检测是否给予了错误的药物或剂量。除差错外，护士取药后，若医嘱发生了变化，系统也会发出警报。有时，在将医嘱转录到药房系统后，药房也会为护士生成MAR。护士随后将给药时间手写在纸质文件上。由于书写不清晰，纸质文档可能难以阅读，并导致解读错误。

护理实践通常因病区而异。ICU中的给药涉及更多的高警示药品，因为患者往往会得到更全面和更频繁的监测，并且监测设备齐全。有必要将ICU中可接受的给药实践与一般护理楼层或中间区域的给药实践区分开来，后者仅配备了很少的监测设备（例如，遥测）用来帮助护士安全和正确地护理/监测患者。

影响给药的用药安全策略可将已发现的问题作为目标。给药策略的其他示例包括：独立进行双重核对、强调关键安全信息的标签/包装干预措施、ADC发药警报、条形码药物验证、MAR自动用药提示、传达特殊的给药注意事项，以及智能输液泵技术。

如前所述，需要特别注意危险药物。特别是针对剧毒药物，给药是识别差错的最后机会，因此，通常须在给药前进行额外的检查。护士独立进行双重核对是一种常见的措施，可确保用药剂量符合医嘱和操作规程。输液泵设置是该流程的另一部分，可从独立的双重核对中获益。

在评估患者的药物治疗是否有效时，准确的给药记录非常重要，这也是预防用药差错的另一重要因素。若未正确记录是否给药，这种混淆可能导致患者额外用药，从而引发ADE。正确解释用药程度有赖于准确记录给药时间和取样时间。

监测

监测患者的用药治疗情况是患者照护工作的重要组成部分。若未正确用药或未及时发现问题，这些潜在的问题往往会影响药效。因高警示药品的特性使然，通常需要特别注意对其进行监测，以确保达到预期效果并恰当应对任何不良反应。

确定最佳实践的机构临床照护指南或治疗方案必须包括与恰当监测相关的信息。识别与给药有关的需要特殊防范的药物与特殊的监测要求紧密相关，后者确定了可以给药的合适的病区类型。对于可能需要更频繁的监测（如生命体征）、特定监测设备（如遥测）或特定实验室检查的药物进行识别往往很有助益。表7-4展示了一份文档示例，明确了哪些药物可进行静脉推注，以及基于可用的护理/监测水平的适当的实践环境。

药物管理（MM）

2011年版的ISMP用药安全自我评估®是ISMP为医院提供的一种工具，可帮助评估医疗机构用药实践的总体安全性，并确认改进机会。这

表7-4 成人静脉推注给药示例

药品	重症监护	带遥测的降压	降压	普通护理	静脉推注时的监测	成人常用剂量	输注速度	常用浓度	输注速度过快的不良后果	注释
氟马西尼	×	×	×	×	生命体征、心电图（electrocardiogram, ECG）、血氧饱和度，每5分钟1次，持续30分钟	0.2~0.5mg	逆转苯二氮䓬类药物导致的镇静作用：超过15~30秒；苯二氮䓬类药物过量：超过30秒	0.1mg/mL	苯二氮䓬类药物的严重戒断症状（即癫痫、精神错乱、兴奋）	再镇静：密切监测。可根据需要间隔20分钟重复给药，最大剂量为1mg/次，3mg/小时。苯二氮䓬类药物过量：如果对患者累计给药5mg，5分钟后患者依然没有反应，则说明苯二氮䓬类药物太可能是产生镇静的主要原因
呋塞米	×	×	×	×		20~40mg	输注超过1~2分钟 最大输注速度：40mg/分钟	10mg/mL	耳毒性的发生是因为峰浓度过高	
氟哌啶醇	×			×	监测ECG	ICU谵妄：每20~30分钟给药2~10mg，直到恢复平静，然后每6小时给药1次，剂量为最大剂量的25%		5mg/mL	特别是当静脉推注给药时，观察剂头端扭转型室性心动过速和QT间期延长	禁忌证：帕金森病，严重的CNS（中枢神经系统）抑制，骨髓抑制，严重的心脏或肝脏疾病

定义：

静脉推注：在5分钟或更短的时间内直接注射药物，等同于静脉注射和快速给药。

合适的照护环境：可通过静脉推注方式给予特定药物的环境。

相关说明和其他信息，请参阅其他参考资料。

Source: Courtesy C. Larson, University of Illinois Hospital and Health Sciences System.

第七章　用药系统的安全性

些评估工具曾于2000年和2004年被使用，参与者能够比较其随时间的推移所做出的改进，并将相关使用体验与在人口统计学上相似医院的总体体验进行比较。即使调查已结束多年，该工具仍与当前的用药安全问题密切相关。在任何类型的系统评估中，重要的是让所有涉众到场，以确保评估准确无误。直接参与该流程的多学科人员需要提出相关意见，因为即使设定了流程政策和规程，也未必能够保证这些政策和规程均得到了贯彻执行。

其他ISMP自我评估工具还包括，2005年版用于医院抗血栓治疗的ISMP用药安全自我评估®，以及2012年版用于肿瘤治疗的国际用药安全自我评估®。医疗机构在完成评估后，应能够确定其自身的优劣势。TJC通过NPSG挑选出抗凝治疗，以进行更高级别的监督，从而提升患者安全。TJC提出的理由是：抗凝治疗因给药剂量计算复杂、缺少必要的随访监测且患者依从性不佳，给患者带来了一定的风险，并经常导致ADE。采用有患者参与的抗凝治疗标准化实践，则可降低与使用肝素（普通肝素）、低分子量肝素和华法林相关的ADE风险。其目标仍为明确必须处理的特定标准及实施的计划。MSO应参与其中，确保所制订的任何行动计划都有健全、可行的流程，以便使计划取得成功。应定期对计划中各个环节的合理监测进行评估。

完成自我评估后，要想使用适宜的持续质量改进工具系统性地解决已发现的问题，就有必要制订用药安全计划。在合理的时间范围内，如果要用有限的资源来处理太多的问题，该项目就很可能令人望而生畏。而确定需求的优先顺序则有助于将工作重点放在需要关注的最具风险的流程上，并推动医疗机构确保可获取相关资源。

完成对这些工具和整体的评估工作，应有助于确定临床药房服务最具价值的领域。实践模式往往因机构而异，并取决于多种变量，包括所服务的患者人数、机构的使命理念、所提供的医疗服务和可用资源。可采取多种方式提供临床药房服务（从不直接与患者互动到全面直接参与患者照护）。为了有效利用临床药房服务，请评估所在机构的特定系统，确定医疗机构的最大需求、目前如何处理关键流程，以及可能存在哪些差距阻碍了为该流程建立最佳实践模式。

用药安全计划的重要组成部分，是将临床药师纳入患者照护单元。相关文献支持将临床药师纳入团队以开展患者巡视。[14-17]在患者整体治疗的讨论和决策过程中，药师的存在有助于及早解决用药过程中的潜在问题，从而促进正确用药和给予正确剂量等。

若资源不允许药师参与针对患者的查房，请考虑针对关键高警示药品提供专门的药师服务。抗肿瘤药物和抗凝药物的使用很好地证明了更高水平的药师服务可提高安全性。对氨基糖苷类和万古霉素等治疗性药物进行监测的药代动力学监测则涉及另一领域，其间，药师的专业知识有助于降低成本，改善与不当的使用、给药剂量、给药间隔和实验室成本相关的结果。[18]

另一项可考虑的有效用药安全计划便是药师参与药物整合过程。[19, 20]药师参与整理患者的用药史可谓行之有效的一种方法，能够提供准确的家庭用药清单。最准确的清单往往有助于改善患者的住院与出院的药物治疗。

ASHP和ASHP研究教育基金会可为发挥药师的领导作用提供相应的指导，其中包括所有层级的药房工作人员如何使用药房实践模型行动计划促进用药的安全性及有效性。ASHP网站刊载的文章能够帮助药房部门展开系统评估，并为其所在机构开发药房实践模型[21-23]以及相关工具和资源。[24]

风险评估与缓解策略（REMS）

2007年颁布的《FDA修正案》（Food and Drug Administration Amendments Act，FDAAA）授权FDA要求各制药商制定REMS，以确保药品或生物制品的收益大于风险。REMS是一项必要的风险管理计划，它使用FDAAA指定的工具，以及可超越常规的专业标签（包装说明书）。REMS是一份可强制执行的文件，其中描述了申请人需要实施的要素。在药品评估和研究中心，新药办公室和监测及流行病学办公室均有责任审查提交的REMS，并对现有REMS进行评估和修改。REMS的组成部分可包括以下内容：

- 用药指导——许多处方药附带的纸质说明书。该指导阐述了针对特定的药品和药品类别的特定问题，并包含FDA批准的信息，以帮助患者避免出现严重的不良事件。FDA制定了包含用药指导的药物或生物制剂清单。但最近也有所变化，并非所有的用药指导都属于REMS的一部分。
- 沟通计划——针对医疗机构的需求，例如致各专业学会的信函。该计划包含有关严重安全风险和确保安全使用的过程的信息。
- 用药安全保障措施（elements to ensure safe use，ETASU）——其内容包括针对开具处方医师的专门的培训、体验或认证，以及对配药药房进行专项认证。ETASU可涉及配药限制（例如，医院环境）、患者监测或患者登记注册。
- 实施系统——通常与ETASU相关联，可涉及对受限的分发系统或药房/医疗机构进行审核，以确保其符合ETASU。

FDA网站显示了关于目前批准的REMS的信息。[25] ASHP在其网站上设立了REMS资源中心。[26] P&T委员会应是评估所有REMS的要求及其对用药过程的影响的组织。

总结

通过用药过程实现安全是一项非常复杂的工作,其目标往往会在人们最意想不到时发生转移或变化。许多已到位的措施也许不堪一击,因此,识别和监测医疗机构中最大的风险区域就显得非常重要。新的标准或法规或需颁行,新的设备要投入运行,所有这些都会带来新的挑战/问题,因此有必要不断评估用药系统。药师是药学方面的专家,作为医疗团队中不可或缺的一员,其专业知识必须得到充分利用。若有机会,药师可与医生、护士和其他医务人员合作,直接为患者提供服务,从而为提高用药安全和患者安全做出宝贵的贡献。MSO身处独特的位置,可助力药房提供一定的专业用药知识,以提升用药安全和患者安全。

实践技巧

1. 花费时间审查为解决药物短缺而采取的行动。对潜在安全问题持批判态度有助于在识别和主动解决问题时减少差错。
2. 当实施新的表单或工具以使工作流程实现标准化时,请在实施后审查表单,并要求员工提供喜欢与否的相关反馈。不要以为万事大吉!
3. 在考虑使用外部开发的表单和其他工具时,请记住很可能要对其进行相应的调整,以适合所在机构的特定系统。
4. 针对用药系统的各个方面确定并建立专职团队。

参考文献

1 The Joint Commission. Available at: https://edition.jcrinc.com/MainContent.aspx. Accessed July 18, 2012.
2 Leape LL, Bates OW, Cullen DJ et al. Systems analysis of adverse drug events. JAMA,1995, 274:35-43.

3 HCUP Statistical Brief #109. April 2011. Agency for Healthcare Research and Quality, Rockville, MD. http://www.hcup-us.ahrq.gov/reports/statbriefs/sb109.pdf.

4 Kohn LT, Corrigan JM, Donaldson MS, eds. To Err Is Human: Building a Safer Health System. Washington, DC: National Academy Press, 1999.

5 Bates OW, Cullen DJ, Laird Net al. Incidence of adverse drug events and potential adverse drug events: implications for prevention. JAMA, 1995, 274, 29-34.

6 Lesar TS, Briceland L, Stein OS. Factors related to errors in medication prescribing. JAMA, 1997, 277:312-317.

7 Murri NA, Somani S. Implementation of safety-focused pharmacy and therapeutics monographs: a new university health-system consortium template designed to minimize medication misadventures. Hosp Pharm, 2004, 39:653-660.

8 Fox ER. Birt A, James KB, et al. ASHP Guidelines on managing drug product shortages in hospitals and health systems. Am J Health-Syst Pharm, 2009, 66(15): 1399-1406.

9 Vitillo JA, Lesar TS. Preventing medication prescribing errors. Ann Pharmacother, 1991, 25: 1388-1394.

10 Brodell RT, Helms SE, KrishnaRao I, et al. Prescription errors: legibility and drug name confusion. Arch Fam Med, 1997, 6:296-298.

11 The Institute for Safe Medication Practices. ISMP'S Guidelines for Standard Order Sets. Available at: http://www.ismp.org/tools/guidelines/StandardOrderSets.asp. Accessed July 16, 2012.

12 Proceedings of a summit on preventing patient harm and death from i.v. medication errors. Am J Health-Syst Pharm, 2008, 65:2367-2379.

13 Pedersen CA, Schneider PJ, Scheckelhoff DJ. ASHP national survey of pharmacy practice in hospital settings: dispensing and administration. Am J Health Syst Pharm, 2006,63:327-345.

14 Kane SL, Weber RJ, Dasta JF. The impact of critical care pharmacists on enhancing patient outcomes. Intensive Care Med, 2003, 29,691-698.

15 Leape LL, Cullen DJ, Clapp MD, et al. Pharmacist participation on physician rounds and adverse drug events in the intensive care unit. JAMA, 1999, 282:267-270.

16 Kucukarsian SN, Peters M, Mlynarek M, Nafziger DA. Pharmacists on rounding teams reduce preventable adverse drug events in hospital general medicine units. Arch Intern Med, 2003, 163:2014-2018.

17 Kaushal R, Bates DW, Abramson EL, et al. Unit-based clinical pharmacists' prevention of

serious medication errors in pediatric inpatients. Am J Health-Syst Pharm, 2008, 65: 1254-1260.

18 Bon CA, Raehl, CL Clinical and economic outcomes of pharmacist-managed aminoglycoside or vancomycin therapy. Am J Healtb-Syst Pbarm, 2005, 62: 1596-1605.

19 Gleason KM, Groszek JM, Sullivan C, et al. Reconciliation of discrepancies in medication histories and admission orders of newly hospitalized patients. Am J Health-Syst Pharm, 2004, 61: 1689-1695.

20 Nester TM, Hale LH. Effectiveness of a pharmacist-acquired medication history in promoting patient safety. Am J Health-Syst Pharm, 2002, 59:2221-2225.

21 Shane R. Critical requirements for health-system pharmacy practice models that achieve optimal use of medicines. Am J Health-Syst Pharm, 2011, 68:1101-1111.

22 Siska MH, Tribble DA. Opportunities and challenges related to technology in supporting optimal pharmacy practice models in hospitals and health system. Am J Health-Syst Pharm, 2011, 68:1116-1126.

23 Myers CE. Opportunities and challenges related to pharmacy technicians in supporting optimal pharmacy pract models in health system. Am J Health-Syst Pharm, 2011, 68:1128-1136.

24 American Society of Health-System Pharmacists. Pharmacy Practice Model Initiative. Available at: http://www.ashpmedia.org/ppmi/. Accessed July 16, 2012.

25 U.S. Department of Health & Human Services, Food and Drug Administration. Available at: http://www.fda.gov/Drugs/DrugSafety/PostmarketDrugSafetylnformationforPatientsandProviders/ucm111350.htm. Accessed July 16, 2012.

26 American Society of Health-System Pharmacists. REMS Resource Center. Available at: http://www.ashp.org/REMS. Accessed July 16, 2012.

第七章　用药系统的安全性

附录7-A：
药师审核标准化医嘱集的指南与核对清单

关键问题：

- ☐ 标题是否反映（充分描述）了医嘱集的意图？
  - 若仅适用于有限的患者群体，须在标题中加以说明（例如，成人、重症监护患者）。
- ☐ 是否体现了所有要求的声明？
  - 医嘱集开头注明"任何医嘱必须选中前面的复选框，才能激活"。
  - 批准日期，任何唯一编号。
- ☐ 是否有患者过敏或ADR的特定提示和空白？
- ☐ "医嘱流程"是否合乎逻辑且易于遵循？
  - 尝试将相似类型的治疗/医嘱组合在一起，例如药物和静脉溶酶、实验室检查。
  - 要考虑减少差错和人为因素，减少遗漏的机会。
- ☐ 是否有办法减少患者照护中的"交接"？"交接"会导致出错。
- ☐ 医嘱集是否恰当地设定了参考单元的照护标准，或详细说明了标准浓度（这很有帮助，尤其是对于高警示药品或非常用药物）？
- ☐ 整个医嘱集中的所有剂量单位是否前后一致？
  - 使用mL或ml。不要使用"cc"［容易误认为"units（单位）"或"u"或数字"4或0"，特别是在手写时］。
- ☐ 是否定义了所有的首字母缩略语或非药物缩写语？若想使用首字母缩略语或非药物缩写语，要确保在医嘱集中首次使用它们时，对其进行了定义。例如：血糖（blood glucose，BG）。

- [ ] 使用阴影或下划线是否有可能使干净的医嘱复本显得不够清晰？如果是的，请重新设计以消除此类问题对导致差错所产生的影响。
- [ ] 是否仔细检查过差错？
  - 要确保相关拼写正确。
  - 要确保标点符号不会干扰对医嘱的清晰解释。
  - 不要使用例如<or>之类的符号。

用药医嘱：

- [ ] 医嘱的编写方式是否与医疗机构的相关政策保持一致？
  - 不使用药品名称的缩写。
  - 不使用禁用的缩写（例如，QD、U等）。
  - 必要时必须包括给药的指征和频率。
  - 始终使用通用名。包含商品名和指征，以减少SALA药物导致的差错。可以包含所有SALA药品的用药指征。
  - 药品通用名通常以小写字母书写，除非在句子开头或使用"加粗大写字母"表示时。商品名通常以大写字母开头。
  - 儿科医嘱：参见其他要求（例如，根据体重开具处方）。
- [ ] 查阅高警示药品政策。
  - 若为高警示药品，需要遵循列出的所有安全策略。
  - 每份组织清单均使用"加粗大写字母"。
  - 若需要或要求限制处方，请将相关批准文件纳入医嘱集，不要依赖记忆。
  - 若给药受限，要确保医嘱集与政策相一致。
- [ ] 静脉滴注医嘱应包含以下内容：

第七章　用药系统的安全性

- 若涉及静脉推注，需标注初始推注剂量。
- 每单位时间的初始剂量〔例如，1mg/h（小时）或1mg/kg·h〕
- 滴注应详细说明剂量范围（最小量和最大量）、滴注的具体结果目标，以及如何滴注的相关操作指导。
- 例如："为镇痛而滴注"不可接受。"滴注至疼痛评分小于3"则可接受。
- 每10min增加/减少1mg/kg·h，直至达到目标。

☐ 当剂量为"按患者体重给药"时，开具处方者必须计算给药的实际剂量。这是下达安全用药医嘱的原则，允许RN和注册药师（registered pharmacist，RPh）进行独立核验。该原则还有助于准确记录实际给药剂量。例：2mg/kg×＿＿kg=＿＿mg（静脉输液）×1剂。（注：显示基于重量的剂量和最终剂量功能的自动化系统可修改该标准。）

☐ 所有药物必须包含在处方集中。

☐ 医嘱用词不可太过"笼统"，例如"恢复术前用药"或"与家中用药相同"。

☐ 当可指定特定剂量时，请予以指定，而不是一味地"填空"。

☐ 不要使用频次范围（例如，不要用"每4～6小时"，请改用"每4小时"）。尽量减少使用剂量范围，若采用剂量范围，则很难保证医嘱执行的前后一致性。若必须使用剂量范围，请将其与特定结果（例如，特定疼痛评分）联系起来。

☐ 要包含给药说明，特别是针对非常规或复杂的治疗。要始终考虑可能的差错和避免差错的方法。

☐ 要独立验证所有的计算。

☐ 确保特定药物的剂量单位在下达医嘱时得到了最谨慎的使用，且整个医嘱的剂量单位保持一致[例如，不要混用毫克（mg）和微克（mcg）]。若通常以mcg开具医嘱，请在医嘱单上使用此剂量单位。要最大程度地减少数学转换。
- [ ] 确保用于所有静脉输注的药物的剂量单位、浓度和给药参数与智能输液泵库中的相关数据一致。
- [ ] 如果特定的药物治疗需要进行实验室检查或其他监测，要确保将其包含在医嘱集当中（适当的实验室检查、在适当的检查间隔/时机等）。
- [ ] 尽量减少重复治疗。
  - 是否需要所有的选项（例如，是否需要选择4种缓泻药）。
  - 如需要，须具体说明何时使用一种而不是另一种药物。目前这是一项认证标准。
- [ ] 确保不存在明显的药物相互作用。若治疗需要使用具有潜在相互作用的药物，医嘱应包括相关检查或监测，以减轻对患者的伤害或加强对药物相互作用的早期识别。
- [ ] 如果合适，寻找机会确定停药日期。例如，酮咯酸×24小时，术后预防性抗生素×2剂。
- [ ] 除非拥有P&T委员会批准的规程（如肝素给药操作规程），否则医嘱必须由开具处方者直接开具。开具处方者不能"委托"非开具处方者选药。
  - 例如："若患者对青霉素过敏，就给予克林霉素。"开具处方者必须进行评估并选药。这种陈述不能单独作为医嘱。
  - 相反，使用复选框系统为开具处方者提供选择：
    - 静脉滴注克林霉素900 mg×1（对青霉素过敏的患者）。
- [ ] 做好细节工作。

- 确保药名拼写正确。
- 若必须使用符号,确保使用正确。
- 避免使用如"SSI"这样的首字母缩写语,请写出全拼。

Source: Courtesy D. Saine, Winchester Medical Center.

附录7-B 卫星药房/洁净室住院患者高危药品（hazardous medication，HM）使用操作流程图

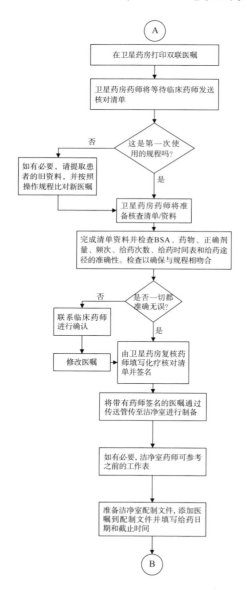

第七章 用药系统的安全性

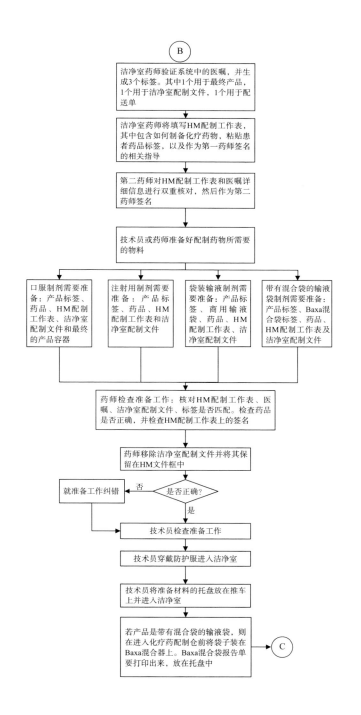

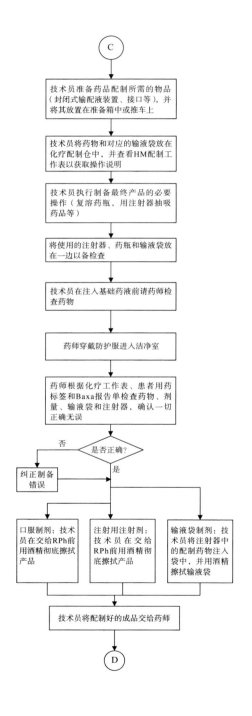

第七章 用药系统的安全性

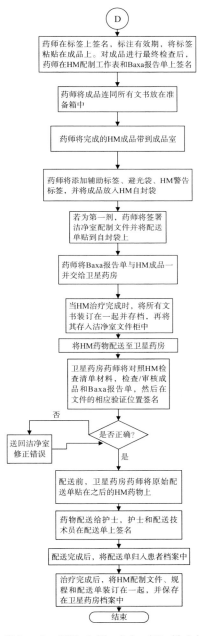

Source: Courtesy of C. Larson, University of Illinois Hospital and Health Sciences System.

Medication Safety
Officer's Handbook
用药安全主管

CHAPTER 8

第八章
用药技术和安全性

丽莎·M. 汉隆·威廉

关键术语

警报疲劳：由于数量大、重要性低或警报造成滋扰，倾向于忽略或不彻底检查信息系统中的弹出警报/警告信息。

CPOE：由获得许可的独立执业医生或其他具有特定医嘱特权的医务人员（非临床或行政支持人员）将医嘱直接录入到医疗系统的电子病历中。该系统可能包括或不包括与其他信息系统（如药房、实验室或影像科）的直接整合。

终端用户：技术产品的主要用户，通常是直接参与患者照护的一线员工。

差距分析：评估和比较两个项目间差异的一种流程工具，通常用于比较实际绩效和预期绩效，并确定达到预期状态所需要采取的行动步骤。

有意义的使用：用于描述2009年《美国复苏与再投资法案》（American Recovery and Reinvestment Act）的一个组成部分的术语，该法案为采用电子病历系统的特定级别和要素以及各种医疗技术的医疗机构提供政府财政激励。

超级用户：个人（通常是终端用户）接受过使用特定技术和功能的额外培训，并作为培训或解决问题/排除故障的资源。

变通方法：不遵循常规程序完成任务的方法、捷径，通常是一种创造性的解决方案，在不根除问题的情况下设法规避问题。

第八章 用药技术和安全性

引言

我们应将技术视为敌人还是朋友？技术的使用对人类工作的发展产生了不可估量的影响。计算机、电子学、互联网、成像技术和医疗技术等20世纪最伟大的工程技术成就，大大提高了人们的生活质量和医疗服务水平。[1] "技术"一词源于希腊语technología，意为系统处理。[2] 随着现代患者安全学科的不断发展，预防医疗差错的系统方法已成为根本。[3-5] 技术的使用是提高效率、改善患者照护、改进流程和提升安全性等策略的主要工具。技术干预可促进医疗安全工作得到显著改善，例如，能更好地遵守临床实践指南，减少药物周转时间和用药差错。[6-9] 事实上，一些专业组织、监管和认证机构以及付款方已就使用技术以减少差错（尤其是用药差错）提出了相关建议。[6-9]

差距分析

从广义上讲，技术可分为两种形式：改进型和替代型。改进型技术可改进现有发明，使其更好、更快或产出更多。相比之下，替代型技术正如字面所示，是指使用完全不同的原理取代一种技术，并将其淘汰。[10]

这两种形式的技术在医疗系统中的应用都很普遍。然而"技术的影响是不可预测的。它们是非预期后果定律的最佳示例"。[10] 在医疗行业，越来越多的研究描述了这种非预期后果（意外后果）。[11-15] 事实上，2008年12月，TJC发布了一项警讯事件警报（sentinel event alert，SEA）——《安全实施医疗信息和融合技术》，以应对由医疗信息技术所引起不良事件的发生率不断增长的态势。该警报讨论了"非预期后果通常源于人机交互界面或组织/系统设计"，该警报包含13项建议的措施，用于预防与技术相关的患者伤害（图8-1）。MSO应借助差距分析评估上述建议，并确定用药安全方面的任何改进机会。

TJC建议采取的行动,以防止与实施和使用HIT相关的患者伤害

1. 在实施任何技术前,都应检查现有工作流程和规程是否存在风险点和低效问题,并解决这些问题。召集所有学科的代表(无论是临床医生、文书还是技术人员)有助于检查和解决这些问题。
2. 积极吸纳该技术的终端用户或受该技术影响的临床医生和员工,以及在技术解决方案的规划、选择、设计、重新评估和持续质量改进(包括系统选择过程)方面具有丰富临床经验的IT人员。药师应参与任何涉及用药技术的规划和实施工作。
3. 事先评估所在医疗机构的技术需求(如支持性基础设施、患者出入院、转运的沟通等)。要求IT人员与其部门外的用户进行互动,以了解潜在系统(包括各个供应商的系统)的真实运行情况,从而调查出如何最大程度地满足用户需求。实地考察集成系统(以最大程度地减少对不同供应商系统间接口的依赖)。
4. 在引入新技术的过程中,要对出现的问题进行持续监控并尽快加以解决,特别是因采用变通方法或由于差错上报不完整而导致的问题不清不楚。在系统上线后的使用前期,设立由项目专家和负责人组成的应急问题服务台,可帮助快速解决关键问题。采用跨学科头脑风暴的方法则可提升系统质量,并能及时向供应商提供反馈。
5. 为将要使用该技术的所有类型的临床医生和操作人员制订培训计划,并经常开展进修课程。应为本部门的员工设计适宜的培训内容,培训的重点应为如何使患者和员工受益,例如减少低效、延迟和重复的工作。在定向培训和系统实施之间,不得延迟太久。
6. 制定并传达政策,明确获得授权并负责技术的实施、使用、监督和安全审查的相关人员。
7. 在技术上线之前,确保所有标准化医嘱集和相关指南均已制定完毕,相关检验有据可查,并获得了P&T委员会(或同等机构)的批准。
8. 在新技术中开发安全警报分级系统,帮助临床医生判断紧急程度和相关性。在临床实践过程中,要仔细检查被忽略或被拒绝的警报。确定在使用技术时需要强行停止哪些警报,并提供适当的支持文档。
9. 要求部门或药房审查并签发超出常规参数范围的医嘱,从而开发可减少潜在有害的CPOE药物医嘱的系统。使用P&T委员会(或同等机构)监督和批准所有电子医嘱集与临床决策支持警报。确保命名和印制标签的设计得当,消除存在风险的缩写和剂量说明,并确保护士接受MAR。
10. 为提高安全性,要提供适宜的工作环境,保护使用该技术的数据录入人员免受不必要的干扰。
11. 系统实施后,应不断地重新评估和提高安全有效性与发现差错的能力,包括使用差错跟踪工具和评估临界差错。应最大程度地发挥该技术的潜能,以便最大程度地提高安全性。
12. 系统实施后,通过人工或自动监控技术,持续监控和上报由技术引起的差错和临界差错或侥幸脱险。通过RCA过程或其他形式的失效模式分析,追踪系统差错和多重诱

因。考虑向公认的外部上报系统上报重大问题。
13. 随着更多医疗设备接入IT网络，重新评估安全性和保密性协议的适用性。定期重新评估针对《医疗保险可携性和责任法案》（Health Insurance Portability and Accountability Act，HIPAA）的合规性，确保向IT网络添加医疗设备以及IT部门的职责不断增多等情况不会带来新的安全性和合规性风险。

图8-1　TJC建议采取的行动，以防止与实施和使用医疗信息技术（health information technology，HIT）及融合技术相关的患者伤害[16]

Source: © The Joint Commission, 2011. Reprinted with permission. The entire Alert can be viewed at: http://www.jointcommission.org/sentinel_event_alert_issue_42_safely_implementing_health_information_and_converging_technologies//

差距分析基本上是在当前状态（是什么）与未来或理想状态（应该是什么）之间进行比较。分析差距有助于MSO确定优先事项、行动计划和后续步骤。互联网提供了许多差距分析工具，从简单的到复杂的，不胜枚举。可使用电子数据表或表格进行简单的差距分析，具体示例见表8-1。

表8-1　差距分析样本——摘自《智能输液泵实施方案》

问题	当前状态	理想状态	差异（差距）	下一步	责任主体
成人患者群体所有持续输注的标准浓度	大多数持续输注用的是标准浓度，除了在ICU中使用的去甲肾上腺素、米力农、血管加压素有所不同	所有输注均采用标准浓度	去甲肾上腺素、米力农、血管加压素在不同的危重症监护病房的使用情况不同	与所有成人ICU委员会会面（外科、神经内科、内科、心脏科），确定相关标准	MSO和危重症监护委员会。最终需要经P&T委员会批准
间歇式输注的标准输注次数。如：抗生素	基本未设立输注次数标准，只规定了万古霉素及氨基糖苷类的标准输注次数	所有间歇式输注均有标准输注次数	间歇性给药没有标准输注时间	参照处方集决定标准输注次数	护理部代表、临床药师

在实施和维护旨在改进用药安全的相关技术时，需要仔细加以考虑，并将该类技术的功能与其打算取代或加强的实际工作进行比较。积极进行规划和准备可最大程度地减少非预期后果。药师应始终参与实施任何与用药相关的技术。特别是在实施与药物相关的新技术时，MSO在确保维护和实现用药安全方面往往发挥着特殊的作用。这其中包括审查文献和病例报告、实地考察其他机构使用该类技术的方式、选择团队并参与团队工作、参与实践演示和项目领导。MSO应与医疗机构中与药事相关的信息工作人员合作，确保在药物相关技术的规划和实施中始终有药房代表参与其中。

项目管理和流程再造

实施任何新技术都需要规划、组织和管理复杂的多学科流程。首要步骤是制订稳妥的项目管理计划。机构可提供正式的内部项目管理支持，也可聘请外部顾问；如果办不到，也可随时在书店及通过互联网轻易获取相关项目管理的资源和工具。图8-2展示了明确项目管理计划的基本组成部分的高级大纲。

在理想情况下，项目领导应由具有项目管理经验和接受过绩效改进方法培训的个人来担任。项目管理运用知识、技能、工具和技术来识别符合项目需求的活动，它侧重于规划、组织、领导和控制机构资源，以实现特定目标。传统管理更侧重于人力资源、财务、营销和运营等机构活动。[17]许多IT部门都使用项目管理方法。MSO与IT部门保持良好的工作关系至关重要。在实施任何用药安全新技术时，与IT人员和药房信息员进行协作也是必不可少的。

了解相关项目管理技术（比如，确定范围和约束条件、创建工作细分结构以及规划和调度工具等），非常有助于按时、按预算实施新的用药安全技术。MSO应熟悉项目管理的基础知识，若打算主导某个项目，应考虑在项目管理方面进行培训和/或认证。在新技术的实施过程中，MSO可扮演各种角

项目管理计划大纲样本

- 具体项目目标
  - 项目章程
- 项目范围
  - 工作细分结构
- 高管/领导层发起人
- 临床负责人
- 主要涉众团队
- 时间线
  - 整体项目
  - 每个单一目标/活动
    - 确定顺序
    - 确定所需资源
- 划分职责的项目/行动计划
  - 处置宕机问题的计划
  - 书面政策和规程
- 在用的问题清单
- 沟通计划
- 培训计划
- 资源评估和分配
  - 项目预算
  - 人力资源
- IT基础设施/支持
  - 规划
  - 上线
  - 实施后
- 之前/之后的数据收集
  - 风险识别
  - 质量保证方案
- 系统上线后的审查
  - 哪些方面运作良好
    - 庆祝成功!
  - 哪些方面可以做得更好
    - 经验教训
- 规划持续维护/支持

许多项目管理模板可在线免费获取及购买。

图8-2 项目管理计划大纲样本

色,包括项目经理、项目负责人、主题专家或团队成员。具体扮演何种角色往往取决于许多因素,包括对现有项目管理的支持、机构的规模和资源以及MSO的经验水平。

对新技术"是什么"和"不是什么"设定明确的预期十分重要。必须为技术的规划、实施和维护工作配备充足的资源。许多技术往往不会减少对资源的需求,尤其是人力资源。多数情况下,新技术节省下来的任何时间都必须重新分配给支持该技术的其他功能,否则该技术会产生必须承担的额外工作。当涉及用药安全时,MSO可能就需要倡导这些资源。

管理预期有助于社会和文化的接受度,这可能比接受技术本身更具挑战性,尤其是针对一些重大的工作流程变化,比如CPOE和EHR。高管领导和临床负责人在促进社会和文化对新技术的接受方面发挥着重要的作用。MSO可在这些方面以适于机构的方式发挥作用。在整个项目的制定、实施和维护阶段，上述人员应得到终端用户的高度尊重，且可见面、易于接触。主要涉众应包括受该技术影响的所有临床学科代表，包括药师、护士、医师、从事医疗工作的非医师人员（如医师助理、NP等）和呼吸治疗师。[18-20]

流程再造应从创建当前状态过程的流程图开始，然后创建未来/理想状态过程的流程图。流程再造尽管非常耗时，但最终还是值得投入的。不要以为新技术就能够解决当前流程中的问题。在应用流程图之前，需要解决和改进当前状态下存在的流程问题。否则，该技术可能会使潜在的初始问题变得更加严重。它们通常被称为潜在差错。在创建当前过程的流程图时，对某些人而言，关注当前过程而非理想过程可能极具挑战性。项目经理/协调人应确保将针对理想过程生成的想法记录在单独的文档中。对于有问题的方面，应采用差距分析进一步做出评估。[21]

在实施新技术的过程中，有必要考虑整个用药系统。因为在用药系统内工作是MSO的专长，他们最适合改进这一过程，而其他涉众和终端用户可能只关注其所代表的系统的一部分。

要牢记不能仅着眼于明显的步骤，应放眼于其对流程上下游产生的进一步的影响。对新技术主动进行风险评估，例如FMEA（有关FMEA的进一步讨论，请参阅本书第六章），可识别技术上线前必须解决的漏洞。[22] MSO应确保对该技术的预期内和意外的宕机时间进行规划，包括制定书面政策和规程。

临床工作流程应是所有流程的主要驱动力。若该技术要求临床医生退出当前工作流程，则可能遇到阻力，并产生变通方法或违规现象，从而有可能导致患者受到伤害。为了适应新技术，通常必须改变工作流程。获得主要临床医生的认可并开展全面培训，将有助于采用新的流程。在此，临床负责人可提供很多帮助。MSO在促成临床负责人和终端用户之间进行沟通并达成共识方面是不可或缺的。

进行流程再造时，必须在决策过程中吸纳终端用户，如执业护士、执业药师、医师助理、领导层和住院医师以及护理单元的文书或秘书。让一线临床工作人员参与其中，可准确地了解当前的工作流程，并尽早发现影响流程的障碍，这些障碍可能导致产生危险的变通方法。同时，上述人员也是技术上线后作为超级用户或培训员的关键人员。

根据所实施的技术类型，完成风险或准备状态评估也颇有助益。[21]ASHP和ISMP等专业机构均可在线提供多种工具和资源。电子清单服务也是分享经验和征求其他机构的反馈意见的绝佳方式。切记，不要仅仅依赖供应商提供的信息。

技术实例

CPOE和临床决策支持系统

CPOE被认为是提高用药安全性的重要技术干预措施。已发表的与CPOE有关的论文数量一直在稳步增加。[23]在一篇综述中，沃尔夫斯塔特等人得出如下结论：在543项使用临床决策支持（clinical decision support，CDS）对CPOE开展的研究中，仅有5项研究发现ADE明显减少。[24]在另一篇综述中，考沙尔等人评估了CPOE联合CDS对用药安全产生的影响，并发现用药差错有所减少。然而，这些研究针对的是"本机构"的系统而不是商业系统。[25]艾斯拉米等人对有关CPOE的文章进行回顾后报告称："对安全性进行的研究显示了CPOE所产生的积极作用，但这具有一定的非随机性倾向，且主要关注的是用药差错率，并不能检测不良事件发生率的差异。"[23]总体而言，

CPOE联合CDS被认为对用药安全产生了积极的影响。但依据已发表的报告，其结果喜忧参半，并警告称：若执行不力，也会产生负面影响。[11-15, 23-25]

由于实施起来颇为复杂且耗费成本，美国的医院采用CPOE系统的速度一直缓不济急。实施CPOE的时间线拉长到了2～3年。延迟实施现象十分常见，但也在情理之中。有消息称，仅14%的美国医院达到了"有意义的使用"的第一阶段所要求的10%的CPOE预期水平。[26] 2011年，ASHP开展的全美医院药房实践调查显示，34.2%的美国医院兼具CPOE和CDS系统，这一数字比上一年度的18.9%有所增加。ASHP的调查显示，较大规模的医院更有可能配备CPOE系统。[27]

CPOE的功能有许多可能的类型。通常认为，开具处方者直接录入医嘱最为安全。电子医嘱是否以及如何与药房、实验室和影像科的系统及MAR相整合，也是重要的考虑因素。上述系统在整合过程中应最大程度地减少出错机会，这可通过减少由人工录入信息并提供对临床信息的即时访问来实现。减少任何流程的相关步骤都可相应减少出错的机会。[3-5]

CDS"包含各种工具和干预措施，如计算机化的警报和提醒、临床指南、医嘱集、患者数据报告和仪表盘、病历模板、诊断支持和临床工作流程工具"。[28] 与药物相关的CDS的基本功能包括过敏检查、剂量范围核查、处方集合规性、重复治疗核查、药物相互作用核查、eMAR，以及由重要的药物医嘱组成部分（如剂量、给药日程、剂型）构成的医嘱语句，以便正确下达医嘱。与药物相关的CDS的高级功能应在CDS的基础功能运行良好后再行实施。这些高级功能包括用于监测患者个体因素（例如，年龄、体重、肾功能、肝功能、液体状态、累积剂量）的高级给药指导，以及与药物相关的实验室数据和患者监护。[29]

对于任何级别的CDS来说，主要问题便是规则或警报疲劳。就像使用互联网时会出现令人厌烦的弹窗一样，CDS也可表现为警报框。当临床医生厌倦了频繁而无临床意义的警报（业内称之为警报滋扰）时，这些警报很快就会遭到忽略。对警报产生的这种麻木感会降低这款旨在提高用药安全性的工具的有效性。与CPOE一样，CDS应通过周密的规划和验证加以实施，从而最大程度地减少意外后果。[30-37]一项研究发现，根据临床意义对警报进行"分级"，可更好地满足警报所提供的建议。"只有最严重的药物相互作用才需要临床医生做出回应。"一级警报要求叫停问题医嘱，二级警报要求备注手动操作ADC的原因，三级警报则仅提供信息而不要求采取任何措施。医疗机构应考虑不使用无临床意义的信息警报，以减少警报过多所引起的"噪声"。[38]

一家医疗机构对其CPOE/CDS系统中警报的发生率和类型进行了研究，并报告平均每天触发1 226次警报，平均每位患者11次警报。触发最频繁的警报（57%）与重复的用药类别有关。研究发现，警报的价值与其数量成反比，因为仅有1.4%的医嘱被叫停。该研究列出了一份建议清单，帮助减少假阳性警报，这对MSO来说是很有用的资源（图8-3）。[39]

帮助减少假阳性警报的建议

1. 收集和分析特定地点的警报数据，识别和评估频繁发出的警报。
2. 作为批准过程的一部分，评估用药方案和医嘱集潜在的警报。
3. 不要依赖CPOE解决潜在的警报疲劳，应使用当前的药房系统解决此问题。
4. 添加任何新警报前都应深思熟虑。它已足够具体还是只会导致警报疲劳？
5. 要求供应商数据库能够针对单个用户或亚专科启用自定义警报。
6. 要求供应商数据库允许在特定警报被无视后抑制该警报。
7. 更新过敏症状，以便对之前耐受的药物将不再发出警报。
8. 考虑在警报中添加替代疗法的相关建议。
9. 对因错失警报而产生的用药差错报告进行分析，考虑将该信息编码后添加到ADE数据库中。
10. 不要盲目接受药物相互作用的程序设计。许多系统中存在着大量临床意义不大的药物相互作用。

图8-3 帮助减少假阳性警报的建议

Source: Adapted with permission from Cash, JJ. Informatics exchange: Alert fatigue. Am J Hea/th–Syst Pharm. 2009; 66: 2098–2101. ©2009, American Society of Health–System Pharmacists, Inc. All rights reserved.

未配合CDS的CPOE改进方案包括保证用药医嘱特定于每种药物。在理想情况下，医嘱语句应包含完整的医嘱内容，可指导开具处方者开具市售的剂量强度，并提供正确的给药时间表。这在药物存在多种剂型［如速释（immediate release，IR）、缓释（sustained release，SR）］且给药间隔不同的情况下很有帮助。另外，为加强安全给药实践，如果在下达医嘱的过程中，开具处方的医师只能使用适合该药的给药途径，这样的限制也很有助益。

MSO以及该机构的其他药师应参与所有阶段的CPOE和CDS的规划、实施和维护。MSO应充分参与设计、审查和评估医嘱集、给药方案、警报级别、剂量范围核对、药物命名惯例、药物和医嘱集助记符以及警报优先级。越来越多的资源均有助于规划和实施CPOE及CDS（图8-4）。

条形码给药系统（BCMA）

BCMA是另一种被推荐并广为接受的技术性干预措施，可作为减少用药差错的一种手段。[7-9,40-42]据估计，约有35%的用药差错发生在给药阶段，在将药物送达患者之前的过程中，往往罕有或根本没有双重核对步骤。[40]相关研究表明，BCMA可减少50%的给药差错。[40-42]然而，一项研究报告指出，在BCMA所检测到的差错中，中度或重度差错的占比不到10%。超过90%的差错的严重程度极低。[41] BCMA通常是防止给药差错的最后一道防线，若实施得当，可提高用药安全性。[43]目前至少有20家不同的BCMA系统供应商。

由于医疗机构特定因素所呈现的复杂性和可变性，目前尚无普遍适用的"技术"解决方案……BCMA技术由许多硬件和软件组成，可包括用于腕带和药房中药品包装的条形码打印系统；连接

第八章 用药技术和安全性

> **用于实施CPOE和CDS的资源**
>
> **准备实施CPOE**
>
> ASHP guidelines on pharmacy planning for implementation of computerized provider-order entry systems in hospitals and health systems[J/OL]. Am I Health Syst Pharm, 2011, 68: e9-e31, doi:10.2146/sp100011e.
>
> Stablein D, Welebob E, Johnson E, et al. Understanding hospital readiness for CPOE[J/OL]. It Comm I Oual Saf, 2003, 29(7): 336-344.
>
> Massachusetts Hospital CPOE Initiative CPOE Readiness Roadmap Guide[R/OL]. Massachusetts Technology Collaborative, http://masstech.org/ehealth/cpoe.html.
>
> Metzger J, Fortin J. Computerized physician order entry (CPOE) in community hospitals Lessons from the field Oakland[R/OL]. CA: California Health Care Foundation, 2003. http://www.chcf.org/topics/view.cfm?itemID=20729.
>
> 俄勒冈健康与科学大学生物医学信息学和临床流行病学系的医师医嘱录入团队。www.cpoe.org 有几条共识建议:
>
> 1. 成功实施CPOE的考虑因素。链接：http://www.ohsu.edu/academic/dmice/research/cpoe/findings.php#considerations
> 2. 仍在讨论中的CPOE问题。链接：http://www.ohsu.edu/academic/drnice/research/cpoe/findings.php#issues
> 3. 成功实施CPOE的原则。链接：http://www.ohsu.edu/academic/dmice/research/cpoe/findings.php#principles
> 4. CPOE的意外后果的类型。链接：http://www.ohsu.edu/academic/dmice/research/cpoe/findings.php#unintended
>
> **临床决策支持CDS**
>
> Osheroff JA, Pfifer EA, Teich JM, et al. Improving outcomes with clinical decision support An implementer's guide[R/OL]. HIMSS, 2005. http://marketplace.himss.org
>
> Osheroff JA. Improving medication use and outcomes with clinical decision support: a stepby-step guide[R/OL]. HIMSS, 2009. http://marketplace.himss.org

图8-4　用于实施CPOE和CDS的资源

患者附近计算机的便携式条形码扫描仪；可将便携式床旁计算机连接到中心计算机服务器的通信网络（通常是无线的）；在服务器上运行的、用于处理输入信息并将信息返回到床旁计算机的软件应用程序；也有用于将服务器/软件和其他医院数据库进行互通的系统，例如药房信息系统、医嘱录入系统以及入院、出院和转院（admission, discharge, transfer，ADT）系统。[40]

根据2011年ASHP开展的一项全美医院药房实践调查显示，美国50.2%的医院采用了BCMA，较之上一年度报告的34.5%有了显著增加。[27] 包括一线临床工作者（特别是来自护理、药房和呼吸治疗等科室）在内的多学科团队应参与BCMA实施计划。MSO更应成为任何一支BCMA团队的重要成员。其他患者诊疗区域（如实验室、血库和住院处）也应考虑使用条形码技术。与CPOE/CDS一样，有关安全实施BCMA的知识体系正在不断扩展。[40,43]

BCMA所涉及的主要用药安全问题便是采用变通方法。变通方法是不遵循标准程序或规程的行为，通常指捷径。这些捷径破坏并最大程度地减少了BCMA在用药安全上的潜在获益。科佩尔等人述说了15种与BCMA相关的变通方法及已明确的变通方法的31种不同原因。变通方法可分为省略处理步骤、不按顺序执行相关步骤及采用未授权的处理步骤等几大类别。产生BCMA变通方法的可能原因则可分为：与技术相关、与任务相关、与机构相关、与患者或环境相关等类别。[45] BCMA的常见变通方法是直接扫描仿造或重复的标签，而不是对实际的药物或患者进行扫描。最大程度地减少这种捷径的方法是让执业护士参与设计工作流程，建立保护措施以防止打印仿造或重复的标签，并就走捷径的危险教育护士和其他人员。通过经常巡视患者护理单元或常设跨学科委员会，主动征求用户反馈，然后采取行动积极解决问题，这是减少变通的另一种方法。[46] 在实施BCMA之前进行FMEA是识别这些潜在捷径（失效模式）和设计防范流程的良方。

MSO可协助开发或加强药房运营，支持BCMA。与本章所讨论的其他技术一样，结合FMEA或差距分析来创建整个过程的流程图是个很好的起点。为确保扫描的可读性和准确性，在每种药品样本抵达药房时，均应对其进行扫描，然后再将之归入药房存储区域。在此过程中，药房技术员应使用与护理部门相同的BCMA设备。与此同时，MSO应确认在扫描条形码和向系统添加新产品的过程中含有冗余（如药师对技师的工作进行核查）。在为药品添加条形码标签时，为实现安全贴码，应制定相关指导原则。例如，确保药品名称和所有重要的信息均可见或置于药品器具的永久性部位上，而非置于可拆卸的吸入器或注射器盖子上。表8-2列明的参考指南有助于统一配药及条形码放置方法。当药品条形码不可读或不正确时，应确保在通知药房的过程中能够与终端用户协作，并将药房或其他人员需要采取的措施及时反馈给终端用户。MSO可选择这些过程中的任何一个作为绩效改进指标的基础。

自动配药柜（ADC）

ADC是"计算机化药品存储设备或机柜，能在医疗点附近存储和配发药品，同时控制和追溯药品的分发"。[47]ADC已发展成为许多医院主要的药品分发方法。通过提高可及性、安全性和改进计费流程，使用ADC对药品分发工作产生了积极的影响。ADC软件的功能很强大，可简可繁。更为复杂的系统往往能够提供集成的自动补给系统，并采用条形码管理补给和给药工作。大多数系统也可提供某种类型的警报和/或基本决策支持。可配置型ADC能够接入药房计算机系统，在从ADC取用药品前，需要经药师审核患者的用药医嘱，从而提高用药安全性，此类ADC因而得到普遍认可。不可配置型ADC则无需经药师审核医嘱，或在药师审核医嘱前即可取用药物，通常用于ED、手术室、麻醉恢复室以及待产和分娩室。这些医疗服务区域往往缺乏药师先行审核医嘱这一重要的安全保障措施。应尽可能减少不可配置型ADC的应用区域。在采用了CPOE系统的医院，由于前文描述的诸多用药安全益处，ED也开始成为倾向于使用可配置型ADC的区域之一。许多急诊患者最终将住院接受治疗，ED医嘱和给药记录则提供了这种治疗

表8-2 呼吸治疗药物

通用名	商品名	规格	剂型	包装规格	批号#	生产厂家	条形码处理*	存储区域	备注	配发
沙丁胺醇	舒喘灵	90 mcg	吸入剂	17gm	1727072101	阿姆斯特朗	2	B区	开箱即用**	多剂量
沙丁胺醇	沙丁胺醇	2.5mg	吸入溶液	3mL	18619804	戴伊	1	B区		ADC/发药车
布地奈德/福莫特罗	普米克令舒	0.25mg	吸入溶液	2mL		阿斯利康	5	A区	分包装，分包装后两周内使用有效	多剂量
氟尼缩松	百慕时		吸入溶液	2.5mL	5024210039	基因泰克	2	将药品连同铝箔包装一并放入冰箱	用蓝色锁鲜袋分包单剂量	发药车

*条形码处理流程：
1.使用制造商的条形码
2.加贴标签
3.单剂量包装和药液量杯
4.单剂量包装和口服药
5.需要重新包装
6.机器人包装

**开箱即用：
1.从包装盒中取出吸入装置
2.粘贴患者小标签时应遮开开口处
3.在安全柜中配药

Inh: inhalers, 呼吸剂；Neb: inhalation solutions, 吸入溶液。

Source: Courtesy of D. Saine, Winchester Medical Center.

的连续性。在患者转换医疗服务期间，或许需要更加灵活地使用手动操作ADC的功能，并可利用用于验证的药房周转时间报告，为传统上相对开放的取用药品区域提供取药等待时间的相关数据。

若ADC补给不正确，则可导致用药差错，诸如形似/音似药品彼此相邻、一次拿取不止一种药品，或药品从某一货位溢出到其他货位。与BCMA结合使用的条形码补给系统可减少此类差错。未与BCMA结合使用的条形码补给系统则存在较多的问题。配有条形码的药袋有可能装错了药物，也有可能既装有正确的药物，也夹杂着不正确的药物，后者通常是形似药物。若每种配备了条形码的药物均经过扫描显示入库、库存不足，并用以进行补给和放入患者照护区的患者用药箱，出错的可能性就会小得多；但这一过程相当烦琐，通常得不到贯彻执行。

当指定药物从病区取出时，ADC还能弹出警报或警告。合理使用该功能有助于减少用药差错或在配药点提供重要的药物信息。一些可能的警报示例包括以下药物：高警示药、形似音似药、限制药、需经特殊处理/监测的药品、短缺药、高浓度溶液、缓释制剂等。MSO应联合护理人员或用药安全团队一同确定ADC警报的使用，并定期进行适当的检查/修改，以免引起警报疲劳。

手动操作ADC取用药品也会导致用药差错。在药师审核医嘱前，可实现手动操作ADC取用药物。手动操作应仅限于急救和紧急情况下所需的药品。若允许手动操作取用常规药物，则更有可能发生用药差错。[48]应根据解决每个患者护理区域的每种药物潜在安全问题的相关标准，建立该区域可手动操作ADC的相关药物清单（图8-5）。

用药安全委员会/小组和P&T委员会应对所有可手动取用药品实施审批流程。需要考虑的可使用手动操作功能取用药物的相关问题如下：

- 立即给药有多重要？
- 是否判断为手动操作机制并开始行动？
- 药师在审核/核验时出现延误是否会危及患者安全？

ADC手动操作标准样本

1. 因等待药师审核而造成用药延迟，这种情况有可能危及患者的临床病况
   a. 急救或"抢救"药品用于治疗以下病症：
      - i. 低血糖
      - ii. 高血压/低血压
      - iii. 心律失常
      - iv. 大出血
      - v. 过敏性休克/严重过敏反应
      - vi. 酸中毒
      - vii. 严重电解质紊乱
      - viii. 癫痫
      - ix. 严重躁狂
   b. 逆转剂、解毒剂或急救药品
   c. 插管用药
   d. 其他急需药品
      - i. 沙丁胺醇
      - ii. 表面活性剂
      - iii. 催产素
2. 与患者舒适度相关的药品
   a. 静脉阿片制剂
   b. 静脉止吐制剂

图 8-5　ADC手动操作标准样本

虽然业界尚未就适当的ADC手动操作率达成正式的共识，但专业指南建议，除非属于急救/紧急情况，一般应尽量减少手动取用药物的频次。MSO应确保相关流程到位，可供药师对手动取用的药物追加医嘱、核查手动操作的发生率，并评估ADC手动操作过程中的潜在用药差错。

ISMP[47]和ASHP[49]在各自的网站上分别提供了关于安全使用和实施ADC的相关指南。2007年，ISMP发布了一份报告，列出了与安全使用ADC相关的12项核心流程[47]（表8-3）。MSO应严格评估其ADC系统、流程及符合ISMP和ASHP建议的政策。

表8-3 ADC的安全使用：核心流程、风险和潜在解决方案

核心流程	安全风险	潜在解决方案
ADC的环境	光照不足或温度控制不佳，干扰，远离供应端/患者	事先规划放置的位置或重新进行规划。将其放置在干扰最小的区域
ADC安全性	未经授权接触药物，密码保护	围绕访问、密码、更新、终止等，制定明确的政策和规程
不可配置型ADC	在未经药师审核的情况下拿取药品和给药	尽量减少或消除不可配置型ADC。限制存储药物的品种和数量。考虑为不可配置型ADC取药单独设置双重核对流程
ADC上的信息和显示	信息不完整或显示错误	确保完整的患者姓名和药品信息清晰可见，避免使用缩写和简写。在适当的地方使用大写字体。ADC中的药品名称应与药品标签和MAR一致
选择库存品种和PAR程度	不安全或库存不足的库存品种	建立库存品种选择标准，针对用法和患者群体自定义相关内容。由P&T或用药安全团队负责监督。使用单剂量或即用剂量。限制库存水平以避免意外用药过量
ADC配置	形似的名称和包装补给或搬运差错	使用带盖的单个隔层，避免使用矩阵式抽屉。若必须使用，应避免放置管制物品、高警示药品和极有可能被移除的药物。规划抽屉的布局：每一隔层存储同一规格的药物。设置模拟抽屉以使相似错误可见。监控抽屉库存是否发生了变化
补给过程	补给差错：可拿取的药品有误	用条形码确认药房入库和药柜填充过程；确保用药过程中的药物名称一致。区分形似/音似药物
拿取药品	药物选择有误；给予错误的药物、剂量、途径或频次	药房配置模式下配置ADC；与护理人员合作，确保一次只为一名患者拿取药品
手动操作	未经药师审核拿取药品和给药可致患者因以下原因受到伤害：未发现使用致敏药物、禁忌药物、存在药物相互作用；错误的药物、剂量和途径	为手动操作建立相关标准。制定对通过手动操作获得的药物进行回顾性审查的相关流程。定期监测和核查手动操作。限制手动操作时可取用药物的数量和浓度
药品从ADC运至患者床旁	给予错误的患者；转移；药物存储不当	以原始的单剂量包装运送至床边；确保配备足够数量的ADC，且安全工作流程到位。与护理人员合作开发流程
退药	将药物送回错误的药箱可导致取药和给药差错	创建相关流程，从而将所有退还的药物回收至单向流动的回收箱

续表

核心流程	安全风险	潜在解决方案
员工教育/胜任力	不熟悉相关功能可导致采用不安全的变通方法或延误治疗	进行任何升级后,要确保充分开展了定向培训,并定期评估胜任力情况

ADC:automated dispensing cabinets,自动配药柜;MAR:medication administration record,用药记录;P&T:pharmacy and therapeutics,药事与药物治疗。
Source: Adapted with permission from Institute for Safe Medication Practices. Guidance on the Interdisciplinary Safe Use of Automated Dispensing Cabinets. Available at: http://www.ismp.org/Tools/guidelines/ADC_Guidelines_Final.pdf.

智能输液泵/智能输液设备

智能输液泵或智能输液设备(intelligent infusion devices,IID)是一种通过编程软件用于预防用药差错的计算机化输液设备。智能输液泵包含药品库,可在其中对特定药物的给药指南、浓度限制、输注速率和时间进行编程。剂量可根据标准或患者的体重来设定,并有绝对或相对的限制。可根据不同的诊疗区域区分药品库,例如成人内科/外科、成人危重症监护和成人肿瘤科,以促进执行针对特定患者群体的给药指南,并最大程度地减少不当给药的机会。智能输液泵是预防用药差错的重要工具,特别是在输注肝素和胰岛素等高警示药品时,一旦输液泵的编程出错,可导致重大的患者伤害甚至死亡。[50-53]哈奇等人报告称,智能输液泵可预防97%的泵编程差错。[54]

根据2011年ASHP开展的一项全美调查显示,67.9%的美国医院使用了智能输液泵。[27]与其他技术性干预措施一样,应在采用该项干预前开展重要的多学科规划。由于输液泵的使用者主要为护理人员,数据库、输液参数和给药限制方面应主要由其进行输入和审核,以最大程度地发挥输液泵的安全特性。给药和输液参数应符合临床实践,从而避免不必要的手动操作。在采用输液泵前就要确定并遵循标准药物浓度。若不使用

第八章 用药技术和安全性

输液泵的智能功能，则无法发挥其安全特性；若非禁止，应强烈反对不使用智能功能的做法——除非所面对的情况非常特殊，例如，无法将药品添加到药品库中。MSO应熟稔护理实践之道，并与护理部门的领导密切合作，共同制定输液泵的使用政策。输液泵警报也可引起警报疲劳。罗斯柴尔德等人发现，25%的输液泵警报遭到无视。[55]在理想情况下，输液泵应提供手动操作和其他数据的报告，以评估CQI的目标。最好在输液泵的软件中安装无线服务器，以便实现该目标，从而可按需下载和分析CQI数据，而无需实际接触每台输液泵。可根据质量改进数据对药品库进行修改，最大程度地减少手动操作和不使用智能功能的情况。建议进行主动风险评估（如FMEA），尽量减少变通方法。上述措施通常是在MSO的指导下开展的。

研究表明，智能输液泵的未来发展方向应包括与CPOE、BCMA、MAR和药房计算机系统进行整合，以提高用药安全能力。[56]一家机构已将其eMAR、BCMA和IID整合到由条形码驱动的工作流程当中。这三项技术可用来集成系统连接和运行输液泵（也称静脉互用性或自动编程），而无需对输液泵进行手动编程。该机构积累的经验表明，此方法使上报的静脉输注肝素差错减少了32%，这一初步成果令人振奋。[56]关于用药设备的互用性，尚需要开展更多的研究并积累更多的经验，但对MSO来说，这可谓重大机遇。

其他配药技术

尤其是在用药系统的配药阶段，还有其他几种用于提高效率、准确性和安全性的技术。其中包括转盘式配药技术、用于单剂量的机器人技术、发药车、静脉用药混合及药物运送，以及单剂量包装机。各机构成功使用上述技术的案例报告屡见不鲜，但医药界目前几乎没有针对任何一项技术开展过大规模的研究。与任何一项新型用药安全技术一样，MSO是安全实施各项技术的核心所在。自动配药流程可提高效率。全面的项目管理计划（包括文献评估、实地考察、工作流程研究和流程再造）对于成功实施技术至关重要。

其他注意事项

MSO希望确保安全有效地解决宕机、数据管理/CQI以及系统集成和互用性问题。需要着重强调的是，这些流程均无法孤立地进行设计、测试或实施，MSO将成为更大的协作团队的一部分。

宕机

所有技术都会遇到宕机问题，无论是在预料之中还是在预料之外。当临床过程依赖技术发挥作用时，若宕机流程未经定义和沟通、不能运行且不可访问，就可能使工作流程陷于瘫痪，并最终威胁到患者安全。MSO应促进创建药物相关技术的宕机程序。这包括创建纸质备份表单、数据回传计划、系统自动备份，并可运行快照报告（用来访问患者信息和药物信息）。MSO应就宕机程序与IT和药房信息员展开协作。

数据管理/CQI

许多药物相关技术都具有生成数据的能力。除了监测用药差错报告外，MSO还应评估技术的数据挖掘能力，并制订计划，监测新技术在实施期间、实施之后的短期内以及长期的有效性。用药安全或其他相关的委员会应定期回顾数据，评估是否存在改进空间。这些技术可提供实际发生事件的更

第八章　用药技术和安全性

多数据，而不是依靠事件的自愿报告获取相关数据。[4]

集成和互用性

减少过程中人工录入步骤的数量，这是减少用药差错的行之有效的方法。[4]药物相关技术发展的下一步，是将多种技术集成到一个无缝对接的系统当中。[57]ASHP于2007年开展的一项调查显示，86%的美国医院的药房计算机系统要么由一家供应商集成在一套产品中，要么与其他供应商进行技术对接。但是，同样的调查显示，只有19.6%的美国医院同时拥有eMAR、BCMA和电子护理记录这3种系统。[58]随着越来越多的技术具有集成、对接的能力和/或互用性，MSO将获得新的发展机遇。当集成多种技术（例如药房系统、eMAR和IID）时，这些系统可能不支持相同类型的输注给药。如果IID是按体重给药，但药房系统和eMAR显示的是按体积/时间（例如，mL/h）给药的模式，护士便得不到基于体重给药的正确信息，也无法据此对输液泵编程。一旦出现这种情况，MSO应与其他人共同开发并制定用药过程中的安全防范措施，以防止用药差错和患者伤害。

总结

技术通常被认为是提高用药安全的一种手段，但在实施药物相关技术时，应预见到其所带来的意外后果及产生差错的新原因。项目管理规划、主动风险评估和多学科团队是成功推行新技术的关键要素。随着技术在医疗行业得到广泛的应用，相关文献和资源也大量涌现。资源充足和周密规划是两大共同的主题，以确保达成最佳结果。表8-4总结了MSO使用选定技术提高用药安全性的机会。MSO在药物相关技术的实施和使用中发挥着关键的作用——确保维护并实现用药安全。

表8-4 MSO使用选定技术提升用药安全的机会

选定技术常见的用药安全问题	MSO工作的切入点
CPOE/CDS	
▪ 系统中的药品命名惯例/助记符是否清晰且一致？ ▪ 非循证或未得到批准的标准方案/医嘱集 ▪ 形似药的名称 ▪ 警报疲劳 ▪ 相互作用核对 ▪ 重复用药核对 ▪ 内部开发的其他自定义警报 ▪ 剂量单位不一致（mg与Gm，电解质的元素与盐形式）	▪ 与药房信息员密切合作开发药物名称助记符，并确保其与其他相关系统保持一致，例如ADC、计费系统等 ▪ 参与开发和审核CPOE医嘱集及相关方案 ▪ 制定CPOE医嘱集时要包括防范形似/音似用药差错的相关策略 ▪ 监测CPOE内向终端用户发出的规则和警报（CDS）。采取措施减少警报滥扰或无临床意义的警报 ▪ 与药房信息员合作开发更特殊、更复杂的CDS ▪ 协助开发测试场景，评估潜在的用药差错 ▪ 就CPOE系统中任何容易出错的过程培训终端用户 ▪ 为宕机时间、预期和意外情况以及软件升级制订计划 ▪ 寻机与其他用药技术进行整合和/或互用
BCMA	
▪ 系统使用什么类型的条形码以及包含哪些信息？ ▪ 无线系统是否拥有足够的能力支持BCMA？ ▪ 患者ID腕带必须附有条形码 ▪ 不是每间病房都配备了硬件（计算机）和扫描仪 ▪ 用药病房中的药品未包含条形码 ▪ 潜在的变通方法，例如，扫描"虚拟标签"而不是实际的产品或患者 ▪ 手动操作	▪ 参与BCMA系统的评估和筛选 ▪ 检查处方集并确保所有药物都进行了药品编码 ▪ 开发一种流程，为不包含使用单位或包装限制了其可读性的药物添加条码 ▪ BCMA如何处理部分剂量、多剂量和范围剂量？ ▪ 与护理部门密切合作制定给药、记录和监测流程图 ▪ 在BCMA实施前开展FMEA ▪ 制定相关政策和规程，并开展培训 ▪ 为宕机时间和软件升级制订相关计划 ▪ 常规监测不合规或异常的报告
IID	
▪ 非标准浓度 ▪ 非标准滴注次数 ▪ 警报疲劳 ▪ 未使用药品库 ▪ 手动操作	▪ 参与IID的评估和筛选 ▪ 与其他临床工作人员共同完善数据集/药品库 ▪ 制定政策、规程并开展培训 ▪ 负责更新药品库和升级软硬件 ▪ 对手动操作进行审核，并适当更新药品库 ▪ 支持应用无线技术更新和监测IID ▪ 与护理部门密切合作，评估不使用智能输液泵库的发生率

续表

选定技术常见的用药安全问题	MSO 工作的切入点
配药技术	
■ 效率低下的工作流程 ■ 例行维护 ■ 宕机 ■ 培训 ■ 双重核对/验证	■ 绘制工作流程图，进行时间—运动研究，并在实施前后评估差错报告 ■ 确保设备得到妥善保养以备高峰时段使用 ■ 制定宕机和升级规程 ■ 确保充分的培训和定向指导 ■ 建立流程，确保使用的技术得到优化 ■ 制定相关政策和规程并开展培训

ADC：automated dispensing cabinets，自动配药柜；BCMA：bar code medication administration，条形码给药；CDS：clinical decision support，临床决策支持；CPOE：computerized provider order entry，计算机化医嘱录入；IID：intelligent infusion devices，智能输液设备；FMEA：failure modes and effects analysis，失效模式与效果分析。

实践技巧

1. MSO 应参与规划所有新的药物相关技术。在规划阶段发现潜在的安全"上线"问题，并帮助团队成员了解当前技术和计划实施的用药技术之间的相互关系、影响和发展潜力，以及对用药安全产生的影响。
2. 在实施新技术时，应始终包括终端用户的代表。临床工作流程应成为过程和工具的主要驱动力。
3. MSO 应与机构/医疗系统内的临床信息学同事合作，确保用药安全。并与药房信息员及涉及用药过程相关技术（如临床转化、CPOE 和护理信息学）的其他团体或部门建立起牢固的工作关系。
4. 切记要在实施后制订相关计划，以便对新技术、宕机及长期支持进行监测。MSO 希望通过监测和数据分析来确保安全在技术实施后不会受到影响，而且其专业知识有助于确定宕机时间和持续支持的关键保障措施。

参考文献

1. National Academy of Engineering. Greatest Engineering achievements of the 20th century. Available at: http://www.greatachievements.org/ Accessed July 10, 2008.
2. Technology. Dictionary.com. Dictionary.com Unabridged (v 1.1). Random House, Inc. Available athttp://dictionary.reference.com/browse/technology Accessed: July 14, 2008.

3   Leape LL. Error in medicine. JAMA, 1994, 272: 1851-1857.
4   Leape L, Kabcenell A, Berwick D. Institute for Healthcare Improvements Breakthrough Series Guide Reducing Adverse Drug Events. Boston, MA: Institute for Healthcare Improvement; 1998.
5   Leape LL, Bates DW, Cullen DJ, et al. Systems analysis of adverse drug events. ADE Prevention Study Group, JAMA, 1995, 274:35-43.
6   The Institute of Medicine. To Err Is Human, Building a Safer Health System. Washington, DC National Academy Press, 1999.
7   The Institute of Medicine. Crossing the Quality of Chasm, A New Health System for the 21st Century. Washington, DC: National Academy Press, 2001.
8   The Leapfrog Group. Available at: www.leapfroggroup.org. Accessed March 9, 2009.
9   National Quality Forum. (2003). Safe practices for better health care. Washington, DC Available at: http://www.qualityforum.org/News_And_Resources/Press_Kits/Safe_Practices_For_Better_Healthcare.aspx Accessed June 1, 2011.
10 Klein M. The technological revolution. Footnotes. The Newsletter of FPR is Wachman Center. 2008; 13(18). Accessed September 9, 2012.
11 Ash, J, Sittig D, Poon E, et.al.The extent and importance of unintended consequences related to computerized provider order entry. J Am Med Inform Assoc, 2007,14(4):415-423.
12 Ash J, Berg M, Coiera E. Some unintended consequences of information technology in health care: The nature of patient care information system-related errors. J Am Med Inform Assoc, 2004, 11: 104-112.
13 Nebeker J, Hoffman J, Weir C, et al. High rates of adverse drug events in a highly computerized hospital. Arch Intern Med, 2005, 165: 1111-1116.
14 Koppel R, Metlay J, Cohen A, et al. Role of computerized physician order entry systems in facilitating medication errors. JAMA, 2005, 293: 1197-1203.
15 Teich JM, Merchia PR, Schmiz JL, et al. Effects of computerized physician order entry on prescribing practices. Arch Intern Med, 2000, 160, 2741-2747.
16 The Joint Commission. Sentinel Event Alert Safely implementing health information and converge technologies. Issue 42. December 11, 2008. Available at: http://www.jointcommission.org/sentinel_event_alert_issue_42_safely_implementing_health_information_and_ converging_technologies/Accessed September 4, 2011.
17 Project Management Institute. A Guide to the Project Management Body of Knowledge:

PMBOK Guide. Newtown Square, PA: PMI, 2008.

18　Bruce A, Langdon K. Essential Managers Project Management. New York: DK Publishing Inc, 2000.

19　Healthcare Information and Management Systems Society. Klinedinst JW. The project management discipline: An introduction. Available at: http://www.himss.org/content/files/PM_Discipline_lntro031307.pdf?whhdl. Accessed July 10, 2008.

20　Healthcare Information and Management Systems Society. Why have a project methodology in health care and how to deliver successful projects. HIMSS Project Management Task Force. January 7, 2008. Available at: http://www.himss.org/content/files/WhyHaveProjectManagementMethodology.pdf?src=enews20080109 Accessed July 11, 2008.

21　Mitchell J. Root-Cause Analysis and Healthcare Failure Mode and Effects Analysis, Two Proactive Harm-Prevention Strategies. In, Manasse H, Thompson K, eds. Medication Safety, A Guide for Health Care Facilities. Bethesda, MD: American Society of Health-System Pharmacists, 2005,237-251.

22　Gordon B. Medication Safety Self-Assessments. In: Manasse H, Thompson K, eds. Medication safety, A Guide for Health Care Facilities. Bethesda, MD: American Society of Health-System Pharmacists, 2005,299-318.

23　Eslami S, de Keizer, N, Abu-Hanna A. The impact of computerized physician medication order entry in hospitalized patients: A systematic review. J Am Med Inform Assoc, 2007, 14(4):400-406.

24　Wolfstadt JI, Gurwitz JH, Field TS, et al. The effect of computerized physician order entry with clinical decision support on the rates of adverse drug events: A systematic review. J Gen Intern Med, 2008, 23(4):451-458.

25　Kaushal R, Shojania K, Bates, D. Effects of computerized physician order entry and clinical decision support systems on medication safety: A systematic review. Arch Intern Med, 2003, 163: 1409-1416.

26　KLAS. CPOE adoption milestone still out of reach for most U.S. hospitals. Available at: https://www.klasresearch.com/News/PressRoom/2010/CPOE.aspx. Accessed June 1, 2011.

27　Pedersen C, Schneider P, Scheckelhoff D. ASHP national survey of pharmacy practice Dispensing and administration—2011. Am J Health-Syst Pharm, 2012, 69(6):768-785.

28　Osheroff JA, Teich JM, Middleton B, et. al. A roadmap for national action on clinical decision support. J Am Med Inform Assoc, 2007, 14: 141-145.

29 Kuperman GJ, Bobb,. Payne TH, et al. Medication-related clinical decision support in computerized provider order entry systems: A review. J Am Med Inform Assoc,2007, 14(1):29-40.

30 Metzger J, Welebob E, Turisco F. Effective use of medication-related decision support in CPOE. Patient Saf Qual Healthcare, 2008, Sep/Oct: 16-24.

31 Van Der Sus H, Aarts J, Vulto A, et.al. Overriding of drug safety alerts in computerized physician order entry. J Am Med Inform Assoc, 2006, 13: 138-147.

32 Paterno M, Saverio M, Gorman P, et al. Drug-drug interaction alerts by severity mcreases compliance rates. J Am Med Inform Assoc, 2009, 16:40-46.

33 Agency for Healthcare Research and Quality. Emerging lessons: computerized provider order entry with clinical decision support. Available at: http://healthit.ahrq.gov/portal/server.pt?open=514&objID=5562&mode=2&holderDisplayURL=http://prodportallb.ahrq.gov:7087/publishedcontent/publish/communities/a_e/ahrq_funded_projects/test_emerging_lessons/health_briefing_12282006111158/computerized_provider_order_entry_with_clinical_decision_support.html. Accessed July 12, 2008.

34 Shamliyan T, Duval S, Du J, et al. Just what the doctor ordered. Review of the evidence of the impact of computerized physician order entry system on medication errors. Health Svs Res, 2008, 43(1 Ptl):32-53.

35 Ammenwerth E, Schnell-Inderst P, Machan C, et al. The effect of electronic prescribing on medication errors and adverse drug events: A systematic review. J Am Med Inform Assoc, 2008, 15(5):585-600

36 Gross PA, Bates DW. A pragmatic approach to implementing best practices for clinical decision support systems in computerized provider order entry systems. J Am Med Inform Assoc, 2007, 14(1):25-28.

37 Dixon, BE, Zafar, A. Inpatient Computerized Provider 0rder Entry (CPOE) Findings from the AHRQ Health IT Portfolio. Agency for Healthcare Research and Quality. AHRQ Publication No. 09-0031-EF. January 2009 Available at: http://healthit.ahrq.gov/images/jan09cpoereport/cpoe_issue_paper.htm. Accessed September 4, 2011.

38 Sittig D, Ash J, Zhang J. Lessons from "unexpected increased mortality after implementation of a commercially sold computerized physician order entry system" Pediatrics, 2006, 118:797-801.

39 Cash JJ. Informatics exchange: Alert fatigue. Am J Health-Sys/ Pharm, 2009,66:2098-2101

40 Cummings J, UHC Technology Report: Bar-coded Medication Administration. University

Health System Consortium, June 2005.

41 Johnson C, Carlson R, Tucker C, et al. Using BCMA software to improve patient safety in Veterans Administration medical centers. J Healthc Inf Manag, 2002, 16(1):46-51.

42 Larrabee S, Brown MM. Recognizing the institutional benefits of bar-code point-of-care technology. Jt Comm J Qual Saf, 2003, 29:345-353.

43 Sakowski J, Newman J, Dozier K. Severity of medication administration errors detected by a bar-code medication administration system. Am J Health-Syst Pharm, 2008, 65: 1661-1665.

44 American Hospital Association, Health Research and Educational Trust, Institute for Safe Medication Practices. Pathways for Medication Safety: Assessing Bedside Bar-coding Readiness. Chicago:Heath Research and Educational Trust, 2002.

45 Koppel R, Wetterneck T, Telles J. Workarounds to barcode medication administration systems:Their occurrences, causes, and threats to patient safety. J Am Med Inform Assoc, 2008, 15,408-423.

46 Patterson ES, Rogers ML, Render ML. Fifteen best practice recommendations for barcode medication administration in the veterans health administration. Jt Comm J Qual Saf, 2004, 30(7): 355-365.

47 Institute for Safe Medication Practices. Guidance on the interdisciplinary safe use of automated dispensing cabinets. Available at: http://www.ismp.org/Tools/guidelines/ADC_Guidelines_Final.pdf Accessed September 4, 2011.

48 Kester K, Baxter J, Freudenthal K. Errors associated with medications removed from automated dispensing machines using override function. Hosp Pharm, 2006, 41:535-537.

49 American Society of Health-System Pharmacists. ASHP guidelines on the safe use of automated medication storage and distribution devices. Am J Health-Syst Pharm, 1998, 55: 1403-1407.

50 Eskew J, Jacobi J, Buss W, et.al. Using innovative technologies to set new safety standards for the infusion of intravenous medications. Hosp Pharm, 2002, 31: 1179-1189.

51 Malashock C, Shull S, Gould D. Effect of smart infusion pumps on medication errors related to infusion device programming. Hosp Pharm, 2004, 39(5):460-469.

52 Williams C, Maddox R. Implementation of an i.v. medication safety system. Am J Health-Syst Pharm, 2005, 62:530-536.

53 Wilson K, Sullivan M. Preventing medication errors with smart infusion technology. Am J Health-Syst Pharm, 2004, 61:177-183.

54 Husch M, Sullican C, Rooney C, et.al. Insights from the sharp end of intravenous medication errors: Implications for infusion pump technology. Qual Saf Health Care, 2005, 14:80-86.

55 Rothschild JM, Keohane CA, Cook EF, et al. A controlled trial of smart infusion pumps to improve medication safety in critically ill patients. Crit Care Med, 2005, 33:533-540.

56 Prusch AE, Suess TM, Paoletti RD, et al. Integrating technology to improve medication administration. Am J Health-Syst Pharm, 2011, 68:835-842.

57 Siska MH, Tribble DA, Opportunities and challenges related to technology in supporting optimal pharmacy practice models in hospitals and health systems. Am J Health-Syst Pharm, 2011, 68:1116-1126.

58 Pedersen CA, Gumpper KF. ASHP national survey on informatics: Assessment of the adoption and use of pharmacy informatics in U.S. hospitals-2007.Am I Health-Syst Pharm, 2008, 65:2244-2264.

CHAPTER 9

第九章
用药差错的上报与分析

玛乔丽·肖·菲利普斯

用药安全主管

|关键术语|

药品不良事件（adverse drug event，ADE）：用药造成的伤害事件。

药品不良反应（adverse drug reaction，ADR）：指无法预防的药物特异性反应或其他不良反应（即非用药差错）。

不良事件：与患者使用医疗产品有关的不希望发生的事件，与医疗机构管辖范围内提供的照护或服务直接相关。

数据挖掘：从诸如管理和临床病历等大数据库中提取有意义的（有用且潜在可行）信息的过程（筛选大量数据，从中发现隐藏的有价值的资料）。

检测灵敏度水平（detection sensitivity level，DSL）：机构实际上报和识别的差错的比率。高差错上报率证明了高检测灵敏度水平。

FDA药品监督系统：FDA有关安全信息和不良事件的上报系统。

用药差错：用药过程中的任何环节所发生的差错；任何可能导致用药不当或患者伤害的可预防性事件。

临界差错：用药过程中出于偶然或通过核对制衡机制停止或中断的出错过程，例如，经验丰富的从业者认识到了问题并实施干预。类似术语还有侥幸脱险和幸免事件。

非惩罚性：发现差错时，对上报差错（包括自我上报）的个人给予积极的反馈而不是进行惩罚的方法，这有助于营造鼓励公开沟通差错的文化。

患者安全机构：依据《患者安全法》和《患者安全守则》在AHRQ注

册并列出的实体，为患者安全工作相关产品提供保密和特权保护。

分类学：分类的实践和科学。美国国家用药差错上报及预防协调委员会（National Coordinating Council for Medication Error Reporting and Prevention，NCC MERP）分类作为一个分类系统，用于描述和分析各用药差错事件的详细信息。

引言

所有医疗机构的目标都应是不断改进系统，防止因用药差错对患者造成伤害。医疗机构应对发生在机构内部的实际和潜在的用药差错进行监测，并调查出错的根本原因。其目的是确定改进用药系统的方法，防止未来发生差错并对患者造成潜在的伤害。需要建立一致的组织架构来监测和衡量用药安全。MSO在用药差错评估和监测的过程中发挥着核心作用，既要找准改进机会，又要评估已实施的干预措施的有效性，以提高患者安全。鼓励上报、监测和公开讨论用药差错，是建立安全文化或公正文化的关键。有关公正文化的进一步讨论，请参阅第五章。

何为用药差错？

对"是什么构成了用药差错"达成共识，这对了解用药差错产生的原因并采取全面的措施来建立更安全的用药系统是至关重要的。早期从事用药差错研究的相关人员和公共政策制定者，常将用药差错简单定义为与医生开具的处方不相符的情况。这种狭隘的关注点忽视了用药过程中通常与有害事件相关的步骤，如开具处方和患者监测。当从更广泛的角度看待用药差错时，药房干预计划（用来优化用药，并采取措施改善患者对其药物治疗方案的理解及依从性）就会成为整个安全工作的重要组成部分。

1995年7月，NCC MERP成立，这是由27个美国国家级医疗机构组成的一家独立机构，代表着美国主要的国家级医疗机构与消费者组织的合作，该机构开始着手解决与日俱增的和用药差错相关的问题（参见www.nccmerp.org）。该机构的第一项工作便是定义"用药差错"：

> 用药差错是指在医疗专业人员、患者或消费者控制药物期间，可能引起或导致用药不当或患者伤害的任何可预防性事件。此类事件的发生可能与执业实践、医疗产品、工作规程和系统等有关，包括开具处方、医嘱传递、产品标识、包装与命名、混合、配药、分发与给药、用药教育、监测和使用。[1]

此定义成为改善连续用药过程中的用药安全性的有力工具，因为它认识到了研究差错的重要性——无论差错是否在累及患者之前被发现（即使当时并未造成伤害）。用药差错与其他类别的用药相关事件如ADE、药物事故或ADRs互有重叠。重要的是，MSO要能够区分这些事件，确保做出适当且及时的响应。大卫·贝茨及其在布列根和妇女医院（Brigham and Women's Hospital）的同事提供了一个视觉性框架，这有助于解释这些类型的事件之间的重叠（图9-1）。针对检测到或上报的每一起用药差错，必须对患者结局或潜在伤害做出评估。

根据定义，ADRs是不可预防或不可改善的事件（即非用药差错），因此，应对重点要放在患者管理、上报（内部上报，若适用，则通过FDA的药品监督系统对外上报）和患者教育上，从而提高医务人员的意识。当人们尚不完全了解药物的作用时，最初往往会认为其属于不可预防性事件，一旦对必要的治疗监测有了更多的了解，或采取措施管控与其他药物、食

第九章 用药差错的上报与分析

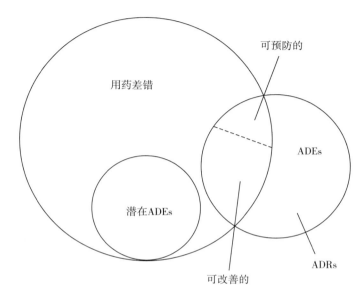

图9-1 药品不良事件的检测和分类

Source: Reproduced from Morimoto T, Gandhi TK, Seger AC, et al. Adverse drug events and medication errors: Detection and classification methods. Qual Saf Health Care. 2004;13:306–314. Used with permission from BMJ Publishing Group Ltd.

物或病情的潜在相互作用,通常就可预防此类事件。因此,ADRs的上报和信息共享对用药安全至关重要。

检测用药差错

评估用药差错是一项重要工具,可用于识别和减少与用药过程相关的可预防性风险,也可评估系统改进的影响。关键在于,医疗从业人员和机构负责人要了解上报的用药差错与医疗系统实际的用药安全水平之间存在的差异。上报的用药差错率只是针对医疗机构识别和上报药物相关问题能力的一项衡量指标。因此,与很少上报差错,也很少分析用药差错并付诸改进行动的机构相比,上报大量用药差错的机构其真实的潜在用药差错率实际上（在许多情况下可能）更低。

海因赖希[2]创建了事故和差错的冰山模型，这一类比适用于用药差错和差错上报及其所研究的交通事故。冰山在水面之上的部分（观察者所能看到的全部）代表造成重大伤害的差错；冰山在水面以下的更大部分则是无害事件或仅造成轻微伤害的事件及临界差错。有时，未造成伤害的事故和造成重大伤害的事故的唯一区别就在于纯属前者运气好。临界差错是出于偶然或通过用药过程中的核对制衡机制（例如，经验丰富的医务人员发现问题并施加了干预措施）而被阻止或中断的出错过程。比如，在无菌配制产品的核查过程中，药师发现，所配制的吗啡输液浓度为正确药量的10倍（发现了问题）。药师因此拒绝配发此药并依规对医嘱进行了相应的处置，同时通过适当指导和教育（干预）相关技术人员以重新开始配制此药。当出现差错时，通过用药过程中的核对制衡机制可有效防止不正确的药品送达患者手中。

识别或检测用药差错是用药安全管理的第一步。在医疗机构内保持较高的用药差错检测率或识别率是很重要的，因为未发现的意外风险或危害可能会带来灾难性的后果。卡普兰和巴妥斯创造了DSL这个术语，用来描述机构实际上报和确认的差错率。[3]上报比率高往往表明DSL高，上报比率低则表示DSL低。[4]要实现高DSL，机构就必须消除上报障碍。随着有关差错的信息量不断增加，并且机构实施了有针对性的风险缓解策略，风险最终会下降。在调查和分析用药差错并实施安全策略后，DSL比率可能仍然很高，但事件的严重程度（如有害事件的数量）应有所下降。基于此，高DSL往往反映出机构营造了一种有效的患者安全文化。不了解临界差错和其他不安全情况（低DSL）的医疗机构，在发生类似事件导致患者伤害之前，往往很少有机会改进并实施纠正措施。

自我上报程序或由医务人员、患者和家属自愿上报，是最容易识别的

第九章 用药差错的上报与分析

检测用药差错的手段。由于太多的差错未被发现和／或上报，应用其他检测方法同样重要。这些方法包括使用观察法或实物证据，比如，通过复核病历、面谈结果或利用计算机化信息系统和其他技术（自动化）。由医务人员（如药师）进行的干预通常在单独的数据库中进行跟踪，并且属于临界差错报告，应结合其他用药差错事件一起进行分析。每种差错检测方法都有其优点和局限性。有趣的是，这些方法往往是互补的，因为每种方法都有可能检测到使用其他方法所无法识别出的事件（表9-1）。

自愿上报

事故／事件报告是自愿上报流程中最基本的类型。有关用药不一致或不安全情况的信息往往由已发现差错的医务人员或其他工作人员提供。患者和家属的投诉若随后被认定属于差错，也可作为用药差错报告的来源。自愿上报的其中一个局限性在于，许多用药差错未被发现，因此也不会予以上报。

接收自愿性差错报告也存在着不少潜在的障碍。[5]上报者本身若牵涉其中，可能会担心暴露相关数据（一旦将差错公开，会增加自身责任）并因此受到惩罚（遭受纪律处分或承受其他负面后果）。此外，人们很自然地不愿上报涉及同行、医生或其他权威人士（例如，主管）的相关事件。在有些机构，参与上报的过程仅限于少数人（例如，护士长）或少数主要的医师和药师。特别是当机构不重视用药差错上报时，通常会将不上报差错归因于没有时间上报。对上报所带来的益处认识不足（将报告视为另一种形式的统计）也使员工不太可能参与上报工作。格拉格[6]还指出，自愿上报的有效性可能会受到限制，究其原因，涉及上报过程出现延误（难以收集用于分析所需的其他信息）、数据不完整（报告可能缺少关键信息，如所涉及

表9-1 比较各种用药差错检测方法

方法	关注点	优点	缺点	备注
观察法	给药	■一致 ■标准化 ■最大程度地捕捉单个时间点发生的事件	■资源密集型 ■未考虑开具方的差错 ■多数事件危害不大（如时间有误）	用于评估变革影响的实用性研究方法（随时间变化的差错发生率）
病历复核	处方开具 给药记录 ADE（结果）	■查看个体患者的用药情况	■资源密集型 ■受限于病历记录的准确性和完整性	并行方法，可与员工进行后续面谈以收集更多信息
计算机化方法（另见自动化）	潜在ADE	■成本低 ■可跟进复核病历，了解详细信息 ■可在对患者造成伤害前发现潜在问题	■假阳性比率高 ■可能找不到详细的原因	
自动化 ■护理点 ■输液设备 ■药房条形码 ■药房警报 ■CPOE警报 ■临床决策支持 ■药师干预	给药 给药 配药 配药 处方开具 监测 处方开具 监测	■可前瞻性地开展工作，以防止在收集数据时出错 ■属于当前日常临床未职责的副产品	■可能导致警报疲劳或采取变通方法（绕过技术支持或无视警报） ■可能产生虚假的安全感（认为系统可发现问题） ■由于时间关系，药师可能会上报不足	
自愿上报和事故报告	全部用药环节	■更有可能属于高发事件（伤害或潜在伤害）	■取决于发现差错的员工，上报存在的诸多障碍（时间，认为会产生负面后果）	可立即跟进相关员工，获取更多信息
高管巡视	全部用药环节	■可增加特别是不安全情况的报告率；促进机构形成安全文化	■受员工事后回忆的限制	对营造安全文化至关重要

第九章 用药差错的上报与分析

的药物或出错原因），以及没有足够多的报告来指导改进工作。

培育"安全文化"有助于激励员工在发现差错和不安全的状况后立即上报。医疗团队的所有成员都需要了解机构对用药差错的定义，了解报告将用于改进用药流程和解决所上报的问题，而不是惩罚医务人员。非惩罚性方法包括向上报差错（包括自我上报）的个人提供正面的反馈，并提出建议，以预防未来再发生不良事件。有些医院甚至还会对上报者个人提供奖励，或对报告数量最多的护理单元给予奖励和表彰。一点小恩小惠，诸如冰激凌、比萨饼、个人礼品卡或部门聚餐或聚会，都可积极推动差错上报工作。与其奖励未出错的部门，医疗系统的领导者和MSO应询问如何增加报告的数量。这项工作的双重目标不是零差错，而是最大程度地增加报告的数量，同时避免发生对患者造成伤害的事件。当员工意识到差错上报会促进流程改进、引进新技术或增强其他安全举措时，这将有助于提高其对上报的价值的认识。为了支持非惩罚性文化，一些机构使用术语"用药不一致"来描述偏离用药预期过程的意外的可预防性事件，因为相较于用药差错，该术语或具有更少的负面内涵。[7]发生差错时，通过线上上报流程立即通报审核人员（药房、风险管理、质量管理、护理主管），可提高事件发生后做出分析和响应的及时性。允许匿名上报则可减少人们对打击报复的恐惧感，但收集与事件相关的其他数据（导致差错以及最终发现差错的相关因素）也许会比较困难。

领导层所要传达的信息必须是大多数差错均由用药系统失效（而不是个人失误）引起，可通过改进政策、操作规程、流程和建立安全网络来提高安全性。绩效评估制度（如以往常用于护士的制度）会根据员工所犯的差错数量（甚至可能根据犯错数量予以解雇）对其进行评级，但这往往适得其反，因为该评估机制只会扼杀上报行为。非惩罚性方法并非免除个人对用药差错的相关责任。那些存在玩忽职守、犯罪意图或没有遵守明确的政策和一贯强调的安全保障措施的个人，仍应受到纪律处分。

另一种被称为"高管巡视"的有效方法可促使员工上报更多的差错，并促进各级员工参与解决问题，从而提高安全性。AHA建议，应定期派遣高管人员和接受巡视的部门人员一同巡视患者照护区域。高管人员向一线医务人员询问有关不安全的情况或临界差错的具体问题，并告知员工，收集事件信息和分析事件是优先事项。[8]而只有后续跟踪已发现的问题并将解决问题的策略传达给员工，这种方法才会更加有效。IHI在其官方网站（www.ihi.org）上提供了一些资源，用于指导高管人员开展患者安全巡视™。对于机构创建安全文化而言，尽管高管人员积极参与巡视十分重要，但MSO可在启动这项活动的过程中发挥领导作用，并在每次巡视后促进后续行动、员工沟通以及做出反馈。IHI建议创建安全简报，分享前几次巡视中员工提出的见解和安全小贴士的结果，同时鼓励增加信息共享。MSO可选择陪同某位高管进行巡视，准备安全简报供高管使用，单独进行用药安全巡视（可能要与药房技术员、护士长或其他临床医生一起），或综合使用上述方法。针对用药安全巡视的问题样本见图9–2。

对患者及其家属进行面谈是另一种可行性方式，可促进人们自愿上报用药不一致的情况，并提出建议以改进用药流程。魏茨曼等人研究发现，患者经历了许多事件，这些事件在病历中并无相应记录，有些事件相当严重，有些事件本可以预防，基于此，他们建议，在患者出院后进行随访时，增加询问患者有关不良事件的问题。[9]

观察法

观察法作为一种检测和统计给药差错的方法，可追溯到20世纪60年代

第九章 用药差错的上报与分析

- 能否想到过去几天发生过的导致患者伤害的任何用药相关事件?
- 能否想到任何险些导致患者伤害而实际未果的临界差错?
- 用药流程的哪一方面可能导致下一起患者伤害事件?
- 如何参与用药安全活动?
- 该区域可采取哪些常规性措施提高用药安全?
- 通常会使用哪些高风险药品? 现有哪些特殊的安全措施?
- "手动操作清单"中包含哪些药物? 如何以及何时使用手动操作?
- 出现用药差错时,是否总是上报?
- 预防或阻止了一起用药差错后,是否总是上报?
- 如果造成用药差错或上报了用药差错,是否担心个人要承担的后果?
- 是否知道所上报的信息会导致什么?
- 是否知道我们正在积极推广公正文化?
- 是否与患者及其家属讨论过用药安全问题?
- 能否想起在某一时间曾干预阻止了对患者造成伤害的事件,否则这位患者就会因系统缺陷而受到伤害?
- 领导层(或是MSO,或是MSC)可指导采取哪些具体的干预措施从而使患者更安全?

图 9-2 用药安全巡视问题样本

初,[10]有证据表明,它是一种有效、高效和准确的方法。[11,12]这种方法是由一名训练有素的观察人员记录一次用药或换班过程中所有的给药细节,然后将之与医嘱进行比较。于20世纪60年代开展的一系列研究,利用观察法评价单剂量给药这一如今在美国已成为医院标准照护方式的概念。自1984年以来,CMS[前身为医疗财政管理局(Health Care Financing Administration,HCFA)]一直将调查人员的观察作为其长期对照护现场进行探访的一部分;存在缺陷的情况是指,在观察一次用药过程时,发生一起或多起明显的差错,或所观察的差错发生率超过5%,并存在20~25个出错的机会。[13]CMS资助的一项研究在21世纪初比较了佐治亚州和科罗拉多州的36家医院和疗养院样本中的差错检测方法。[14]一位研究药师确认,参与比较的2 556次给药中有457次存在差错,实际差错率为17.9%。研究者认为,"实际的差错(具有潜在的临床意义)发生率最好通过直接观察进行估算",并提出减少临床上明显差错的最有效方法可为"仅关注减少通过直接观察发现的所有差错的发生率"。[14]最常检测到的差错类型是给药时间有误（早于或晚于正确给药时间60分钟以上）或给药出现遗漏。观察法非常耗费人力，但其优点在于，能在一个时间点提供最完整的用药差错全貌。单独使用观察法的局限性在于，可能无法识别开具处方的差错（因为用药医嘱是作为黄金标准使用的），它还假定药品内容与标签相符，除非存在明显的相反证据。

病历审核

另一种检测用药差错的方法是同步或回顾性地审核病历。在哈佛医学院附属医院进行的用于研究用药差错检测的病历审核方法，使用训练有素的数据收集人员，其平均花费大约5分钟时间浏览每位住院患者的病历、用药医嘱、病程记录、流程表单、实验室检查结果，然后将病历审核结果与给药记录进行比较。[15]收集人员寻找特定的信号或触发因素，如患者病情突然恶化、转入ICU、改变或澄清医嘱、开具解毒剂和麻醉医嘱过期等。在同步审核病历时，可要求参与患者照护的员工填写一份报告表格，提供事件发生的相关细节，并描述事件对患者造成的后果。

每天以研究性报告所需的强度开展病历审查，这种做法往往不可持续，但这种审查或有助于开展有针对性的评估，以评估流程变化（样本设计前后）产生的影响。IHI还开发出一种易于使用的ADE测量工具包（可在www.IHI.org网站上免费注册使用）。通过审核病历的随机样本（如每周10份），随着时间的推移，医院可获得其ADE发生率的月度估算值。

IT

检测ADE和用药差错的计算机化检索方法包括使用国际疾病分类

第九章　用药差错的上报与分析

（international classification of disease，ICD）代码、识别新药过敏反应、计算机化事件监测和数据挖掘方法（自由文本检索词条对，如华法林—出血）。[16] 使用计算机帮助鉴别用药差错不需要完整的EMR。简单的标记可嵌入现有的药房和实验室计算机系统中，并以低廉的成本运行，以识别可能预示ADE或即将发生ADE的触发因素或事件，如使用急救药或实验室结果异常。可编写相关规则，从而生成向医务人员发出的警报，这有助于避免患者受到伤害。当发现潜在的ADE时，大多数情况下需要对病历进行额外的审核，确认是否出现了差错，并收集关于该事件的其他信息以供分析。还有外部用药信息和药房服务供应商提供的电子监测和上报软件，可用于发现和监测存在风险的患者。这些订阅的决策支持服务通过与药房、实验室和其他电子病历系统中的数据进行交互或通过管理以上数据，可指导预期和并行的干预措施。

有关可避免差错的相关信息可作为支持用药的自动化、设备和信息系统的副产品来捕获。CPOE系统、智能输液设备和照护点验证系统（如床旁扫描）都可生成有关警报数量和类型的信息，促使医务人员取消或修改相关医疗行动。除记录用药安全技术提升的价值外，分析这些用药差错对于更深入地了解导致此类差错的人为因素以及忽略安全技术存在哪些潜在风险也很重要。

结合来自不同的电子化信息源的信息也很有价值。例如，通过比较所选择的药品和ADC录入的时间戳以及EMR上的给药记录（手动录入，或作为条形码给药的副产品或其他照护点技术的给药记录），可检测可能的差错。

医务人员干预

医务人员干预可定义为发现错误、不足、差异或改进患者照护的机会，并作为医务人员在活动范围内系统性地履行患者照护职责的一部分来避免这些差错。[17]在大多数情况下，医务人员干预可在差错累及患者之前（或同时）加以避免，而某种"复原"具有一定的可能性，例如，通过改变剂量或更换药物。干预上报系统可评估现有系统产生的差错及诊疗系统的差错复原力。可通过提供更好的决策支持、员工培训、增员和改变诊疗方式（例如，使用预印医嘱表单或要求在医嘱单上标注患者的体重和过敏状况，从而增加信息的可用性）来提高检测差错的能力。针对安全与合理用药的标准达成专业共识（如使用医务人员认可的用药标准）可增加上报差错的可能性，因为医务人员将会更轻松地进行干预。与关于药师干预计划的文献信息相比，有关患者和家属、护士、医生及其他医疗团队成员的干预上报信息少之又少。因维护这些记录所需的资源有限，干预文件系统往往存在漏报的情况。2010年药房实践模式倡议（Pharmacy Practice Model Initiative，PPMI）峰会的与会者均认识到了生成药师干预文件的重要性，但他们认为，最有益的做法是将其作为日常药房治疗活动的副产品，并在EMR中采用图表方式进行处理，而不是通过并行的文档功能。

用药差错报告分析

分析用药差错必须对各个报告逐一分类，以识别差错的类型和趋势，并详细审查事件经过（事件的详细情况），从而寻找根本原因和改进机会。重要的是，在开始分析前，要核实或确认每份报告的信息，因为可能会存在不完整的数据或错误的信息。报告者的视角通常只关注差错事件的一部分，而未能认识到导致事件发生的全部主动和潜在的失效问题。每份用药差错报告的一个关键组成部分，应是询问报告者和参与事件分析的所有相关人员："可以/应该采取什么措施防止事件复发？"了解最常涉及有害事件的药物（或具有高度潜在危害的事件，也称侥幸脱险）、最常见的差错类

第九章 用药差错的上报与分析

型和原因，以及不同差错最有可能发生的地点和时间，可帮助确定优先顺序并指导改进工作。侥幸脱险事件既是汲取教训的机会，也提供了制定预防性策略和举措的机会。因此，侥幸脱险事件应受到与导致实际伤害的不良事件相同级别的审查。

NCC MERP开发出一种用药差错分类工具，以帮助医疗从业者和机构采用标准化和系统化的方式描述、跟踪和分析用药差错。[18]此分类法对于建立用药差错数据库和设计差错报告或数据收集表格很有用。医疗机构应建立相关制度和规程，收集事件发生时用于分析和报告用药差错的充分的信息（理想情况下包括分类法中确定的所有要素）。由于分类法是在20世纪90年代末开发出来的，因此，当代医疗机构的某些重点领域（如技术和信息学）可能缺少相关细节。同样重要的是，要在对细节的需求和数据的可用性之间达成平衡，且不要使数据库变得难以处理。使用纸质表格（事后需要录入数据）与基于网络或其他电子化上报程序不同，后者需要报告者录入部分或全部数据。例如，美国国家用药差错上报系统供应商提供了药品通用名和商品名的综合表，但此表往往不适用于地方一级的报告。允许每位用户自由填写药品名称，则会使按药物汇总报告的操作变得非常棘手。而利用机构的药物处方集，至少能有助于报告系统简化提交和生成报告的流程。限制报告者的必填字段数量，则有助于鼓励员工最大程度地上报事件（无论采用纸质还是电子表格形式）。

分类法的一个关键部分是NCC MERP用药差错分级索引，将差错按照结果的严重程度从A到I进行等级分类（图9-3、图9-4）。该索引考虑了诸如差错是否影响到患者、患者是否受到伤害以及伤害程度等因素。NCC MERP鼓励研究人员和用药差错跟踪软件供应商在所有医疗服务场所使用该分级索引。该分级索引已用于ISMP的用药差错上报程序（medication error

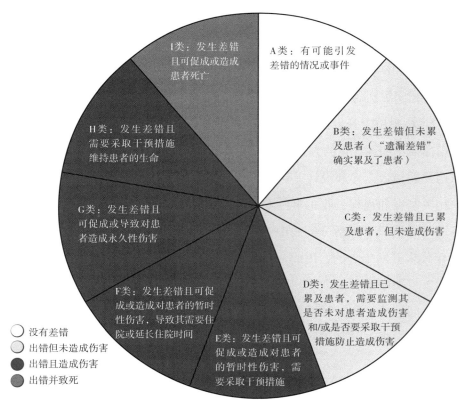

图9-3 用药安全巡视问题样本

Source: Reprinted with permission. © 2012 National Coordinating Council for Medication Error Reporting and Prevention. All Rights Reserved.

reporting program, MERP)数据库MEDMARX™。该数据库采用匿名的方式,可通过互联网访问,是基于订阅用户的上报系统,由USP委员会开发,并于2008年12月移交给医疗行业软件供应商昆特罗斯(Quantros);加拿

第九章 用药差错的上报与分析

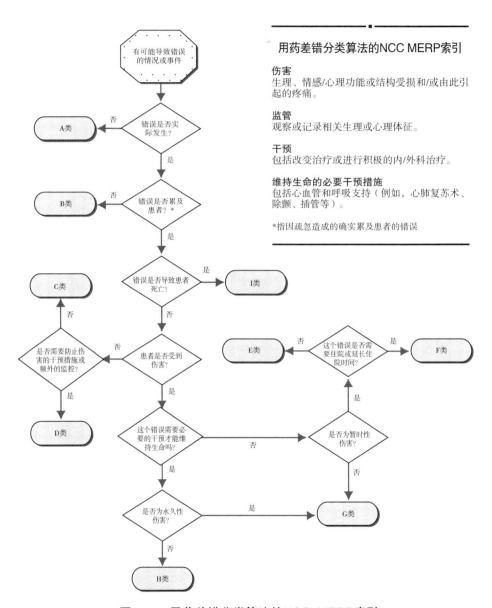

图 9-4 用药差错分类算法的NCC MERP索引

Source: Reprinted with permission. © 2012 National Coordinating Council for Medication Error Reporting and Prevention. All Rights Reserved.

大用药安全实践研究所的差错分析计划、宾夕法尼亚州强制性的全州患者安全上报系统（pennsylvania patient safety reporting system，PP-PSRS），以及商用患者安全事件上报计划。将结果进行分类可能会对报告者构成挑战，因为其在报告差错时或许并不知晓差错的伤害程度。处理这一问题的一种方法是鼓励报告者在提交报告时选择最佳选项，并随着报告得到进一步的审核，适当更新其分类。另一种设计是安排审核人员（而不是报告者）对事件的严重程度进行分类。

在努力推动用药差错上报工作时，重点应放在增加对未导致患者伤害的报告（A类~D类）的上报和分析上，以减少有害事件（E类~I类）。月度统计报告若过度关注趋势和"数字"，就有可能造成适得其反的效果，会导致人们不再重视对应考虑采取纠正措施和流程改进的差错根本原因进行分析。不过，对季度、半年度或年度总结信息进行审核，通常有助于重新聚焦安全改进工作，并发现存在漏报情况的机构区域。图形信息可帮助MSC解答诸如"哪些药物最容易出错？最常见的差错原因是什么？最大的改进机会有哪些？"或"最近的干预是否对差错造成了影响？"等问题。查看USP患者安全促进中心（Center for the Advancement of Patient Safety，CAPS）在患者安全网站CAPSLink™刊发的文章，也有助于将差错报告中的地方级与国家级报告数据进行比较。[19]遗憾的是，这一资源只属于归档型，因为USP已不再直接参与差错上报工作。图9-5至图9-9列出了可考虑的报告格式的一些示例。帕累托图是一种可直观显示差错的最常见原因和类型的实用方式，应给予重点关注。该图以维尔弗雷多·帕累托的名字命名，其中的各个值采用条状图以降序表示，用于突出显示通常是很大的一组因素中最重要的因素。帕累托原则（也称关键少数法则，或80/20规则）指出，对于许多事件而言，大约80%的影响是由20%的原因造成的。通过关注关键少数，MSO可产生更大的影响。

第九章 用药差错的上报与分析

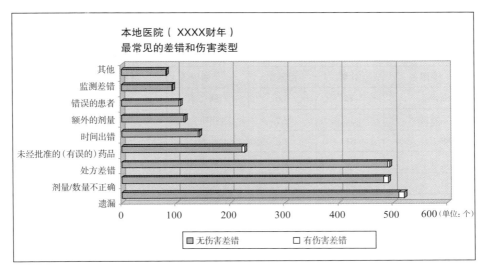

图9-5 按类型列出的用药差错（报告样本）

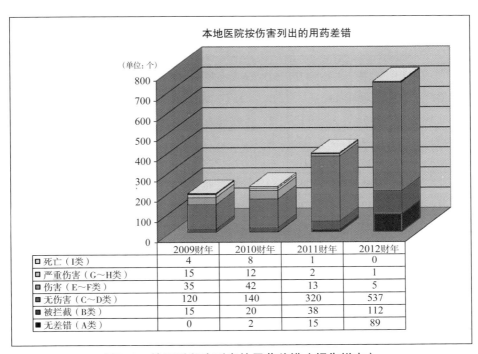

图9-6 按严重程度列出的用药差错（报告样本）

本地医院涉及用药差错的常见上报药品清单（2013财年）					
所有差错记录			有害或致命（E类~I类）		
通用名	数量	百分比	通用名	数量	百分比
胰岛素	44	3.6	胰岛素	9	8.7
沙丁胺醇	32	2.7	吗啡	7	6.8
吗啡	31	2.6	肝素	5	4.8
氯化钾	26	2.1	氯化钾	4	3.9
肝素	24	2.0	华法林	4	3.9
华法林	18	1.5	芬太尼	3	2.9
呋塞米	18	1.5	氢吗啡酮	2	1.9
头孢唑啉	17	1.5	万古霉素	1	1.0
对乙酰氨基酚	16	1.3	呋塞米	1	1.0
万古霉素	16	1.3	哌替啶	1	1.0

图9-7 按药品上报的用药差错（报告样表）

	1月	2月	3月	4月	5月	6月	7月	8月	9月	10月	11月	12月
南2	23	19	13	15	12	21	25	22	31	28	15	14
北3	2	5	3	1	2	0	0	0	3	8	12	23
西3	15	14	11	15	8	12	22	34	39	47	42	49
南3	12	15	10	11	19	17	23	22	25	37	28	41
北4	42	58	62	68	59	55	48	44	59	45	47	51
西4	15	12	14	18	22	56	49	53	61	46	42	48
南4	27	29	33	48	27	43	39	42	51	57	52	47
ICU	48	15	39	51	47	36	41	47	38	44	51	43
手术室	3	5	1	2	5	1	2	6	2	3	10	14
药房	32	23	41	27	29	31	48	36	41	32	31	10

注：阴影区域表示上报不足，有改进机会

图9-8 按病区位置上报的用药差错（报告样表）

第九章 用药差错的上报与分析

医院质量与安全报告卡—差错报告分类（A类～I类）												
	1月	2月	3月	4月	5月	6月	7月	8月	9月	10月	11月	12月
无差错 A类												
有差错，无伤害 B类 C类 D类												
有差错，造成伤害 E类 F类 G类 H类												
有差错，造成死亡 I类												

图9-9 医院管理委员会用药差错记分卡（报告样表）

作为一种工具，按位置报告差错，这对发现漏报差错和奖励上报数量较多的部门最为有用。关键是要记住，报告本身只是一种手段而非目的。

视觉效果良好的报告若不经常用于关注改进工作，并采取措施改善患者照护的过程与结局，它们就毫无价值。要确保每当会议议程中包含总结报告时，就要有充足的时间展开讨论并确定后续步骤。审查数据和行动计划所得出的结论应充分记录在委员会的会议记录当中。MSO应确定机构中需要查看用药差错报告的所有委员会或团队，并明确其在审查或处理数据方面所起的作用。一般情况下，MSC（或P&T委员会）、患者安全委员会或其他工作组将主要负责分析用药差错报告。其他机构（如绩效改进委员会、医疗执行委员会和董事会）则希望查看包含工作组分析和改进举措的更高级别的汇总报告或会议记录。

|用药差错跟踪软件|

许多机构使用自行开发的关联数据库[20]或风险管理（事件报告）差错跟踪软件包来支持其用药差错防范计划。另外，有几家供应商提供用于捕获、分析和管理用药差错报告的电子化解决方案，包括MEDMARX[SM]、大学医疗系统联盟（University Health-System Consortium，UHC）、患者安全网（Patient Safety Net，PSN）和加拿大用药安全实践研究所的差错分析项目。[21]无论是仅在机构内部、还是同时在机构的内部和外部，用药差错上报系统都应有助于建立检测和纠正差错的流程，识别差错发生的趋势或类型，以指导设定解决差错的优先级，并鼓励改变用药系统，从而减少未来出错的可能性。因为电子上报系统必须能够捕获用于分析的所有关键数据（药品名称、治疗类别、差错类型、差错原因），以及对事件和后续改进措施的详细描述，创建和维护一个具有全面用药安全管理功能的自主数据库，这是一种时间和资源密集型的做法。每一个商业差错报告管理软件程序都有各自的优劣势。员工能够借助机构的内部网络上报事件是极具价值的一个特性，多用户界面（针对药房、风险管理、质量管理和部门主管）也是一项重要的特性，它能对需要进行审查、分析或跟进的新报告发出即时通知。其他重要特性还包括：满足基本上报需求的封装报告的可用性，以及自定义报告的易用性。

限制用药差错报告必填字段的数量是最大程度增加报告的关键所在。在设计本地用药差错数据库或按客户要求定制商业产品时，应考虑到所要收集的数据的性质、数量和价值。要求一线报告者提供大量的信息，这可能会大幅减少差错报告的数量。可从报告差错的员工处获得的最有价值的信息，往往是员工对所发生差错事件的详细叙述、对事件根本原因的思考以及为避免差错复发他们认为所应采取的防范措施。请保留一些数据录入工作,并交由质量与用药安全审查员来完成(例如,确定差错类别、严重程度或伤害代码)。这将使初始上报过程不那么令人生畏,并确保用于分类和上报的字段编码一致。

MSO必须积极参与机构的开发,选择和实施新的或替换的上报程序。在做出决策前,让风险管理与信息服务人员了解用药安全的相关要素和所需报告的内容是至关重要的。差错报告管理软件程序的选择可由机构的风险管理部门或高管层做出决定,并由机构的集团采购部门提供指导,或作为州一级患者安全上报流程的一部分予以强制执行,例如,宾夕法尼亚州的现状。在构建或购买单独的用药差错上报跟踪系统时,要提出的一个问题是:该系统将如何与用于其他类型的医疗差错和事件报告的数据库管理程序配合使用。为避免需要重新输入信息,能轻易传输或接合数据应成为关键的决策标准。内部用药差错报告管理通常是选择差错跟踪软件的主因,但能够在全国范围内共享报告或将其匿名纳入州、国家或企业联盟的上报程序中,也是最大程度地从本地差错报告中汲取教训的关键。

|用药差错上报程序|

2005年通过的《患者安全和质量改进法》(以下简称《患者安全法》)授权成立患者安全组织(Patient Safety Organizations,PSO),以提高美国医疗服务的质量和安全。PSO是根据《患者安全法》和《患者安全守则》在美国AHRQ注册且在列的实体,其为患者安全工作相关产品提供了隐私保护和特权保护。PSO创建了一种安全的环境,临床医生和医疗机构可收集、汇总和分析有关医疗差错的数据,其目的在于识别和降低与患者照护相关的风险和危害。

向国家层面上报用药差错事件,通过提醒其他医务人员注意相关问题,可让医务人员为其所在机构以外的公共卫生服务，以便防范将来可能对其他患者造成的伤害。要鼓励所有医疗机构向这些国家级上报管理机构提交机密性报告，以便其他人可从中汲取教训。在美国，国家用药差错上报程序由ISMP负责运营管理，ISMP是通过AHRQ认证的一个PSO。报告者可通过电话或安全的网站（https://www.ismp.org/orderforms/reporterrortoISMP.asp.）向ISMP上报用药差错。ISMP的工作人员更希望报告者使用在线表格提交报告，这有助于ISMP与其进行沟通，并根据需要提出后续问题。此交流平台应用于交流发生在当地医疗活动场所的有教育意义的用药差错和可预防性ADE的相关信息，重点是具有较高教育意义或需要由药厂和/或FDA采取行动的事件。

由于更关注培训价值而不只是描述整个用药差错的情况，向ISMP的MERP提交的报告应侧重于不安全的情况（如形似的药名和药品包装）以及严重或致命的差错（如高危害事件）。累积的报告对该系统的影响包括：在全美范围内对危害做出早期预警、宣传易出错情况的发生趋势及减少差错的相关策略，以及由此产生的各个机构在诊疗活动方面发生的巨变，此外还有药品/器械包装、贴签和命名规则方面的变化。

医疗机构也可作为州联合体或其他联盟组织的成员单位，配合利用其风险管理上报软件参与向其他PSO上报，或者建立自己的医疗系统PSO。AHRQ在其网站（http://www.pso.ahrq.gov）中列有一份PSO名单。

对用药安全性进行基准测试——错误率如何？

由于用药差错的上报和检测的局限性，将用药差错作为医疗安全或医疗质量的衡量指标颇具挑战性。还以冰山做类比，即使是表现最佳的医疗机构，也仅能报告（或检测到）一小部分用药差错。用于基准测试的数字只是用药差错上报比率的指标，而不是用药差错的指标。用药差错的数量和类型的变化趋势，实际上可能更多地反映了上报或其他检测方法的变化，而不是事件的实际变化。例如，TJC在强调收集有关遗漏呼吸治疗数据的重要性后，各机构纷纷开始关注此类特定事件，沙丁胺醇因而成为最常上报的与差错相关的药物。另一个固有的难点是对标准分母的选择。是否应根据给药次数计算？如果是，是否应从开具医嘱、收费、配药或给药时开始计数？若将患者住院天数、调整后的患者住院天数或一些其他指标作为分母又会如何？计算给药总次数尤其成问题，因为通常无法获得病区库存药和非药房配发药物的相关信息，而且多种成分或多剂量药品（例如，全肠外营养、复杂混合物和患者自控镇痛）往往收费不同，并被视为单一品规或多剂量装（视各机构的偏好而定）。

NCC MERP还认识到各医疗机构在如何确定分子和分母来计算用药差错率方面存在明显的差异，于是在2002年发布了一项声明，"使用用药差错率来对医疗机构进行比较毫无价值"，并于2008年6月重申了这一点（图9-10）。[22] 该声明所传达的关键信息之一是：没有可接受的用药差错发生率。如果采用差错发生率来评判个人或机构的表现，结果只会阻碍人们上报用药差错事件，甚至隐瞒发生差错的相关证据，这种做法无疑很危险。NCC MERP认为，用药差错报告和其他数据收集方法的真正价值在于提供信息，使机构能够发现其用药系统中的薄弱环节，并应用所汲取的经验教训改进系统。

导致严重患者伤害（用药差错级别从F类到I类的原始数量）事件的发生率可能是更准确的晴雨表，并且该指标还会随时间的推移始终保持一致。跟踪未导致患者伤害事件的数量和发生率以及不安全状况的报告（从A类到D级类），是衡量机构患者安全文化的有效指标。需要教育高级管理层、医院董事会成员和其他关键的医疗决策者，让他们明白质量计分卡上唯一

使用用药差错率比较医疗机构毫无价值

（2002年6月11日采用；2008年6月24日重申）

不建议采用用药差错率比较各医疗机构，原因如下：

1. 医疗机构之间的文化差异会导致上报用药差错方面存在明显的不同。在注重持续质量改进的非惩罚性氛围中，相较于希望隐瞒差错并惩罚涉及或上报差错的个人的机构，通过提供激励措施和资源来鼓励人们上报用药差错的机构，往往会上报更多的用药差错。
2. 医疗机构对用药差错的不同定义会导致用药差错的上报和相关分类存在明显的差异。例如，一些机构可能只将累及患者的实际差错视为用药差错，而其他机构还会将潜在差错和尚未累及患者的差错涵盖其中。后者可能收集到更多的用药差错，而且，在差错防范工作中，潜在差错报告的信息有时比实际差错报告的更有用。
3. 各医疗机构所服务的患者群体不同，往往会导致各机构发生用药差错的数量和严重程度存在明显差异。例如，三级医院通常可能比康复医院接诊更多的重症患者。此外，在这些机构，药物治疗强度、用药类型和药物分发方法可能有很大不同，从而导致差错的数量和类型也有所不同。
4. 各医疗机构用药差错的上报类型和检测系统有所不同，有可能导致所记录的用药差错数量存在明显差异。依靠员工自愿上报的被动上报系统所产生的用药差错报告，要比主动监测系统所能检测到的差错少得多。此外，差错报告的数量也会因主动监测系统的类型不同（例如，直接观察与回顾性审查病历，以及从EMR和医嘱录入系统收集基于计算机的数据）而有明显差异。

NCC MERP认为，并无可接受的用药差错发生率。采用用药差错率比较各医疗机构是毫无价值的。每家医疗机构的目标都应是持续改进系统，防止因用药差错对患者造成伤害。医疗机构应对其机构内实际发生的和潜在的用药差错进行监测，并对发生差错的根本原因开展调查，其目的在于确定改善用药系统的方法，以防范新的差错和潜在的患者伤害。用药差错报告和其他数据收集策略的重要性在于，提供信息使机构能够发现其用药系统中存在的不足，并应用所汲取的经验教训改进系统。相较于报告所收集的信息的质量、医疗机构对信息进行的分析及所采取的改进系统的行动（以防止对患者造成伤害），差错报告的绝对数量并不重要。

图9-10　来自NCC MERP的声明

网址：http://www.nccmerp.org/council/council2002-06-11.html.

Source: Reprinted with permission. © 2012 National Coordinating Council for Medication Error Reporting and Prevention. All Rights Reserved.

应被视为负面的差错数字,便是对患者造成伤害的事件。

在一家医疗机构(或单个执业场所)采用一致的方法来随时间的变化评估或抽查用药差错,这种方式更适合将用药差错率作为用药安全指标。观察法和IHI的ADE工具包是两种备受关注的用药差错检测方法,可用于绘制机构用药差错率的控制图或运行图。在引入新技术(如条形码验证或CPOE系统)以及其他医疗流程发生变化的之前和之后,持续评估一段时间内的用药差错率的方法已在使用,它也是评估变革是否产生了预期影响的实用方法。

总结

对任何用药安全程序来说,就用药差错的定义达成共识是必不可少的。监测机构内部发生的用药差错是用药安全的一个内部基准;然而,仅仅依靠事件报告往往不够。需要下功夫鼓励人们上报用药差错,包括让员工参与明确事件发生的根本原因和改进机会。检测、评估和分析用药差错需要积极主动,而不是被动行事。MSO不应花费过多的时间跟踪和研究用药差错的数量和类型,而应着重于可从用药差错中汲取哪些经验教训(特别是通过审核与具体事件相关的叙述来汲取相关教训)。对用药差错进行RCA以了解差错发生的原因及促成因素,是实施变革以预防差错复发的首要步骤。如果机构能够开发一种高度敏感的方法来检测用药差错和临界差错,便可评价改善用药安全性的努力能否取得成功。

实践技巧

1. 潜在伤害是需要关注的重要领域。在审核用药差错报告时,不要只关注有害事件。可能造成伤害的事件——无论是临界差错还是实际发生的事件,通常都会被忽视,但这些事件可为开展主动预防伤害的改进工作提供宝贵的关注点。使用化疗、抗凝药物或其他药物所产生的侥幸脱险事件,一旦有一个差错累及患者,便很容易导致警讯事件。

2. 对用药差错进行主动评估和上报。除了回顾性差错审核外，还应结合使用并行和前瞻性的监测工具提高安全性。要实时检查遭到忽略的计算机警报和输液泵手动操作情况。直接观察给药过程可发现先前并未注意到的差错。采用并行方法可发现潜在差错或ADE，从而有可能避免差错发生，或者至少避免差错造成有害的影响。
3. 上报程序的实际考虑因素。在设计或定制用药差错数据库时，需要通过平衡要收集的数据的数量、质量和价值来最大程度地促进上报。在鼓励对事件进行详细描述的同时，还应尽量减少报告者必须提交的信息。
4. 保持高效。要仔细考虑收集和记录用药差错所花费的时间及投入到流程改进活动中的资源。人们很容易陷入产生大量低价值报告的泥潭，要将重点放在用药安全改进活动上。

参考文献

1. National Coordinating Council for Medication Error Reporting and Prevention. About medication errors: definition. Available at: http://www.nccmerp.org/aboutMedErrors.html. Accessed August 20 2011.
2. Battles JB. Disaster prevention: lessons learned from the Titanic. BUMC Proc, 2001, 14: 150.
3. Kaplan HS, BattIes JB, Van der Schaaf TW, et. al. Identification and classification of the causes of events in transfusion medicine. Transfusion,1998, 38:1072-1082.
4. BattIes JB, Lilford RJ. Organizing patient safety research to identify risks and hazards. Qual Saf Health Car, 2003, 12:2-7.
5. Phillips MA. Voluntary reporting of medication errors. Am J Health Syst Pharm, 2002, 59:2326-2328.
6. Gragg DN. Designing an internal reporting and learning system. In: Manasse HR, Thompson KK,eds. Medication Safety: A Guide for Health Care Facilities. Bethesda MD: American Society of Health-System Pharmacists, 2005,171-193.
7. Sump LS. Re-engineering the medication error-reporting process: Removing the blame and improving the system. Am J Health Syst Pharm, 2000, 57:S10-S17.
8. American Hospital Association and American Society of Health-System Pharmacists. Medication safety issue brief: A fully stocked toolkit. Hosp Health Netw, 2003, 77(6): suppl 2 p. following 24.
9. Weissman JS, Schneider EC, Weingart SN, et al. Comparing patient-reported hospital

adverse events with medical record review: Do patients know something that hospitals do not? Ann Intern Med, 2008, 149: 100-108.

10　Barker KN, McConnell WE. The problems of detecting medication errors in hospitals. Am J Health Syst Pharm, 1962, 19:360-369.

11　Barker KN, Flynn EA, Pepper GA. Observation method of detecting medication errors. Am J Health Syst Pharm, 2002, 59:2314-2316.

12　Dean B, Barber N. Validity and reliability of observational methods for studying medication administration errors. Am J Health Syst Pharm, 2001, 58:54-59.

13　Department of Health and Human Services Centers for Medicare & Medicaid Administration. Medication Pass Worksheet. Available at: http://www. cms.hhs.gov/cmsforms/downloads/CMS677.pdf Accessed August 20, 2011.

14　Flynn EA, Barker KN, Pepper GA, et al. Comparison of methods for detecting medicationerrors in 36 hospitals and skilled nursing facilities. Am J Health Syst Pharm, 2002, 59:436-446.

15　Kaushal R. Using chart review to screen for medication errors and adverse drug events. Am J Health Syst Pharm, 2002, 59:2323-2325.

16　Bates OW. Using information technology to screen for adverse drug events. Am J Health Syst Pharm, 2002, 59:2317-2319.

17　Lesar TS. Practitioner intervention-reporting systems for measuring the quality of drug use. Am J Health Syst Pharm, 2002, 59:2320-2322.

18　National Coordinating Committee for Medication Error Reporting and Prevention. NCCMERP taxonomy of medication errors. Copyright 1998. Available at: http://www.nccmerp.org/pdf/taxo2001-07-31.pdf. Accessed August 20, 2011

19　USP Center for the Advancement of Patient Safety(CAPS). CAPSLink™. Access to archives available at: http://www.usp.org/hqi/practitionerPrograms/newsletters/capsLink/ Accessed April 3, 2011.

20　Hartwig SC, Denger SD, Schneider PJ. Severity-indexed, incident report-based medication error-reporting program. Am J Health Syst Pharm, 1991, 48:2611-2616.

21　David U. Medication error reporting systems: Problems and solutions. New Medicine, 2001, 1 (2):41-65.

22　National Coordinating Council for Medication Error Reporting and Prevention. Statement on Medication Error Rates. Available at: http://www.nccmerp.org/council/council2002-06-11.html. Accessed August 20, 2011.

Medication Safety
Officer's Handbook
用药安全主管

CHAPTER 10

第十章
事件管理

凯瑟琳·A. 克里亚

关键术语

共同原因分析：一种用于审查多起事件的信息以确定其产生的共同原因的技术；也称整合性根本原因分析。

无意盲视：执行任务者对本应清晰可见的差错视而不见，事后无法解释这种过失。[1]

NCC MERP：由美国的27个国家级组织（如TJC、AHA）组成的独立机构，其使命是通过公开沟通、提升上报数量和促进制定用药差错预防策略来最大程度地实现用药安全，并提高对用药差错的认识。

根本原因：一系列事件中任何已确定的原因，若能避免，就可预防特定事件再次发生。必须存在一个明确的因果关系，一旦根除了已确定的原因，便可防止事件再次发生。

RCA：用于确定系统失效主要原因的系统化流程。其目标是确定根本原因并制订应对计划，防止不良事件再次发生或降低其再次发生的风险。

引言

当一起事件发生时，重要的是要有适当的流程加以应对。最初采取的行动可为医疗机构定下基调，即认真对待事件，而且机构的文化是"及时照护患者及其家属是重中之重"。另外，为受本事件影响的医务人员提供支持同样重要。本章将讨论回顾事件和分析事件的相关步骤。沟通、行动和后续跟进都是成功处理事件的重要流程。为了让员工参与上报过程,关键是不要让员工对报告是否或如何用于改进系统和流程产生疑惑。定期回顾事件,对选定的事件展开深入分析,并向医院相关部门和报告者个人提供反馈,这对于确保医院员工了解已完成的后续跟进工作,以及采取了哪些进一步的措施来预防此类事件复发,都是至关重要的。

事件发生后的初步行动

MSO 在发现 ADE 时必须能够通过以下步骤指导员工采取适当的行动:

- 确认患者得到妥当的照护;
- 评估 ADE 对其他患者造成的风险;
- 针对事件与部门负责人进行交流;
- 上报事件。

请思考下述案例:因尼卡地平输注速率不正确,患者出现了明显的低血压。

确认患者得到妥当的照护

患者应为第一步行动的重点。发现一起事件后,必须对患者进行评估和治疗(若有指征)。如需要进行紧急救治,则可涉及联系快速反应团队(rapid response team,RRT)或启动抢救流程。若有相关指征,可遵循机构规定给予对应的解毒剂(例如,纳洛酮用于麻醉药过量)。同时应联系医生,确定恰当的治疗方案。在本案例中,则是暂停滴注尼卡地平。医生下达医嘱推注 1 升液体,然后在 1 小时内重复推注。患者被暂置于加压器上,随后被转至 ICU 做进一步的监测。

🖉 评估ADE对其他患者造成的风险

确定此情况的严重程度,涉及确定机构中其他病区在相同条件下的另一名患者是否会发生或可能发生这种情况。在此案例中,要考虑针对由护士可能已编程的输液泵输注的任何其他药物进行审查和双重核对,从而确认事件是否为孤立的输液泵编程差错。同时,还需要考虑检查输液泵库,以确保尼卡地平的参数设定值(例如,最大剂量/输注速率)正确无误。审查并确定还有哪些患者可能会面临同样的风险,这样做可使团队能够确定并采取必要的措施防止此类事件的发生,直到能够进行分析,这便是"补救措施"。补救措施是旨在防范不久的将来类似事件复发的临时性措施,与此同时,还要敲定并实施应对根本原因的强有力的措施。通常认为补救措施是暂时性措施,不足以作为长期性改进措施。

🖉 针对事件与部门负责人进行交流

应注意的是,此3项步骤可齐头并进,特别是当不止一名员工协助照护患者和/或跟进差错时。部门负责人可包括护士长、团队负责人或轮班主管层级。组织协议通常是为造成直接重大后果的事件指定的,比如为风险负责人或更高级别的领导提供相关建议。负责人可协助提供患者照护并评估对其他患者的风险,或根据需要重新协调资源,以完成上述步骤。

保留证据是一线工作流程中的重要步骤,以确保设备、药物或其他仪器存在任何故障或误用嫌疑时,可不再继续使用。这一步通常需要加强所有部门主管、负责人和其他领导的增援力量,即使事件发生在非工作时间,上述管理者也可提供相应协助。同样重要的是,无论设备还是仪器,均不得直接交由制造商进行功能评估。很多机构是由风险管理部门和独立的第

第十章 事件管理

三方来确定与设备相关的任何潜在故障。

🔖 上报事件

在患者得到照护且员工/负责人确保其他患者并无风险后，应通过既定的机构流程上报相关事件。应鼓励事件的第一发现人进行上报。由于大多数系统都具备处理重复报告的应对之策，即使多人上报同一起事件也无大碍。上报的价值已在第九章"用药差错的上报与分析"中做过讨论。

在审查事件发生后收到的报告时，MSO希望能够确保跟进相关工作。在本案例中，收到的报告表明，护士设错了智能输液泵的输注速率。负责人尚未对事件报告发表评论，报告中也未提及发现差错后立即采取的行动。于是，这位负责人接到了相关来电。负责人刚刚被告知所发生的差错并且正在获取其他信息。该部门的负责人有望在规定的时间范围内（也可能是按照相应的政策）对事件报告做出响应。该负责人或指定的临床负责人负责审核事件报告，与参与调查的员工一起调查和讨论本事件，了解事件发生期间的其他细节，并评估是否完成了适当的跟进。如有可能，应在事件报告中传达该信息。在本案例中，该单元负责人在周末并未被告知该事件，也没有机会获得更多的细节。这种沟通延迟是值得关注的问题，应与部门员工合力解决，以便在事件发生后能够及时通知相关主管或管理团队成员，协助确认是否完成了对患者或家属的充分跟进和沟通工作。

评估事件报告时，MSO必须意识到报告仅反映了报告者的个人观点。换句话说，它只呈现了事件的一面。需要确定是否还有其他信息或数据可用于评估事件。根据本事件，可生成ADC报告（例如，误填充药物，配错药，员工访问）和智能输液泵的输注详情（例如，速率/剂量）报告。在上述案例中，上报者认为护士对智能输液泵的编程有误。实际情况可能截然相反，也许护士的编程并无不妥，而是智能输液泵本身存在故障或智能输液泵库存在差错。MSO通常不是唯一的事件调查者，但其必须警惕报告的主观性，并据此进行评估。若工作涉及直接跟进，请向相关人员征询事件反馈意见。请注意无意盲视问题：涉事人员可能无法解释造成差错的原因，尽管其在被质询时可以清楚地查看到差错。请客观倾听，并避免妄下结论或认定已经知道发生了什么。你所听到的内容有可能令你大吃一惊。

评估事件报告时，MSO应考虑用药过程中的每一步。当发现改进机会时，MSO可促进与主要领导者之间的沟通，讨论可能采取的改进措施。向FDA药品监督系统[2]提交报告或许为适当之举。在本案例中，已将输液泵封存，并要求生物工程技术人员完成了对机器功能的检查。通过使用很多输液泵，可获取与事件相关输液泵的按键及手工操作的报告。[3]如果将具体的输液泵信息及连同案例的其他信息一起提供给生产厂家，该厂家或可提取相关细节，而这些细节对了解差错和制订潜在的行动计划是非常重要的。事实证明，这种做法在涉及重大问题时非常有用。

医疗照护专业支持

出现差错时，为患者及其家属提供照护和帮助很重要，同样重要的是，也要为涉事医护人员提供相应的支持性照护。通常，医护人员意识到自己有错时，往往会深感不安。最近，一名护士因剂量计算错误，为婴儿过量输注了氯化钙并致其死亡，这名护士也因此自杀。[4] MSO要经常与机构的其他主要领导者合作，如护理部主任、医师负责人和人力资源助理，以确保满足所涉及医务人员的所有情感需求。以保密方式做到这一点的机会之一存在于面谈过程中。收集信息时，重要的是要了解员工的情绪和举止。信息收集完毕后，这通常是讨论同事如何处理事件、提供信息并鼓励当事人

第十章 事件管理

主动沟通联系的良机，因为他们会认识到：只是与他人聊一聊事件，往往就会有所助益。在初步讨论期间，秘密地提供员工援助计划和/或印有牧师姓名和联系电话的名片/小册子，通常更容易为员工所接受和加以考虑。需要强调的是，虽然这些医务人员自认为可以自行处理好自身的情绪问题，但对任何人来说，应对这种问题都极其困难。分析差错的目标是强调"人非圣贤，孰能无过"，并要求大家帮助识别系统存在的问题。不幸的是，发生严重差错后，一些医务人员往往会心存愧疚，并与同事产生隔阂，因而选择结束其职业生涯。

何时仔细审视

对安全事件进行全面的分析是从错误中汲取教训以防止其再次发生的关键所在。由于无法对每份报告都展开全面的分析，建议制定相关标准，帮助确定每起被上报事件所应进行的分析的级别。MSO的作用通常是审查所上报的与药物相关的事件，并就进一步的分析提出相关建议。标准示例包括重大患者伤害的可能性、实际造成的患者伤害、患者伤害的严重程度、复发事件、与高警示药品相关的事件，以及可能影响其他流程的偏离安全实践的情况。值得注意的是，仅将深入分析局限于结果非常糟糕的事件，这会使我们无法从危害较小的事件中汲取教训。一般来说，警讯事件和严重事件的原因与先兆事件（危害很小的事件）的原因相同。因此，从先兆事件和临界差错事件（未累及患者的事件）中汲取教训是缓解风险的重要组成部分。[5]当错误并未累及患者时，我们可以庆祝"幸免于难"，因为防范得当。另一方面，我们也要审视引发这一事件的相关因素，探讨其发生的原因以及防止其再次发生的措施——因为若再有下一次，防范屏障不一定能够起到作用。

我们建议利用系统来评估所上报事件的严重程度。应用评级系统可使最严重的事件迅速引起所有人的注意。可针对关键事件立即采取行动，并启动相关分析工作。使用NCC MERP索引对用药差错进行分类，[6]这是一种优先考虑进一步评估和采取行动的方法。相关索引和算法在第九章曾有所提及。对事件分类进行审核最终应由MSO完成并确定，以确保整个机构的内部评估具有一定的可信度。

许多机构定期对导致患者伤害的事件进行深入调查；其他机构则将资源集中于对评级为G类或G类以上（对患者造成永久性伤害）的事件展开的调查。如下节所述，TJC要求针对被归类为警讯事件的相关事件进行RCA。TJC将警讯事件定义为"涉及死亡或严重身体或心理伤害的意外事件，或由其引发的风险"。该定义明确指出严重伤害包括丧失肢体或机能，"由其引发的风险"则包括任何过程变化，其复发有很大可能会导致严重的不良结果。[1]该委员会期望机构对警讯事件进行及时、彻底和可信的RCA，制订和实施行动计划以降低复发的风险，并监督计划及其实施的有效性。

还可对除警讯事件之外的其他事件进行RCA，例如，当识别出类似先兆事件或临界差错事件的趋势时。当确定了几宗未对患者造成伤害但明确了复发性过程差距的先兆事件时，可完成一个整合性RCA。整合性RCA会整理几宗常见事件的数据，从而找出重复出现的变化。[7,8]这是一种用于应对跌倒、用药差错和其他类似事件的工具。

应通过领导层的讨论确定相关患者和其他患者的风险级别，以确定适当的分析类型。MSO是协助展开此类讨论和决策的重要智囊。在尼卡地平案例中，部门负责人和MSO与照护患者的护士进行了面谈，以便更好地了解出错情况。他们因而发现输液袋的标签和输液泵的编程方法存在问题。护士拿出一个相似的输液袋，展示了它是多么令人困惑——事实上，它与输液泵所要求的接入形式相反。这一发现让大家意识到，人为差错有可能是由系统造成的，本事件也是值得深入剖析的一个案例。往往是一支小型团队便能展开RCA，其成员可包括：

- 负责质量与安全工作的医疗主任；
- 质量与安全主任；
- CNO；
- MSO；
- 主管医疗事务的副院长；
- 风险管理人员；
- 其他有关人员。

在本案例中，由于系统与药物标签和输液泵编程有关，因此团队决定进行RCA。

根本原因分析过程的相关步骤[9]

必须采用结构化的RCA方法来确保及时且全面地完成所有步骤。RCA的目标是详细调查事件，确定事件真正的根本原因。这要求团队花费时间真正了解整个事件的发生过程，以及导致此事件发生的相关原因。

确定团队成员

一旦决定进行RCA，确定RCA团队的组成和规模便显得非常重要。

- **团队发起者/倡议者**：事件发生区域的高级领导者应作为发起者或倡议者，应确保其了解并参与，且有能力保障及时且全面地实施行动计划。在本案例中，CNO和/或指定的护理部主任可作为团队发起者。
- **辅导员**：训练有素且技能娴熟的辅导员通常会调查并指导该流程。辅导员应接受过RCA的正规培训，并具备进行此类分析的相关经验。
- **单元负责人**：单元负责人通常负责提供与该单元的文化和规章制度相关的信息，并向其员工反馈RCA流程所涉及的内容。RCA或被视为令人生畏且颇为复杂的工作流程，但它能够教授管理人员和一线员工进行深入分析并实施计划，因此颇具价值。
- **相关领域专家**：作为RCA的辅导员，不可能对所有可能发生的各类事件都了如指掌，配备相关领域的专家就显得很有必要。MSO则被视为用药差错领域的专家。在本案例中，生物医学工程师、使用智能输液泵的工作人员、医院助理或系统助理，均可作为合适的人选（若MSO并不精通于此）。
- **风险管理人员**：在审查和调查事件时，风险管理人员通常与安全质量团队密切合作。虽然其工作重点还包括保护机构的资产，但这些领域的紧密结合有助于防止事件复发。
- **医师领导**：通常是一名医师领导，例如，主管质量与安全工作的副院长、主管医务的副院长，或类似的医师领导，他们借助医生的独特视角参与或共同主导分析工作。让住院医师参与其中，是为年轻医生提供安全和质量工作的初步经验的良方。
- **工作人员**：因若干原因吸纳相关部门的工作人员（例如，病区护士、执业药师或临床药师）也很重要。一些管理人员往往比其他人对所在单元的运作有着更准确的认识，让员工参与其中可提供更多的见解。一个区域的管理者往往深谙所在单元的运作方式，而在现实中，该单元内部可能存在一些意想不到的变化。同时，让工作人员参与其中的一个更微妙的益处在于文化变革，这种变革或源于在多学科且严格的过程（如RCA[10]专注于识别系统存在的问题）中进行流程改进。将事件涉及的员工纳入RCA或颇有争议。早期经验表明，所有涉事员工参与RCA时，一般都颇具防御性，并不能恰当地参与讨论，且因频繁回忆和讨论事件而受到更大的心理伤害。但对某些员工而言，参与RCA则为其提供了一个心理出口，并使其感觉自身参与了机构变革。这需要视具体案例而定，在大多数情况下，分别与受影响的员工进行面谈，然后让其随时了解团队的进展情况和最终的行动计划，往往会使其感觉无需经历整个过程便可解决问题。

准备和分析

对事件展开调查和分析，首先要与涉事的员工和医生面谈，复查病历，并从各种信息源中找出事实。

- 确认信息的真实性。传递的大部分初始信息不一定能够准确描述事件，或只包括一部分医务人员的观点。关键信息必须经过全面且客观的审核，才能确保其准确无误。
- 要尽快与所有相关员工展开面谈，保留当事者的即时记忆。事件发生后，启动面谈的时间拖得越长，当事人讲述的事件就越有可能出现某种变化（无意间与他人交谈或假设其他说法是正确的）。面谈前应了解RCA的目标是识别导致差错的流程上的不足，而不是指责或评估个人绩效问题。[11]在本案例中，一旦单元负责人了解了相关差错，就应尽快对下列人员展开面谈：设置输液泵的护士、该单元的其他值班护士、药师以及被呼叫来治疗患者的医生。
  - 应采用开放式提问，同事在回忆事件和对话时，要允许其沉默片刻。
  - 面谈者要一直等到稍后的讨论时段再进行提问，这一点很重要——只让员工回忆其可能回忆起来的一切。

- 一旦员工无法记起更多的信息，可提出较为尖锐的问题（在病历审核或其他面谈之后进行）。在本案例中，护士陈述是参照输液袋对智能输液泵进行的编程，她首先输入的是液体体积（200mL），然后输入了药物剂量（40mg）——如袋上所述。这时，现场应使用一台输液泵，并要求护士当场演示如何对输液泵进行编程。在此过程中发现，输液泵首先要求输入的是药物剂量，然后才是液体体积。她记得确实收到过某类警告，但将其忽略了。她辩称输液泵常常会发出很多毫无意义的警告，鲜少发出有意义的警告。

形成事件发生的时间线或顺序

应使用结构化方法确定事件发生的先后顺序。事件及因果图、屏障分析、变化分析或流分析的使用均为采用结构化方法调查差错的示例。[12] 本案例的时间线相对简洁，因为活动时间有限。可使用诸如Visio（一种矢量图绘制软件——译者注）、PowerPoint（微软公司研发的制作幻灯片和简报的软件——译者注）或商用RCA软件之类的软件产品绘制时间线。

确定行动偏离预期之处

到目前为止，不应确定过失或罪责，只应确定哪些步骤未如期发生。判断偏差的一种方法是将正常的流程（由政策引导和/或通过观察确定）与事件发生的前后顺序进行比较，确定何处未如期运作。这些可被称为不安全的行为、不当的行为、偏差或偏离标准的流程。关键是还要考虑当前的政策/规程是否符合公认的照护标准（例如，专业机构文件或认证标准中所述）。与其他政策相比，若本政策不合标准（例如，过时），则可视为偏差。

要确定该偏差是否属于个人偏差，或具有相似经验和知识的其他人员是否也会产生这种偏差或是否可能做出相同的抉择或行动。这样做的一种方法是向几名同事提供信息，求证其可能的行动过程，最好在不了解事件及其原因的情况下进行，以免干扰同事做出的回应。这是一个重要的步骤，因为针对个别偏差的行动计划应该与针对更全面的偏差或问题的行动项目有很大的不同。在本案例中，请询问其他几名护士如何对输液泵进行编程，及其所收到的任何警告信息和后续措施。相关答案可帮助人们深入了解事件是否不仅涉及单个从业者的问题，而是存在更具普遍性的问题，从而能够极大地改变相关行动计划。

确定可能发生不安全行为的原因[13]

很多方法都可以实现这一目标。许多人使用"5个为什么"的调查方法。这是一种提问技巧，用于帮助确定特定问题的根本原因。首先是询问事件发生的原因（患者为什么出现低血压？），并继续追问"为什么"，直到找出最根本的原因。如果需要，完全可以追问"为什么"5次以上；不过，追问5次"为什么"通常足以确定根本原因。请务必考虑管理失察、人为和环境因素、政策或规程执行力度不够、培训或监督不足等原因。在本案例中，护士采用输液袋对输液泵编程，但在编程时，输液袋与输液泵并不相互匹配，事实上，它们是以相反的方式提供的信息。此外，有很多令人生厌的警报导致医务人员出现了警报疲劳，从而致使其忽略了警告，因而未充分注意到已被发现的问题。

确定根本原因

根本原因是指一旦消除则可防止事件发生的行为。必须明确一个清晰的因果关系，以确定事件的根本原因。确定这些原因很有必要。如果原因得到根除,则可防止事件再次发生(如果事件再次发生,则需要重新考虑这是否为真正的根本原因)。在大多数情况下,根本原因平均为两个(其范围从1到3个不等)。本案例确定了如下两个根本原因:

1. 在构建药品库的过程中未考虑药房标签的设计。员工使用药房标签指导其输液泵编程工作,从而引发混乱。在智能输液泵投入使用之前,未对药品库基本要素的设计和编程(例如,剂量/速率单位)进行充分的测试。

2. 医务人员未对智能输液泵警报做出回应。他们认为存在大量"无意义"的警报,因而忽略了警报,从而错过了有效的警报。

将输液泵编程出错的原因推断为绝对可以防止的人为错误,可能需要考虑以下可能的原因:输液泵、药房计算机程序和CPOE系统之间缺乏足够的接口,导致医务人员对输液泵出现编程错误的风险加大。

制订防止事件复发的行动计划

制订行动计划的目的应是确定能够防止事件复发。某些降低风险的策略往往无法满足需要,例如,重新培训部门人员、要求员工更加谨慎、制定或编写相关政策和规程。如今人们认识到,这些策略或许确有必要,但作用不大,若想防范事件复发,就需要对流程进行改进。在制定降低风险的策略时,防错、标准化和强制功能等概念均为重要的考虑因素。要形成一种"行正事易,做错事难"的氛围。通常没有什么单一的解决方案,使用多种策略和多道屏障或保护层以防止患者伤害往往是适当的。要确定每一行动项目的负责人、实施的预期时间框架(预期完成日期),并制定衡量成功的相应指标。确保在实施数月后进行后续评估,以确认行动计划按期有效运作。

第十章 事件管理

🔖 透明公开地分享知识

将调查结果上报医院/机构领导批准,并向各委员会和医务人员工作小组(患者安全或质量委员会、流程改进团队、患者安全培训员、运营团队、共享治理团队、P&T委员会、用药安全委员会、医疗执行委员会及其他)提供总结报告。努力将从这些事件中汲取的经验教训分享给一线员工。这体现出了对安全的承诺,从而会形成一种透明公开的文化。

🔖 定期审查既往行动计划

应定期审查既往行动计划,确认其已如期得到贯彻和落实。事件复发的关键原因是未确定真正的根本原因、制订的行动计划无法根除根本原因、或计划落实不力。

MSO可调整以上框架,对不符合机构的完整RCA团队分析标准的事件进行"迷你"RCA。最好在MSO具备了参与或促进RCA的经验后,或与经验丰富的RCA辅导员进行合作后,再行尝试。图10-1提供了用于准备和记录迷你RCA的模板。该图还介绍了一种有效的"一次会议RCA"的方法。[14]

经验教训

促进RCA的关键挑战之一是协调一线关键人员和管理团队人员(例如,医生、副院长和其他人员)参加会议的时间。策略之一是在确定需要进行RCA时,提前为团队会议预定时间。这能确保日程繁忙者有足够的时间参与这项最重要的活动。

MSO在RCA中的角色可包括面谈涉事方、为涉事员工提供支持,以及调查事件的事实。在调查过程中,MSO可作为团队的参与者、用药安全专家或团队辅导员(若经过适当的培训和指导)。MSO还可负责实施行动计

迷你RCA模板

步骤：
1. 选择团队。
2. 与团队一起审核RCA和目标。
3. 总结迄今为止已知的事件事实。
4. 图示或列出事件发生的流程步骤。
5. 将实际流程步骤与设计的流程进行比较。
6. 确定流程中的风险点，询问"为什么"，以全面了解情况。
7. 制定行动方案以根除促成因素。

已完成的RCA摘要

参与者： 列出所有成员
报告的事件总结： 日期、事件的简短客观描述、结果
附加信息： 例如，说明事件中使用过的设备
实际流程步骤： 图表、流程图或清单——询问这是"正常"发生的情况吗？
设计的流程步骤： 政策/规程规定了什么？

促成因素：
- 人员（例如，知识、技能）
- 机构（例如，培训、政策/规程）
- 环境（例如，周围环境）
- 任务/实践（例如，工作流程）
- 工具/技术（例如，设备）

行动计划

主题	行动	负责人	完成人

机密——绩效改进

图10-1　迷你RCA模板

Source: D. Saine, Winchester Medical Center.

划,并与药房团队和其他主要同事或多学科团队进行沟通。系统级的MSO还可负责在系统内的其他场所对类似事件的潜在风险进行评估,分享汲取的经验教训,并促进改进,以避免系统内重复发生此类事件。在某些情况下,特别是涉及药房差错时,MSO还可参与患者家属/看护者会议,讨论差错的调查细节,并确定系统的改进情况。

防止事件复发的一个重要因素是监督行动计划,确保及时实施。应将衡量指标定义为行动计划的一部分,并重新评估行动计划的实施情况和有效性。若能及时跟进,就会发现设计不佳的行动计划。使用能够在完成相关行动时加以提醒的计算机程序则有助于防止疏忽大意。

RCA团队成员倾向于对原因和应采取的措施抱着先入为主的看法进入流程。关键是要倒推事实,确定事件发生的真正原因。团队辅导员和/或发起人负责确保团队保持专注,而不是像团队经常做的那样直到跳到解决方案上去。

范围蔓延是审查安全事件的另一种风险。一定要确保审查范围适用于问题,即使是试图解决RCA过程中发现的对事件没有促成作用的其他差异也是如此。

RCA过程中特别常见的挑战是事后认识偏差。[15]该偏差的定义是:人们倾向于认为事件在发生前比实际发生的情况更容易预测——通常是在事件发生后这样认为。当人们意识到结果不良时,常倾向于判断导致该事件发生的行为不恰当。这样很容易会让人们以为,在决策过程中以及迫切需要采取行动时,医务人员应该已经知晓改进行动会导致不良后果;然而,通常情况下并非如此。在此,面谈过程尤为重要,它可以确定事件发生时还发生了什么,以及在决策过程中采用了哪些思考过程。必须提醒团队注意这种现象。

应完成与事件类型和所涉及流程相关的全面的文献检索。确定最佳实践可能有助于团队制订行动计划,或确定行动是否超出了照护标准。同样重要的是,要亲临事件发生地观察当地的实践和流程。团队成员(管理者和员工)可能习惯于某种流程,以至于不会认为其偏离了预期。同样,举例说明会议所涉及的设备或产品,可使所有团队成员对产品及其功能达成共识。在本例中,携带尼卡地平输液袋和输液泵来演示编程所需的屏幕和信息,有助于确保所有参与者对该流程达成共识。

持续培养安全文化的关键在于机构内部以及作为系统的一部分的各机构间保持透明度,以了解从事件中所汲取的教训。有关事件和行动计划的信息,应在机构内部通过结构化的会议和沟通进行分享,直至触达员工级别。这使得机构能够将所汲取的经验教训转达到其他适用领域(例如,导管室中发生的事件可为其他类似的手术领域提供关键的经验教训,如内窥镜检查、放射学等)。

|共同原因分析|

从多个事件中总结经验教训,其作用非常大;而确定如何有针对性地使用有限的资源则是一种挑战。有时,必须优先考虑解决系统中的薄弱环节。识别多个事件的共同原因可更深入地了解真正的系统漏洞。进行共同原因分析(common cause analysis,CCA)[16]提供了一种在事件中识别趋势和确定共同主题的方法。此过程也称为整合性根本原因分析,[8]它汇集了来自多起事件的信息并明确了其共同原因。

就安全事件而言,制订针对共同原因的行动计划要比只针对个案的行动计划能够产生更大的影响。诸如未经优化使用的技术、设计不良的流程以及负责人未检测到的日常化偏差等因素非常重要,CCA的结果可使我们确信,所发现的问题是系统中真正重要的薄弱环节,因为这些风险可出现

第十章 事件管理

在多起事件中。

MSO可在CCA中发挥关键作用的一个示例是，整理因抗凝治疗（或其他类别的高风险药物）而引发的ADE，以确定多宗病例的共同原因。识别这些问题的一种方法是使用ADE触发工具。[17]ADE触发工具通常是通过计算机系统生成的报告提示可能发生不良事件的线索。相关示例包括使用逆转剂（如纳洛酮）或异常的实验室数据（如升高的INR）。一旦确定了触发因素，就可检查患者病历表，以识别对患者造成的潜在伤害，并评估该事件是否可以预防。通过汇总关键数据因素可识别这些事件的共同主题或原因，以生成行动计划。[8,9]

安全文化

安全文化是一支团队或团体在安全医疗方面共同的信念、态度和行为。在具有良好安全文化的领域，员工乐于关注行为的安全性，管理层及医生团队也对此行为表示支持，感谢员工澄清可能造成患者伤害的任何不确定性因素。在紧急情况下采用批判性语言"叫停"是非常重要的。拥有强大的安全文化的机构，往往有意向员工教授解决冲突之道和团队合作技能。如今，定期评估和改进安全文化是TJC的一项要求，也是美国国家质量论坛推荐的一项安全实践建议。安全文化的其他重要方面包括从事件和流程的缺陷（这些缺陷通常是通过事件报告来确定）中学习。发展安全文化需要领导层、管理者和员工做出承诺，并将其作为长期信念。

公正文化与个人罪责

请考虑以下标题："儿童死于用药差错""记者死于化疗差错"。故事的其余部分通常涉及发生了什么（表面上）以及谁遭到解雇或受到谴责的细节。在这些案例中,应该采取什么纪律处分(如果有的话)?这完全视具体情况而定。必须清楚了解到底发生了什么,以及所采取的决定和行动背后的"原因"。20世纪90年代,医疗行业的文化重心已从责备和羞辱转移到了其他方面。为了促进上报差错,这种文化发生了转变——或许有些矫枉过正,因为它转变为一种无责备文化。无责备文化认识到"人非圣贤,孰能无过",且大多数不安全行为都是出于失误或疏忽,医疗系统和环境中存在的薄弱环节在很大程度上导致了用药差错。

公正文化存在于两种极端之间,一种是责备个人,另一种是无责备文化。公正文化可平衡人为错误和有意的不安全行为的责任。人们认为,不论具体情况如何,对所有差错一律进行惩罚多少有失偏颇,而面对故意无视安全操作原则的个人却不予惩罚,也同样不合时宜。公正文化是一种根据个人意图和工作环境(而不是结果)、以一致的方式施行纪律的文化[18]。

有人明知不安全却故意为之,还有人一向以安全为要、只因一时失误或疏忽而犯错,区分这两种人相当重要,有时也相当困难。在这些情况下,使用替代测试已被证明十分有效。[19] 在处理严重事件和涉及不安全行为的人员时,应向具备相同资质和经验的其他人(至少3人,最好他们不知道实情)描述该情形,询问其若身处当时的情况,会做出怎样的决定。若这些人做出相同的决定并完成相同的行为,那么指责任何个人都不太合适,因为在这种情况下,似乎是系统或文化因素引发了事件。确定一个人的潜在意图的另一种方法是观察处于相同情况下的个人(如有可能),以确定其他人在类似情况下的行为。这有助于确定事件是仅属于个人问题,还是在更大的集体(可能是单位或部门)或整个机构中更普遍存在的问题。这也有助于制订行动计划。若只有一人需要接受培训,就没有必要对整个部门展开流程再培训。

提出一系列问题有助于确定一个人的行为所应承担的罪责和责任,这些问题是从"问责决策树"发展而来的（见第五章，图5-2）。[20] 发展安全文化的关键在于，任何与纪律原则相关的决策都不会仅在出现不良后果的情况下做出。

无论结果如何，当发现不安全的行为时，应采取适当的纪律处分。[20] 相关问题如下：

- 这些行为是不是有意为之？该问题区分了故意造成伤害的恶意行为。采取这种行为者应受到责罚并需要追究责任。幸好这种异常行为并不常见。
- 是否有患病或滥用药物的相关证据？此问题可揭示出存在药物滥用问题或正在接受治疗的个人。
- 他们是否故意违反了安全操作程序？如果是，该程序是否可用、可行、易懂且正确？这就涉及那些让员工无法理解（不易理解）的程序，因而员工无法识别或了解其工作流程的价值。程序中的相关步骤可能难以实施（不可行），因此员工或会忽略该步骤。在此情况下，就存在由系统导致差错的可能。
- 他们是否通过了替代测试？其他人是否会做同样的事情？如果是，他们就有可能不会受到责备。如果不是，是否存在培训或经验不足？若果真如此，那么系统导致的差错可使个人处于未经适当的培训便履行相应职责的风险之中。
- 个人是否有不安全行为史？若无，这些员工也不太可能会受到责备。若员工之前有过不安全的行为或故意不遵守安全规范，那么问题就会回到管理团队，由其来评估员工的相关行为和责任。

使用上述问题和决策算法有助于确定个人受到的责罚程度。而前几个问题中的行为，往往比后几个问题中的行为要承担更多的责罚。因此，纪律处分更可能适用于有意采用和/或采用未经授权的药物的行为,不过也存在灰色地带,其中可能涉及虽然是由系统引发的差错,医务人员却因不遵循既定安全规范而受到责罚。

在此案例中,护士并非有意犯错,也无意伤害患者,她并未取用未经授权的药物,也没有故意违反安全规范。她犯下的是非故意性人为错误。在这种情况下,系统问题被确定为该事件的促成因素;因此,对这名护士施以纪律处分就不太合适,最合适的手段就是承认和解决系统问题。

总结

MSO在处理事件(从事件发生到评估直至制订计划阶段)中往往起到了至关重要的作用。确保员工通过事件报告或其他机制所提供的信息得到妥善处理,这是此流程的关键步骤。让员工参与事件的审查和分析,可使人们对日常实践中实际发生的事情产生全新的认知。这就避免了管理者对他们觉得流程应如何实施以及流程的实际实施情况产生任何认知偏差。此外,让一线员工参与制订行动计划以防止差错再次发生,可确保其感受到自身是流程和解决方案的一部分,是团队的真正组成部分。

> **实践技巧**
>
> 1. 从先兆事件和临界差错事件(未波及患者的事件)中汲取教训是降低风险的重要组成部分,这些事件的引发原因通常与造成患者伤害事件的原因类似。
> 2. 在RCA期间,不要引导受访者。让其从头到尾叙述所发生的事情,并在受访者提供完信息后再向其询问后续问题。
> 3. 调查事件时要尽可能抱有同情心。永远不要假设你知晓发生了什么。采用指责的语气可能会引起某些人的反感,导致其可能不再坦陈事件的细节。
> 4. 请务必查看与技术使用有关的任何报告/数据(例如,ADC、药品传送带等),以澄清并潜在支持或反驳受访者的陈述。

第十章 事件管理

参考文献

1. Green M. lnattentional blindness and conspicuity. Visual Expert 2004. Available at: www.visualexpert.com/Resources/inattentionalblindness.html.
2. MedWatch: The FDA Safety Information and Adverse Event Reporting Program. Available at: http://www.fda.gov/Safety/MedWatch/default.htm. Accessed July 27, 2011.
3. Proceedings from the ISMP Summit on the Use of Smart Infusion Pumps: Guidelines for safe implementation and use. Available at:http://www.ismp.org/tools/guidelines/smartpumps/ comments/. Accessed July 27, 2011.
4. ISMP Newsletter. Too many abandon the 'second victims' of medical errors. July 14, 2011. Available at:http://www.ismp.org/newsletters/acutecare/articles/20110714.asp. Accessed July 31, 2011.
5. Barach P, Small SD. Reporting and preventing medical mishaps: Lessons from non-medical near miss reporting systems. Br Med J. 2000March 18, 320(7237):759-763.
6. NCCMERP Index for Categorizing Medication Errors. National Coordinating Council for Medication Error Reporting and Prevention (NCC-MERP). Available at: http://www.nccmerp org. Accessed July 24, 2011.
7. Using Aggregate root cause analysis to reduce falls. Jt Comm J Qual Patient Saf. 2005Jan, 31 (1):21-31.
8. Neily J, Oqrinc G, Mills P, et al. Using aggregate root cause analysis to improve patient safety. Jt Comm J Qual Patient Saf. 2003Aug, 29(8):434-9, 381.
9. Woloshynowych M, Rogers S, Taylor-Adams S, et al. The investigation and analysis of critical incidents and adverse events in healthcare. Health Technol Assess, 2005, 9:37-63.
10. Carroll JS, Rudolph JW, Hatakenaka S. Lessons learned from non-medical industries: Root cause analysis as culture change at a chemical plant. Qual Saf Health Care, 2002, 11:226-269.
11. Root Cause Analysis Investigation Tools. National Patient Safety Agency. Available at: www NRLS-07690-RCA-tools-inve-iew-guide-2008-09-vl .pdf. Accessed July 31, 2011.
12. Corbett C, Clapper C, Johnson K, et al. Maximize Patient Safety with Advanced Root Cause Analysis. Marblehead, MA: HCPro, Inc, 2004.
13. Spath PL. Error Reduction in Health Care: A Systems Approach to Improving Patient Safety. San Francisco, CA: Jossey-Bass, 2011.
14. Montanya, KR. Conducting a one meeting root cause analysis, In: Saine D, ed. Safety and Quality Pearls 2. Bethesda, MD: American Society of Health-System Pharmacists, 2009.

15 Henrikson K, Kaplan H. Hindsight bias, outcome knowledge and adaptive learning. Qual Saf Health Care, 2003, 12(Suppl II):ii46-ii50.

16 Clapper C, Crea K. Common cause analysis. Patient Saf Qual Healthcare, May/June 2010, 7:30-35.

17 Rozich JD, Haraden CR, Resar RK. Adverse drug event trigger tool: A practical methodology for measuring medication related harm. Qual Saf Health Care, 2003, 12: 194-200.

18 ISMP Newsletter: Our long journey towards safety-minded Just Culture. Part I: Where we've been. September 7, 2006. Available at: www.ismp.org/newsletters/acutecare/articles/. Accessed December 30, 2008.

19 Reason J. Managing the Risks of Organizational Accidents. Burlington, VT: Ashgate, 1997.

20 GAIN Working group E, Flight Ops/ATC Ops Safety Information Sharing. A roadmap to a Just Culture: Enhancing the safety environment. Available at: www.flightsafety.org/gain/just_culture.pdf. Accessed December 30, 2008.

CHAPTER 11

第十一章

差错预防策略与员工教育

凯瑟琳·A. 克雷亚 黛比·赛恩

关键术语

强制功能：一种设计功能，能自动指导用户正确使用设备或流程，以防出错。

交接：转移照护责任的过程；对信息进行交互传递，允许交接双方互相提问。

高可靠性组织（high-reliability organization，HRO）：发生灾难性差错的风险很高的复杂性组织，在长期保持高水平的安全性方面有着非常成功的记录。

人为因素："涉及了解人类与系统其他要素之间相互作用的学科，以及应用理论、原则、数据和方法进行设计、以优化人类福祉和整体系统表现的专业"。[1]

模拟：使用代表所选系统或流程的关键特征的模型，模拟系统或流程的运行。

标准化：消除变异和不规范，使之与其他保持一致性。

系统：一组相互作用、相互关联或相互依赖的要素，在特定环境中协同工作，执行实现系统目标所需的功能。[2]

引言

本章首先回顾了人为差错和系统差错，阐述了这些概念与差错预防方法

第十一章 差错预防策略与员工教育

和员工教育之间的关系。之后将继续讨论用于减少差错和由此造成的患者伤害的广泛策略。MSO在日常工作中会经常利用这些想法和技术，同时设计流程、开展教育或评估差错、临界差错和不良事件。有效的用药安全教育对提供安全的患者照护和建立安全文化均起到至关重要的作用。为药房和其他员工制定和维护用药安全入职培训与训练计划是MSO的一项重要职责。

人为差错

人类尽管在尽最大的努力了解和纠正差错的发生，但很可能仍会以不可接受的速度继续犯错。鉴于此，有必要开发一种用药管理系统，它能够识别人为差错，并制定相应的流程，从而减少差错及其对患者造成伤害的可能性。有关该主题更全面的讨论参见第五章。

人类行为分成3种模式：基于技能（skill-based，SB）、基于规则（rule-based，RB）和基于知识（knowledge-based，KB）。员工有必要接受关于这些基本概念的教育，从而理解以下问题：为什么初衷良好，坏事还会时有发生？也能更好地理解为何要使用不同的工具（例如，核查清单、表格、政策等）来提高安全性。

- **基于技能**：在处于基于技能的表现水平时，人们能够非常熟练并自动地完成例行任务。人们往往非常擅长完成这些任务，因为他们一直都在执行这些任务。在基于技能的模式下，人们已经决定了预期行动是什么，并且个人正处于执行任务的过程中。比如，核对复合抗生素，或在给产品贴标签前将药品标签分离等，均属于此类活动。经验丰富的药师或技术员一般每天都要完成这些工作。由于精通业务，他们只需要投入很少的努力或注意力，就能发现异常并防止发生差错。但若打断了常规流程，则可能会出现问题。基于技能的差错通常称为失误或疏忽。它们很容易被识别。失误通常与注意力或感知故障相关，疏忽则通常与记忆失灵有关。

- 例如，在核对配制的TPN袋的报告时，若忽略了将氯化钠注射液列为需要手动添加的成分这一事实，则会出现失误。由于药品短缺，为求节约，输液泵中已移出该药品。因为你并未意识到这一点，该药品没有被添加到TPN中。核对TPN是你常做的工作，但你没有意识到药品短缺的问题，也没有留意报告上的信息。

- 再比如，你正在核对混合制剂时被电话打断，这时便会出现疏忽。等你重返工作时，误认为已完成了核对工作，实际上并非如此。不巧的是，你可能并未发现两种不同药物的标签被调换了。

■ 基于规则：在解决问题或做出决策时，人类往往以基于规则的模式行事。也许情况已经发生变化，例如患者开始出现肾功能不全的情况，我们开始解决问题，并意识到以前也遇到过这种情况。员工已接受过相关培训，往往能够应对多种情况，也许还学习了相关的政策或规程。我们的思维过程往往专注于哪种规则适用于当前遇到的情况。这便涉及"'如果—那么'场景"，即如果出现这种情况，那么就这样处理。在这种情况下，可能要根据患者肾功能衰退的情况调整其药物治疗方案。基于规则的问题包括：

- 由于对当前情况存在误解并误用了规则，就有可能选择不正确的规则。

- 若误用了规则，则会发生基于规则的差错。我们或会无意中根据记忆选择错误的模式或规则。出现记忆偏差可能有多种原因：以偏概全、惯性思维（人往往会选择脑海中浮现出的第一个答案，尽管现有证据会引导人们得出另一个结论）或其他因素。

- 还有一种故意的基于规则的不合规行为，即：尽管知道应执行某种行为，最终却选择执行了另一种行为（比如，护士在给药时，由于患者睡得正香或条形码读取器所处位置不方便扫描，因此其没有核对患者臂带上的信息）。
- **基于知识**：另一种决策模式便是基于知识。当员工个人遭遇了从未遇到的情况或没有既定规则可用时，就会出现基于知识的差错。该员工缺乏完成任务所需的知识，抑或误解了所遇到的问题。"你不清楚自己不知道什么"是在缺乏必要的信息继续前行时的一个代表性短语。相较基于技能或基于规则的模式，人们在处于基于知识的决策模式时更容易出错。最佳解决方案是能够认识到我们缺乏所需的信息，并花费时间咨询其他资源（例如，同事、文本、政策或文献），从而确定下一步的行动。

系统差错

系统具有的共性通常包括技术、工具和机器、界面、过程、产品、用户与系统的交互以及人员。医疗系统已经变得且仍将继续变得相当复杂。医疗系统拥有很多组成部分，包括个人和团队、政策和规程（通常针对的是每一个单独的实体）、法规、设备和仪器、沟通、领导和管理。如果系统的所有组成部分均能做到无缝沟通和协作，那是最好不过的，然而事实并非如此。此外，每个组成部分似乎都有自己的"文化"，即共同的目标、价值观、信仰和行为。系统中的每个组成部分所拥有的文化很少是相同的，哪怕是单个实体内部的科室或单元（例如，医院的各个病区），也是如此。协作和沟通不畅会导致产生大量的不良结局。优化系统和流程对于医疗安全至关重要。

有各种各样的个人、人际和环境方面的因素可导致用药过程出错。如

第五章所述，这些因素导致员工出现了失误或疏忽甚至是错误。那些员工没有将系统故障或安全网络故障作为一个完整的过程来处理。用药过程涉及多个医疗专业人员、非专业人员、患者和多种物理环境。安全网络应适用于所有专业人员和所有环境，可包括个人对他人的工作进行多重检查、计算机系统进行差错筛查、条形码扫描系统、质量保证措施、机构外措施（例如，尽量减少从具有类似包装的药厂订购药物），以及多个其他系统。为了充分应对差错产生的原因，还必须扫除系统中的故障。采用公正文化解决个人犯错问题固然重要，但还应建立完善的安全系统，以尽量减少累及患者的差错数量。发生差错时，有必要在系统或安全网络出现故障的情况下处理该事件。

针对系统差错开展的教育培训，其最佳方式是分享实际发生的案例情况，以及从外部资源获得的其他经验教训示例。在确保能够突出显示所发生事件的同时，还应强调有关如何在出错前主动报告风险或安全隐患的相关信息。

🔖 瑞士奶酪模型

差错的瑞士奶酪模型是对系统差错的直观描述，同时也能描述人为差错怎样累及患者并造成潜在的伤害。人为差错是穿过各个避免差错累及患者的多重防范屏障后开始的。医疗行业以及许多其他高风险行业会在设计工作流程时，有意加入多重防御层或防范屏障。这些防范屏障包括警报、强制功能、物理屏障、自动停机和政策/规程等，能够防止差错累及患者。在理想情况下，这些防范屏障应完美无缺；然而，由于主动差错和潜在差错的存在，这些防范屏障中经常会出现各种孔洞。下图所示的奶酪片即为上述防范屏障，其中的孔洞代表随时间的推移而形成的缺口。主动差错通常是人为造成的差错，例如失误、疏忽、错误，或违反规程等。这些主动

第十一章　差错预防策略与员工教育

差错通常是累及患者的差错链中的第一环。潜在条件通常是由设计者、规程制定者和机构内的管理者做出的决定而产生的。这些决定通常初衷良好，但未充分了解人为因素和安全原则。当然也可能是出于设备存在问题、政策和实际操作间存在差距、规程不起作用和/或新员工未经过充分的入职培训等原因（图11-1）。图11-1阐明了导致ADR的药物相互作用中失效的屏障。瑞士奶酪上的孔洞呈动态化，会随时间的推移而不断发生变化。它们不可预测，有时还不为人知。有时，瑞士奶酪上的孔洞会完美地排列在一起，从而导致最初的差错累及患者并可能造成伤害。查看防范屏障中的孔洞是调查不良结果的必要步骤。将责任归咎于第一个不安全的行为，不仅忽略了所有可能在员工个人决策中发挥作用的促成因素，还容易将担任同

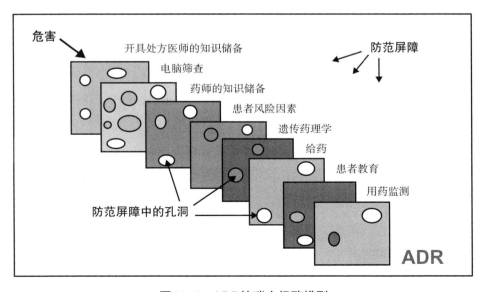

图11-1　ADR的瑞士奶酪模型

ADR：adverse drug reaction，药品不良反应。
Source: Reprinted with permission of Pharmacy Times. John R. Horn and Philip D. Hansten, "Sources of error in drug interactions; The Swiss Cheese Model." Pharmacy Times. March 2004.

一角色的下一名员工置于同样的差错风险之中。检查系统（屏障）中的薄弱环节是确保不再出错的必要步骤。

高可靠性组织

高可靠性组织（high-reliability organization，HRO）或被认为是非常复杂的组织，具有发生灾难性事故的高风险，但其在长期（即"可靠的"）保持高水平的安全性（避免灾难）方面非常成功。最常引用的有关HRO的两个示例分别是核电站和空中交通管制系统。HRO是不断学习的组织，在其计划的每件事上都力争实现高绩效，并有效地（通常是创造性地）处理意外事件以防止伤害。越来越多的医院采用与HRO相同的理念提升医疗安全及质量。各级管理人员（包括MSO）都可从理解和应用"高可靠性思维"中获益。在我们过渡到差错预防策略时，本节将向MSO简要介绍HRO。

HRO具有5个关键的概念，AHRQ指出，这些概念"对于任何改进计划的成功都是必不可少的"。[3]

1. 对操作具有敏感性。领导者和员工不断了解用于提供患者照护的系统和流程。这对于识别风险和预防伤害至关重要。

2. 不愿简化。对事物为何有效或无效的简单化解释往往存有一定的风险。必须了解导致失效的多重因素，这样才能理解造成风险的原因。应注意到，这种不愿简化的态度与简化流程的差错预防策略明显不同。

3. 专注于失效。应将临界差错的发生作为系统需要改进的证据，以减少对患者造成的潜在伤害。与其将临界差错视为系统拥有有效保障的证据，不如将其视为需要更多关注的领域的征兆。[3]

4. 尊重专业知识。领导和管理人员应重视最了解工作流程的员工的经验和洞察力。高可靠性文化取决于这种对专业知识的尊重程度。

5. 复原力。当系统发生故障时，各级员工都能做好应对和恢复的准备，为进一步改进奠定基础。

差错预防策略

医疗行业从其他HRO中汲取了诸多经验教训，只不过其汲取的速度比人们预期的要慢。这里描述的许多策略都是从其他行业中获取或修改而来的。许多关键的差错预防技术，涉及将人为因素原则纳入流程设计当中。人为因素研究将人类的优势和局限性的相关知识，应用于设计人们所使用的东西（系统、流程、设备），以提高绩效并最大程度地减少差错。简而言之，它是为了"行正事易，做错事难"。在设计流程时考虑到人为因素的原则，这是提高流程安全性的有效的方法，也是实施减少差错策略的重要组成部分。正如詹姆斯·瑞森所言："我们无法改变人类的条件，但可以改变人类工作的条件"。[4]

在本节中，我们将讨论一些策略，实施这些策略后，将形成机构减少差错计划的结构。

人为因素设计的核心原则包括：

- 简化；
- 减少对记忆的依赖；
- 标准化；
- 防错；
- 改善信息获取；
- 使错误可见；
- 减少交接；
- 明智进行自动化；

- 减轻变革带来的副作用；
- 改善沟通；
- 提供充分的培训。

简化

"要想在合作中取得成功，需要简化流程，以便关注一些关键的问题和指标。"[5] 简化的流程或任务能减少差错发生的机会，并在出现差错时利于检测差错和恢复。[1] 例如，限制机构内可供使用的药物选择（也称处方集）是简化策略的一个示例。减少可选项的数量便可减少出错的可能性。

复杂性往往会导致出错。具有更多步骤的流程往往更趋复杂；随着步骤数量的增加，流程的出错率也将随之增加。假设单一步骤流程的出错率为1%，且每项步骤的基本出错率相同，则包含100项步骤的流程的出错率将达到63%![6] 虽然现实中各项步骤的差错发生率并不完全相同，但复杂性和差错之间的关系由此可见一斑。因此，减少流程中的步骤数量、选项数量或执行任务所需的时间，都将有助于减少出错的可能性。

值得注意的是，以上各项策略均不应孤立应用。例如，购买和使用急诊科医嘱管理系统（而不考虑与医院内的其他系统进行整合）可能没有那么复杂（简化）。然而，很少有人认为这种独立于医院的其他领域（药房、实验室、影像科等）而使用的独立系统能为患者照护提供安全的流程。我们面临的挑战是在系统或工作流程的背景下考虑策略的应用。

减少对记忆的依赖

人类的大脑只能储存有限的短期记忆，根据人们阅读的来源，大脑能记下4~7条内容。[7, 8] 在没有提示的情况下，人为遗漏差错发生的概率为1%。

但是，若在流程中嵌入必要的步骤，遗忘某件事的可能性便会降低70%。[6]

许多策略可单用也可合用，以减少人们对记忆的依赖。其中包括检查清单、协议、预打包和自动提醒。图11-2以"预包装阿替普酶"为例，结合了上述前3个防范策略。在该示例中，流程是为容量低、时间紧迫、高风险活动而创建的——为中风患者准备阿替普酶。为了减少对记忆的依赖，所有必要物品（预包装）都集中在一个可重新密封、贴有标签的塑料袋中（如图所示）。备药方案按步骤列出，并可用作制备过程的核查清单。该方案还包括给药方案，也是为了减少对记忆的依赖，以及减少可能需要确认正确剂量的研究时间。

标准化

该原则通常与简化密切相关。标准化可用来限制对产品的选择或限制任务或流程的执行，最终降低复杂性或减少对记忆的依赖。通过使用标准化的脚本或提纲，可改善医疗专业人员和/或患者之间的沟通（例如，准确性、清晰度、完整度、及时性）。药房技术员使用脚本对患者进行面谈以便获取患者的用药史便是一例。药师使用标准化格式记录患者病历中的进展说明，这有助于向其他医务人员提供清晰、简明且完整的信息。其他章节也讨论了减少差错的其他标准化应用实例，例如，建立标准化浓度、购买用于肠外输液的市售产品（例如，袋装多巴胺400mg/250mL）以及使用标准化的医嘱集。

防错

防错，也称防误，是指使用流程或设计特点来防止出错，或自动检查流程结果以确定是否存在差错。[9]防误也称poka-yoke（发音为pokayokay），

中风用阿替普酶（t-PA）

套件用品：
1 — 盒装100mg小瓶阿替普酶，带有灭菌注射用水小瓶和转移装置
1 — 支10mL注射器
1 — 支配药针头
1 — 包注射器帽
2 — 个注射针头
2 — 支60mL注射器
1 — 袋100mL容量的空输液袋
1 — 个铝箔安全封条
2 — 包酒精棉片

制备：
1. 全程使用无菌操作，并在层流台配制。
2. 消毒瓶子。将转移装置插入灭菌注射用水瓶中。
3. 将阿替普酶小瓶倒置，用转移装置的另一端穿刺药瓶。
4. 倒置两只药瓶，使阿替普酶小瓶位于底部（直立），灭菌注射用水小瓶倒置。
5. 让灭菌注射用水通过转移装置向下流动。液体应在大约两分钟内转移。大约0.5mL灭菌注射用水将留在小瓶中。阿替普酶浓度为1mg/mL。
6. 取出空的灭菌注射用水瓶和转移装置。
7. 轻轻旋转让药物溶解。**请勿摇晃！**
8. 通过由转移装置穿刺的针孔，将配药针头刺入阿替普酶药瓶中。
9. 用10mL注射器吸取推注剂量的阿替普酶，盖好注射器帽，贴好推注标签。
10. 检查输液标签，确定输液量并用注射器吸取。注入空袋中，在输液袋上贴好输注标签，并在注射器口用铝箔片封口。
11. 药师核对。注射器和输液袋都应尽快由专人送到ER。

常规静脉注射剂量：
- 总剂量为0.9mg/kg；最大剂量为90mg。
  - 在1分钟内以静脉推注给予剂量的10%；
  - 在60分钟内静脉给予剂量的90%。

标签样本

注射器中的负荷剂量

```
WINCHESTER MEDICAL CENTER 1840 AMHERST ST
              WINCHESTER, VA 22601
DYNAMIC, PHARMACY JOE                    4A0401-A
Acct#: 6502515            Ord# 3071679
09/06/07  12:25
ALTEPLASE (TPA) BOLUS  MESSAGE
             READ MESSAGE
1 EA/1 MESSAGE                    MISC
STAT
                    QTY TO SEND:  1    T_____
                    # of DOSES:   1
                    CHARGE QTY:   1
1 EA
Start: 9/6/07 13:00    Stop: 9/6/07 16:59
BOLUS = 10% OF TOTAL DOSE = 9 MG/9 ML IN
SYRINGE
PUSH IV OVER 1 MINUTE.
                                   Tech: _____
```

静脉输液袋

```
WINCHESTER MEDICAL CENTER 1840 AMHERST ST
              WINCHESTER, VA 22601
DYNAMIC, PHARMACY JOE                  RM# 4A0401-A
Due: 09/06/07 13:00        Acct#: 6502515
D: OTHER REFER, PHYSICIA    Ord# 3071680
ALTEPLASE (TPA)                           81 MG
Route: IV
Start: 9/6/07 13:00     Stop: 9/6/07 16:59
FINAL CONC = 1MG/ML  TOTAL VOL = 81 ML
TPA FOR STROKE - AFTER COMPLETION OF
BOLUS, INFUSE OVER 1 HOUR.
(TOTAL DOSE = 0.9 MG/KG, MAXIMUM 90 MG.
GIVE 10% AS BOLUS, 90% AS INFUSION.)
THIS BAG CONTAINS INFUSION DOSE ONLY.

Bag#: 1   Prep Date: _____   Check By: _____ RPH
                             Expires: _____
```

图11-2　结合前三个预防措施制备"预包装阿替普酶"

Source: Courtesy D. Saine, Winchester Medical Center.

第十一章 差错预防策略与员工教育

来自日语俚语"避免无意的差错"。[10]以文件柜为例：你是否曾打开了文件柜的第一层抽屉，再打开第二层抽屉，随即发现整个文件柜在你面前倒下了？如果一次打开多层抽屉，文件柜的重心就会发生偏移，从而导致文件柜倾倒。为避免此类伤害，现代文件柜的设计往往会在人们打开一层抽屉时锁定其他抽屉。该设计强制执行正确操作，只允许人们恰当地使用文件柜。两种最可靠的防错方式便是约束和强制功能。

1. 约束——约束限制了某些操作，因此，即使工作人员分心，也不会发生某些差错。约束可分为物理约束、程序约束或文化约束。[9]上文提及的文件柜便是物理约束的一例。输液泵的自由流动保护功能就是医疗行业中常用的物理约束。可在整个机构内广泛使用程序约束以防止出错，通常来讲，程序约束实施起来也相对简单、廉价。禁止病区储备高浓度氯化钾就属于程序约束。使用限制药物种类的处方集或电子医嘱套餐是程序约束的另一个示例，由于计算机化医嘱软件的限制，不适合某类药物的给药途径是无法选择的。例如，在下达医嘱时，长春新碱不应有可供选择的鞘内给药途径。通过"定义不安全的行为并严厉谴责执行这些行为的人员"，[9]工业界的安全计划成功利用了文化约束。而在医疗行业，安排药师或护士连续轮班工作往往被认为是不可接受的，由此形成了对患者安全的文化约束。

2. 强制功能——强制功能与约束非常相似，但员工需要正确操作流程或设备才能从中获益。例如，口腔注射器具有专门设计的接口，以便其不能牢固地或轻易地连接静脉输液管。这种安全特性旨在防止无意中通过静脉途径给予患者口服液体。使用口腔注射器时，这是一种有效的强制功能。但是，如果不使用口腔注射器，这种安全特性（强制功能）则不存在。

防错还包括自动检查流程结果以确定是否存在差错。例如，将对温度敏感的颜色指示器放入药物包装或运送袋中，可立即识别不正确的药物存储（"差错"）。另一常见示例是使用特殊的胶带包装，如显示黑色条纹则表明消毒充分，如未显示黑色条纹，显然表明发生了差错。

改善信息获取

提供最新且易于获取的信息资源有助于防错，这也将减少对记忆的依赖（见"减少对记忆的依赖"部分）。用药管理流程涉及的每位人员都应能够随时获取药品信息资源。可在机构范围内提供电子或网络资源的访问权限，或向所有病区及科室下发打印好的参考资料。必须明确负责维护和更新打印材料的相关责任人。网络或电子资源通常具有自动化、信息更新快的优点，从而避免了非常耗时的手动维护参考资料的相关任务。将信息整合到照护点的相关技术（如CPOE系统或ADC）中，则是非常有效的访问信息的方法。无论选择哪种方法，都必须让员工了解这些资源以及如何使用这些资源。

使差错可见

安全系统采用冗余和保护措施来检测差错，这样就可在对患者造成伤害前将其纠正。相关示例可包括使用条形码、自动提醒和独立验证（双重核对）。在使用条形码给药或验证（BCMA/BCMV）的情况下，若已为患者配错了药品，当扫描患者及药物的条形码时，护士就会收到提示不匹配的警报，从而可有效地发现配药差错。一旦差错可见，就可在给患者用药前采取措施纠错。

独立的双重核对系统。执行独立的双重核对可让一名员工独立检查另一名员工的工作，从而降低出错风险。当正确执行该流程时，两人对同一

第十一章　差错预防策略与员工教育

位患者施用同种药物时，犯下同样的差错的可能性往往很低。因此，双重核对可成为防止人为差错累及患者的保障。必须明确双重核对的含义，并仔细将其传授给员工。采用双重核对的常见药房流程包括制备TPN、下达化疗医嘱及儿科和新生儿用药。更多详情请参见第七章。

✏ 减少交接

交接是信息的交互式传输，允许交接双方互相提问。沟通失效且增加交接流程的步骤往往会导致交接出错。有关减少沟通差错的建议将在本章下文进行讨论。如上文"简化"部分所述，减少流程步骤的数量将减少出错的可能性，减少交接则可降低所涉及的人员及步骤的数量，例如，减少了多次交流信息的需求。创建工作时间表可避免在关键时刻进行交接。交叉培训则是另一种避免在专家之间进行交接的策略。[11]

✏ 明智进行自动化

技术可用于支持任务（例如，CPOE）、执行任务（例如，机器人配药）以及收集或呈现信息（例如，药房信息系统的药物相互作用警报）。为避免与技术使用相关的意外后果和差错，请牢记明智应用技术的3项原则：[6]

- 保持目标侧重于系统改进，而不是技术上可行的自动化。
- 使用技术提供支持而不是取代人工。
- 在设计和实施阶段，识别并减少技术所需的新知需求，尤其是在工作繁忙或关键时刻出现的需求。

MSO凭借其在安全策略和变革管理的知识/应用方面拥有的专业知识，可在"明智进行自动化"方面提供极大的帮助。例如，对于CPOE系统来讲，重复进行药物检查在技术上是可行的，但MSO需要评估这一功能的有效性。如果系统发出过多的警报，以致无人注意到其中的任何一个，从而实质上便创建了不安全的系统。MSO将帮助权衡实施此功能的风险和收益，并将目标集中在系统改进上。第八章介绍了有关技术和安全的其他信息。

减轻变革带来的副作用

变革通常涉及学习新事物和改变熟悉的流程，在这一学习曲线中，出错概率也会相应增加。MSO可采用以下3种策略来减少差错和伤害：[6]

- 变革前，使用正式的流程预测差错和伤害的可能性，并在可能的情况下将其消除，或制定应急预案。
- 冒最小的风险进行小规模的变革测试，并在发现问题时投入资源重新设计流程。
- 在测试和实施过程中随着时间的推移监测临床结果、差错和不良事件。

改善沟通

毫无疑问，沟通在大多数安全事件中起到了重要的作用。TJC关于警讯事件的统计数据也支持这一观点。虽然这一点得到了广泛认可，但改善沟通似乎也是最难改进的任务之一，因为沟通跨越了如此多的专业、班次和交接类型。应向员工强调，有效的沟通是完整、清晰、简洁和及时的。（MSO也应使用所有这些沟通要素！）以下是几种结构化的沟通技巧：

- SBAR是一种沟通框架，由迈克尔·伦纳德及其同事改编自美国海军并应用于凯撒医疗集团。SBAR技巧为医疗团队成员间就患者病情进行的信息沟通提供了相关框架。SBAR是一种易于记忆、用于构建对话的结构化方法。在需要临床医生立即关注并采取措施的危急情况下，它特别有用。它提供了一种既简单又有针对性的方法设定了团队

第十一章　差错预防策略与员工教育

成员间的沟通内容和沟通方式的预期。它是团队合作和患者安全文化的重要组成部分。有关SBAR的其他信息可在以下网址下载：http://www.ihi.org/knowledge/Pages/Tools/SBARToolkit.aspx。

- 三向沟通是军方、空中管制人员以及核运营商使用的标准沟通规程。TJC要求在口头下达医嘱和沟通重要的检验结果时采用此种方式。"回读"要求信息发出者传达信息，接收者则写下（或以电子化方式输入）信息并将其复述给信息发出者，接下来发出者需要确认接收者复述的信息是否准确。"复述"过程与"回读"基本相同，只是在复述信息前无需写下相关信息。这种方法可确认所听到的信息准确无误。角色扮演有助于演示满足此要求的正确技巧。
- 传递接力棒是一种用于交接的结构化信息沟通方法，由TeamSTEPPS™推荐，这是由美国国防部患者安全计划和AHRQ为医疗专业人员设计的团队合作系统。[12]针对手术患者的模拟研究显示：在口头交接中丢失了12名患者的全部数据，其中31%的数据是在口头交接过程中做记录时丢失的，而使用表格进行交接造成的信息丢失量最少。[13]这种方法的要素包括：

- 介绍——介绍自己及担负的职责。
- 患者——身份识别码、年龄、性别、住址。
- 评估——目前的主诉、生命体征、症状和诊断。
- 状况——当前状态、不确定性水平、最近的变化、抢救代码状态和对治疗的反应。
- 安全性——关键的实验室检查值/结果、过敏和警示（跌倒、隔离）。
- 背景——合并症、病史、目前用药和家族病史。
- 行动——简要说明采取或需要采取的行动。

- 时序——紧急等级、时间安排和行动的优先级。
- 责任人——由谁负责（医生、药师、护士）？包括患者及家属的责任。
- 预期——接下来会发生什么？预期的变化是什么？计划是什么？是否有应急预案？

■ 5P法是由弗吉尼亚州的森塔拉医疗集团于2004年开发的，以明确责任在照护者之间进行转移时的沟通。[14]这是一种更为简单的记忆法，将沟通要素缩减为更少的类别，并可通过以下方法应用于药师的沟通：
- 患者：姓名、身份识别码、住址。
- 计划：药物治疗计划、后续计划。
- 目的：照护计划的基本原理。
- 问题：可能预料到或注意到什么问题？
- 防范：需要采取哪些预防措施（例如，药物浓度水平）？

提供充分的培训

要想确保所有员工（新员工和现有员工）具备以安全有效的方式履行岗位职责所需的知识，进行充分的入职培训和员工培训是至关重要的。将安全教育纳入新员工入职培训，并利用员工会议和其他场合开展继续教育，能够帮助各级员工了解在医疗照护过程中各方面存在的风险。员工需要学会识别风险、知晓降低差错风险的方法，并能在他人面临风险时进行适当的干预。

员工教育

在理想情况下，用药安全教育将从新员工接受入职培训开始，并在其受雇于该机构期间一直持续下去。虽然MSO通常会监督用药安全部分以进行入职培训和员工培训，但促进将用药安全教育纳入流程变更并将其作为质量改进的常规部分也很重要。后面的概念在前述章节中已有过讨论，本章我们将重点关注如何为员工提供入职教育。

入职培训涉及相对的定位或定向：向新员工介绍机构的使命、愿景和价值观以及其他基础知识。安全已成为当今医疗行业的当务之急，并且肯定会融入使命/愿景/价值观三元素中。MSO可利用这一优势强调用药安全概念的重要性。

员工培训则超越了入职培训的介绍性要素，将侧重于安全、有效和高效地完成工作。为药房的所有成员（包括药师、技术人员、实习生、辅助人员和学生）提供包含这些要点的训练非常重要。

主题基本纲要

图11-3和图11-4显示了入职培训及员工培训过程中用药安全主题的基本纲要。应尽量根据机构的自身情况提供相关信息，并应有益于新员工适应工作环境。

有关员工培训计划内容的相关信息，可在本章和全书中找到。

1. 为何出错

    a. 人为差错

    b. 系统差错

2. 用药差错、ADR和ADE

    a. 定义

    b. 严重程度排名

    c. 报告

    d. 跟踪及反馈

    e. 公正文化

新药师入职培训：了解、识别和预防差错

学习目标
- 定义用药差错和ADE；
- 确定影响其执行能力的人员特征（人为因素）；
- 定义潜在失效和主动失效；
- 定义确认偏差；
- 确定下达医嘱过程中可能发生的用药差错类型；
- 确定备药和配药过程中可能发生的用药差错类型；
- 描述检测无菌混合差错的问题；
- 确定用药差错的根本原因；
- 描述患者教育在防错方面的作用；
- 描述药师防错的方法；
- 明确公正文化的责任；
- 描述减少用药差错的被动式和主动式方法；
- 描述安全管理与人力资源的关系。

计划
- 观看"超越责备"录像；
- 观看包含学习目标的DVD以了解MSO用药安全服务；
- 与MSO会面，讨论与录像和学习目标相关的问题；
- 在与MSO会面时，审查可供员工使用的资源，从而帮助提高工作绩效（例如，临床照护指南、用药安全相关政策和规程）和解决问题（例如，管理系统）。

图11-3 新药师入职培训：了解、识别和预防差错

Source: Courtesy C. Larson, University of Illinois Hospital & Health Sciences System.

3. 差错分析

   a. RCA

   b. FMEA

   c. 特定机构的趋势

4. 事件管理

   a. 不良后果披露

   b. 围绕差错和事件的情感支持

5. 药物管理流程

主题	方法	完成日期	完成人（首字母签名）
安全基础 ■ 定义安全 ■ 人为差错、系统差错 ■ 公正文化	■ 视频："超越责备""追求零差错""乔西·金的故事" ■ 讨论 ■ 案例分析："瑞士奶酪"		
事件报告（风险报告） ■ 用药差错 ■ ADR ■ 临界差错 ■ 差错分析 ■ 当前趋势和问题 ■ 公正文化	■ 讨论 ■ 教程：上报系统 ■ 演示：事件报告 ■ 审核摘要报告 ■ 审核海报、当前话题的相关资源（例如，氢吗啡酮给药）		
药物管理系统 ■ 审核 ■ 出错机会 ■ 医嘱澄清流程 ■ 标准给药时间 ■ "绝不可离开药房"的药物 ■ 将安全融入日常实践 ■ P&T委员会的作用	■ 阅读资料：ASHP指南（预防医院用药差错，预防抗肿瘤药物的用药差错） ■ 讨论 ■ 案例场景		
认证 ■ 机构及目的 ■ NPSG ■ 药物整合 ■ 与认证标准相关的医院政策 • 音似 • 高警示 • U-500胰岛素 • 患者自备药 • 标准给药次数	■ 阅读TJC药房指南 ■ 讨论TJC药房指南 ■ 符合TJC胜任资格 ■ 审查相关文件 ■ 案例场景		
技术 ■ 配药技术 ■ ADC、手动操作 ■ CPOE、eMAR、输液泵 ■ 警报、警告、信息 ■ 意外后果	■ 讨论 ■ 演示		
用药安全资源 ■ MSO的作用 ■ 安全团队 ■ ISMP简报、药物监督系统 ■ 告示板	■ 讨论 ■ 用药安全章程、年度总结 ■ 审核样本		
问题/建议	■ 讨论		

图11-4 药房人员用药安全入职培训主题

Source: Courtesy Deb Saine, Winchester Medical Center.

  a. 药房工作人员的作用

  b. 团队和委员会

  c. 将用药安全纳入日常实践

6. 法规、标准和认证

  a. 用药管理章节

    i. 机构——具体的政策和规程

    ii. 机构——具体的风险和规避策略

  b. 国家患者安全目标

    i. 患者识别

    ii. 药物贴签

    iii. 抗凝

    iv. 药物整合

    v. 医疗机构获得性感染

7. 技术和用药安全

  技术应用的意外后果

8. 差错预防技术

  此材料提出的机制非常重要，有助于确保学员成功达成用药安全入职培训与员工培训的目标。学习方式包括视觉（看）、听觉（听）和动觉［做（动觉也叫运动感觉，是对身体各部位的位置和运动状况的感觉，也就是肌肉、腱和关节的感觉，即本体感觉——译者注）］。要尽量使教学方式与学员偏好的学习方式相匹配。制订培训计划时，请仔细想想这句谚语：

> 不闻不若闻之，闻之不若见之，见之不若知之，知之不若行之。
>
> ——《荀子·儒效》

第十一章 差错预防策略与员工教育

使用多种主动教学和学习的方法，可增加使用最佳学习方法的机会。建议包括：

- 使用视频激发学员的兴趣；
- 讲故事——讨论机构的内部和外部发生的差错；
- 演讲与讨论；
- 进行个人反思和回忆；
- 演示事件报告系统或其他流程/技术的使用；
- 角色扮演和场景实践——对于防错技术和解决问题最为重要；
- 模拟——在医疗行业中使用模拟已变得相当普遍。模拟不需要高保真的模拟实验室和真实的人体模拟器。事实上，可采用较低水平的技术，并采取课堂教学。至于哪种模拟方法相对更佳，业界尚存争议，在某种程度上，这往往取决于模拟的目的。模拟抢救可在模拟实验室中进行，也可在急诊室里展开，并将重点放在抢救的某项元素上，有可能要让药师计算和准备药物。低技术水平模拟的其他示例还包括旨在评估计算机化医嘱录入的准确性的模拟患者病例、冲突解决方案，以及针对学生和医务人员的药物整合模拟。[15]

MSO应努力将用药安全主题纳入所有参与药物管理流程的专业人员的入职培训和员工培训计划当中，不仅包括药房人员，还应包括开具处方的医师、护士和呼吸治疗师。这通常是新员工入职培训的一部分。作为一种替代方案，这些组成部分还可分拆为单独的模块，并在部门会议或其他场所进行讨论。克服资源限制以提供教学的策略包括创造性地使用视频资源、让住院药师参与示范，或纳入由药房其他同事审阅的书面资料。可考虑邀请新员工到药房参观，并现场提供用药安全方面的教育。安排与新的处方医师进行一对一的面谈，以便开展药房服务入职培训，同时纳入安全主题。创新也是必不可少的。可使用引人注目的海报或标语，还可利用基于网络的技术、机构范围的电子化学习计划、照护点即时通信和现有教程来加强用药安全培训。

总结

了解人为差错和系统差错的概念是了解安全系统设计的前提。将人为因素原理纳入药物管理流程的设计，将有助于防错，并减少患者伤害。这些防错策略包括标准化、减少对记忆的依赖、防错、改善信息访问和沟通，以及提供充分的培训。设计适当的教育课程，强调核心流程的实践应用很重要。要把发生差错的真实场景纳入其中，并关注已发现的系统问题以及为最小化/防止进一步的风险和患者伤害而采取的措施。实践所需的差错预防技术是习惯养成的关键。沟通是许多安全事件的关键促进因素之一，并且通常可通过加强团队合作和/或开发结构化的沟通流程来改进。这些技能加上整合最佳实践，有助于巩固所有医疗机构的患者安全文化。

实践技巧

1. 根据执行工作的员工提供的信息和反馈，将差错预防策略纳入工作流程。
2. 角色扮演和实践场景可成为非常有效的训练方法，为可能不经常发生的复杂过程提供教育培训。
3. 与所有新员工会面，让他们认识你，并了解你如何能够帮助他们尽力完成工作。
4. 在培训/教育课程中使用具体机构的差错案例。
5. 与其他机构进行核对，以了解其使用的哪些工具对你所在的机构有所帮助。

参考文献

1. Carayon P. Handbook of Human Factors and Ergonomics in Health Care and Patient Safety. Mahwah, NJ: Lawrence Erlbaum Associates Publishers, 2007.
2. Bertalanffy LV. General system theory: Foundations, development, applications. New

第十一章 差错预防策略与员工教育

York: George Braziller, Inc, 1968.

3   U.S. Department of Health and Human Services. Agency for Healthcare Research and Quality. Becoming a high reliability organization, executive summary. Available at: http://www.ahrq.gov/qual/hroadvice/hroadviceexecsum.htm. Accessed September 4, 2012.

4   Reason J. Human error: models and management. Br Med J, 2000, 320:768-770.

5   Weick KE, Sutcliffe KM. Managing the Unexpected: Assuring High Performance in an Age of Complexity. University of Michigan Business School Management Series. Jossey-Bass, 2001.

6   Nolan TW. System changes to improve patient safety. Br Med J, 2000, 320:771-773.

7   Cowan N. The magical number 4 in short-term memory: A reconsideration of mental storage capacity. Behav Brain Sci, 2001, 24:87-114.

8   Miller GA. The magical number seven, plus or minus two: Some limits on our capacity for processing information. Psycho/ Rev, 1956, 63:81-97.

9   Graban M. Lean Hospitals, Improving Quality, Patient Safety and Employee Engagement. 2nd ed. Boca Raton, FL, CRC Press, 2012.

10 Grout J. Mistake-proofing the design of health care processes. Rockville, MD, AHRQ Publication No. 07-0020, 2007. Available at: http://www.ahrq.gov/qual/mistakeproof/. Accessed August 29, 2012.

11 Porto CG. Safety by design: ten lessons from human factors research. J Healthc Risk Manag, 2001, 21 (4):43-50.

12 Pocket Guide: TeamSTEPPS. Strategies & tools to enhance performance and patient safety AHRQ Publication No. 06-0020-2, November 2008. Agency for Healthcare Research and Quality. Rockville, MD. Available at: http://www.ahrq.gov/teamsteppstools/instructor/essentials/pocketguide.htm#communication. Accessed August 30, 2012.

13 Pothier B, Montiero P, Mooktiar M, et al. Pilot study to show the loss of important data in nursing handover. Br J Nurs, 2005, 14: 1090-1093.

14 Virginia Business Coalition on Health. Sentara Virginia Beach General Hospital: Creating a culture of safety: behavior based expectations for human error prevention. Available at: http://vbch.stratum.net/documents/TROIANONQFSafePracticesLeapURBANVBCH2006DEC7.pdf. Accessed March 17, 2013.

15 Lindquist LA, Gleason KM, McDaniel MR, et al. Teaching medication reconciliation through simulation: a patient safety initiative for second year medical students. J Gen Intern Med, 2008, 23:998-1001.

Medication Safety
Officer's Handbook
用药安全主管

CHAPTER 12

第十二章
重要的网站和其他资源

乔安妮·G. 科瓦泰克

引言

每位MSO都应拥有一份用药安全资源清单。本章简要介绍了机构的作用和/或如何充分利用这些机构的网站或出版物所提供的信息。下文所述的期刊、文章、书籍、网站、应用程序和简报,为MSO提供了大量关于用药安全、研究活动和最佳实践的重要背景信息以及日常实践的有用信息。鉴于主题的性质以及更改的或新的信息持续可用,此清单并非详尽无遗。表12-1简要概述了网络上提供的一些实用的工具。

> **实践技巧**
> 1. 与所在医疗机构的其他医务工作者(如药师、护士、医生、风险管理人员、患者安全主管等)分享与用药安全相关的应用程序、网站、资源和工具。不要只顾及自身机构的安全,也要让他人了解并促进患者安全。
> 2. 为最常用、最偏好的药物和患者安全网站添加书签或创建"快捷方式"。
> 3. 使用电子邮件列表服务(英文为listservs,是一种软件程序,通常帮助组织和个人创建、管理电子邮件列表并向电子邮件列表分发邮件——译者注)或其他专业在线联络工具/社区,以便与其他MSO建立联系。
> 4. 使用本章提到的主要参考书、资源和工具构建自己的MSO资料库。

表12-1 主要的工具网站

机构	主要网站	工具包、工具、表格等
围手术期注册护士协会（Association of periOperative Registered Nurses, AORN）	http://www.aorn.org/Clinical_Practice/Toolkits/Tool_Kits.aspx	安全给药工具包和许多其他工具包（有些仅对会员开放）
AHRQ	http://teamstepps.ahrq.gov/abouttoolsmaterials.htm	TeamSTEPPS™工具
ASHP基金会	http://www.ashpfoundation.org/MainMenuCategories/Education/SpecialPrograms/BarCodeGuide.aspx	实施条形码用药安全方案：药师工具包
IHI	http://www.ihi.org/IHI/Programs/AudioAndWebPrograms/WebandACTIONUsingtheIHIGlobalTriggerToolIApril2009.htm?player=wmp	IHI用于评估患者安全的全面触发工具
ISMP	▪ http://www.ismp.org/tools/abbreviations/default.asp ▪ http://www.ismp.org/Consult/ruralhospital/default.asp ▪ http://www.ismp.org/Tools/communitySafetyProgram.asp ▪ http://www.ismp.org/Tools/FMEA.asp ▪ http://www.ismp.org/Tools/anticoagulantTherapy.asp	▪ 缩略词工具包 ▪ ISMP乡村医院用药安全网™资料包 ▪ 社区药店用药安全工具和资源 ▪ FMEA工具和指南 ▪ 抗凝治疗用药安全改进工具
马萨诸塞州医疗差错预防联盟	http://www.macoalition.org/	用药整合工具包
美国普渡大学	http://excellence.acforum.org/sites/default/files/Purdue%20Univ%20Anticoag%20Toolkit.pdf	抗凝工具包
VANCPS	▪ http://www.va.gov/NCPS/SafetyTopics.html#HFMEA ▪ http://www.va.gov/ncps/CogAids/RCA/index.html#page=page-1	▪ 医疗行业FMEA（HFMEA） ▪ NCPS RCA工具

网站

专业机构

- 美国儿科学会（American Academy of Pediatrics，AAP）（www.aap.org）是一家儿科医师组织，致力于帮助所有婴儿、儿童、青少年和年轻人实现最佳的身体、精神及社交方面的健康和幸福。
  - 本网站为用药安全提供了有用的教育资料，比如：《家庭用药疑难问题的简单解决方案》《门诊用药安全》和《自动监测及儿科触发工具》。(http://www.aap.org/saferhealthcare)

- 美国医院协会（American Hospital Association，AHA）（www.aha.org）是代表并服务于所有类型的医院、医疗网络及其患者和社区的国家级组织。近5 000家医院、医疗系统、网络、其他医疗服务机构和4万名个人会员共同组成了AHA。
  - 本网站在"质量与患者安全"（http://www.hpoe.org/resources?topic=40）项下设有"资源"页面，提供各种工具包（例如，"领导力策略：改进患者安全工具包"）和报告（例如，《立法保障用药安全：加州经验及解决医院用药差错——制订计划的框架》）。本网站还提供了《改进用药安全和引领追求质量的案例研究：2010年质量和患者安全概况》。（http://www.hpoe.org/case-studies/8988057069；http://www.hpoe.org/case-studies/resources/hanys-new-island-hospital-2.pdf）。会员可享有更多福利和资源。

- 美国医学会（American Medical Association，AMA）（www.ama-assn.org）是促进医学艺术和科学并改善公共卫生的组织，团结全美的医师共同致力于解决最重要的专业和公共卫生问题，以此助力医生救

第十二章 重要的网站和其他资源

助患者。

- 该网站的"资源/临床实践改进/患者安全"项下设有"用药安全"一栏:"医生在药物整合中的作用""用药安全:药物基因组学"以及"用药安全进展:更安全的医疗行业所需的沟通工具"。会员可享有更多福利和资源。

  (注:目前改版为https://www.ama-assn.org/delivering-care/patient-support-advocacy/improving-patient-safety)

● 美国护士管理者组织(American Organization of Nurse Executives,AONE)(http://www.aone.org/aone/edandcareer/home.html)是护理方面的领导者在医疗行业中的发声组织,致力于促进护理实践和患者照护,促使护理领导班子表现卓越,并形成医疗行业的公共政策。

- 本网站提供有关给药、药物输注的安全性及其他主题的用药和患者安全演示,并更新有关用药安全的新闻。会员可享有额外的福利和资源。

● 美国卫生系统药师协会(American Society of Health-System Pharmacists,ASHP)(www.ashp.org)是拥有4万名会员的国家级专业协会,代表在医院、门诊、健康维护机构、长期照护机构、家庭照护以及卫生系统的其他组成部分执业的药师。该协会是医院和医疗系统药师的唯一一家国家级组织,在改进用药安全和促进患者安全方面有着悠久的历史。

- 该网站拥有数个与患者安全和质量相关的免费资源中心。ASHP患者安全资源中心(http://www.ashp.org/patientsafety)旨在通过发挥药师的领导力,在医疗系统中促进安全用药。该中心通过宣传、教育和研究完成其使命。本资源网站提供了许多患者安全和用药安全的资源（例如，各种工具、推荐的阅读材料，包括书籍和患者安全的文章）、指南、政策、最佳实践、培训和对MSO的教育、警示、新闻、医院认证、公告、患者及消费者教育，和访问"连接ASHP"。"连接ASHP"是该协会的在线社区，是专门为会员提供的互相联系和分享观点的平台。

- ASHP质量改进（QI）资源中心（http://www.ashp.org/qii）提供资源支持药师领导力和参与医疗质量改进计划，以改善患者结局并奖励卓越的绩效。本网站包括质量改进入门，并专为高级从业者、管理人员（特色工具包）和临床医生设立资源专区。

● ASHP研究与教育基金会（http://www.ashpfoundation.org/）是ASHP的慈善分支机构，是代表医疗系统药师的国家级专业组织。该基金会提供超过25项研究资助、教育和奖励计划，以协助和表彰为本国医疗系统提供患者照护的药师，从而实现最佳的药物治疗效果。

- "有用的资源"部分包括"实施条形码用药安全计划"——"药师工具包"和"我的药品清单^{TM}"。该网站还包含关于用药安全卓越奖的申请流程信息，以及既往优秀奖获得者的视频和故事。（http://www.ashpfoundation.org/MainMenuCategories/Awards/AwardforExcellenceinMedication UseSafety.aspx.）

● 美国医疗行业风险管理协会（American Society for Healthcare Risk Management，ASHRM）（http://www.ashrm.org/）是AHA的个人会员团体，其成员包括医疗、保险、法律和其他相关领域的专业人士。ASHRM通过教育、认证、宣传、出版物、网络协作以及与领先的医疗机构和政府机构进行互动，促进创建有效和创新的风险管理策略，并提升专业领导力。

第十二章　重要的网站和其他资源

- 《用药安全风险管理精髓》文档可免费下载（http://www.ashrm.org/ashrm/online_store/files/PearlsMedSafety_sample.pdf）。该网站还设有"患者安全资源"页面，呈现了一些机构及其链接。

● 美国用药安全主管协会（American Society of Medication Safety Officers，ASMSO）（http://www.asmso.org/）是致力于MSO和药物管理领导者的协会。其使命是在各成员间提供沟通、领导、指导和教育的机会，从而促进和鼓励用药安全方面的工作表现卓越。该网站提供免费的电子邮件列表服务（需要注册）。

- 该网站提供免费的在线简报，并提供与患者安全相关的网络资源、IOM报告、期刊文章、州级安全倡议、会议报告、消费者和患者信息以及其他资源的链接。该网站也提供有关用药安全的住院医师和专科医师实习的信息。

● 麻醉患者安全基金会（Anesthesia Patient Safety Foundation，APSF）（http://www.apsf.org/）是第一家独立的多学科组织（包括麻醉师、仪器、药品生产商及很多相关专业人员），专门用于帮助避免可预防性不良临床结局，特别是由人为差错导致的不良结局。APSF在前瞻性、成功地显著提高麻醉给药的安全性和减少不良事件方面一直处于领先地位。

- 该网站提供了临床麻醉患者安全工具。

● 围手术期注册护士协会（Association of periOperative Registered Nurses，AORN）（http://www.aorn.org/）是致力于促进外科手术机构的患者安全的国家级协会。AORN提倡安全的患者照护，并被公认为安全的手术室实践方面的权威，提供支持日常围手术期护理实践的信息和指导原则。

- 该网站提供了诸如医疗行业中的安全给药、公正文化和人为因素等工具包。访问某些工具包需要有会员资格。

政府机构

- 美国医疗研究与质量管理局（Agency for Healthcare Research and Quality，AHRQ）（http://www.ahrq.gov/）是美国主要的联邦政府机构，负责提高所有美国人所接受的医疗服务的质量、安全、效率和效果。AHRQ是美国卫生和公共服务部下属的12家机构之一，支持可提升医疗服务质量和促进循证决策的医疗服务研究。
  - 该网站设有"质量与患者安全"页面（http://www.ahrq.gov/qual/），含有诸多资源和工具，包括用于评估患者安全文化的调查和重新设计的出院工具包。可注册该网站以便接收各种电子邮件更新信息或简报（例如，《医疗差错和患者安全》《患者安全和健康资讯科技电子简报》，以及《患者安全文化调查》）。AHRQ患者安全网（http://www.psnet.ahrq.gov/）提供书籍报告、期刊文章、报纸/杂志文章和会议。该网站还提供了"帮助预防儿童医疗差错的20个技巧"工具（http://www.aap.org/saferhealth care/files/5907_20tipkid.pdf）。

- 航空安全上报系统（Aviation Safety Reporting System）（http://asrs.arc.nasa.gov/），该程序通过自愿提交航空安全事故/情况报告来维护和提升航空安全。
  - 该网站并不讨论用药安全，但提供了与人为因素相关的文章和简报。"驾驶舱中的打断和分心"所包含的案例（http://asrs.arc.nasa.gov/publications/directline/dl10_distract.htm）若应用于医院用药过程中的多个领域，将会成为非常有用的工具。

第十二章 重要的网站和其他资源

- 美国疾病预防控制中心（Centers for Disease Control and Prevention，CDC）（http://www.cdc.gov/；http://www.cdc.gov/medicationsafety/）是美国卫生和公共服务部的主要运营部门之一。通过预防和控制疾病、伤害、残疾，来保护公众健康，提高生活质量。
  - 该网站包含"用药安全"计划网页（http://www.cdc.gov/medicationsafety/），提供了很多有用的资源，所涉及的话题有"用药安全基础""计划的重点和活动"（监测ADE、抗生素和阿片类药物等特定种类药物ADE和涉及儿童及老年人的ADE）等，此外还有活动和倡议、资源库（按年份和主题进行分类的出版物），"保护倡议"（防止儿童意外用药过量的策略）和相关链接。安全注射实践的相关资源可点击链接http://www.cdc.gov/injectionsafety/获取。
- 美国医疗保险与补助服务中心（Centers for Medicare & Medicaid Services，CMS）（http://www.cms.hhs.gov/）在美国医疗系统的总体方向上发挥着关键的作用，其使命是确保有效、最新的医疗保险覆盖面，并促进受益人获得优质的医疗照护。
  - 规章条例和参与条件（CoP）可在《美国国家操作手册》的附录A中查阅，相关链接如下：http://www.cms.gov/Regulations and-Guidance/Guidance/Manuals/downloads/som 107ap_a_hospitals.pdf（查阅时间：2013年3月27日）。相关CoP包括："482.22医务人员""482.23护理服务"和"482.25药学服务"。规章和条例的拟议变更和最终更新则通过《联邦公报》发布。
- 美国食品药品监督管理局（Food and Drug Administration，FDA）（http://www.fda.gov/default.htm）是美国历史最悠久、最受尊敬的消费者保护机构之一。该机构通过确保人用和兽用药物、生物制品、医疗器械、国家食品供应、化妆品和放射性产品的安全性、有效性和保障性，来保护公众健康。

- FDA网站提供包含各种主题的有用的患者安全新闻视频/音频广播（http://www.accessdata.fda.gov/psn/）、用药安全警示（MedWatch）（http://www.fda.gov/Safety/MedWatch/Safetyinformation/default.htm），和《FDA用药安全简报》（免费邮件推送），向医疗专业人员提供上市后的药品信息，加强新药安全信息的交流、提高对已上报不良事件的认识，并激励人们上报更多的不良事件（http://www.fda.gov/Drugs/DrugSafety/DrugSafetyNewsletter/default.htm）。FDA网站还提供有关药品召回和药物短缺的信息。（http://www.fda.gov/Safety/Recalls/default.htm）

● 美国国家职业安全与健康研究所（National Institute for Occupational Safety and Health，NIOSH）（http://www.cdc.gov/niosh/）是CDC的一部分，在预防工作场所的疾病和伤害方面处于美国和世界领先的地位。本网站的一个重要板块是为药师和MSO提供的NIOSH清单，该清单列出了需要贴有安全标签及需要谨慎处理的高危药品。（http://www.cdc.gov/niosh/docs/2012-150/pdfs/2012-150.pdf）

● 美国退伍军人事务部国家患者安全中心（Veterans Affairs National Center for Patient Safety，VANCPS）（http://www.patientsafety.gov/）;（http://www.va.gov/NCPS/）成立于1999年，在整个退伍军人健康管理局发展和培养安全文化，其目标是在全国范围内减少和预防照护过程中对患者造成的无意的伤害。

- 该网站提供有用的工具，如医疗FMEA（HFMEA）（http://www.va.gov/NCPS/SafetyTopics.html#HFMEA）和RCA（http://www.

第十二章 重要的网站和其他资源

va.gov/ncps/CogAids/RCA/index.html#page=page-1）；这些资源均可免费获取。网站还提供 VA 患者安全主题（VA Topics in Patient Safety，TIPS）双月简报，其中包含有用的文章和免费的工具包。（http://www.patientsafety.gov/pubs.html#tips）

州级安全倡议

- 贝茨雷曼患者安全与减少医疗差错中心（Betsy Lehman Center for Patient Safety and Medical Error Reduction，马萨诸塞州）（http://www.mass.gov/dph/betsylehman）是作为开发、评估和传播患者安全及减少医疗差错最佳实践的信息交流中心。其包括但不限于对培训和教育计划的赞助。
  - 该网站拥有关于预防用药差错的页面［最佳实践建议、快讯、用药差错研究、患者用药清单、州级药事委员会减少处方差错和促进最佳药房服务项目的说明，还有与质量相关事件（用药差错）的分析报告］。
- 加州医院患者安全组织（California Hospital Patient Safety Organization，CHPSO）（http://www.chpso.org/）是美国最大的 PSO 之一，通过与其他 PSO 结盟，拥有 700 余家医院的患者安全体验。该组织致力于在加州各医院消除可预防性伤害，并提高医疗服务质量。
  - 这是一个出色的网站，其免费的用药安全资源包括处理药品召回、输液泵、安全命名标签和包装、减少用药差错的具体举措（例如，输液药物浓度标准化、ICU 镇静指南、患者自控性镇痛和预防微生物污染）、具体实施案例（例如，改善药物整合、高危药物项目）和健康服务咨询小组资源。

- 科罗拉多患者安全联盟（Colorado Patient Safety Coalition）（http://coloradopatientsafety.org/reading.html）是一家致力于通过教育、沟通、协作和鼓励最佳实践来促进患者安全的非营利性组织。
  - 该网站提供免费的安全资源，比如读物、工具（例如，"改善医疗保健的30种安全实践"）和相关链接。
- 马萨诸塞州预防医疗差错联盟（Massachusetts Coalition for the Prevention of Medical Errors）（http://www.macoalition.org/）是马萨诸塞州旨在提升患者安全及消除医疗差错的公私合营机构。该联盟成员包括消费者组织、州政府机构、医院、职业协会、健康计划、雇主、政策制定者和研究人员。它提倡以系统为导向的方法以改善患者安全，查明医疗差错的原因，并制定和支持预防战略的实施。
  - 可免费下载安全相关倡议、演示、协议、工具（如药物整合）、表格样本和一般资源。
- 马里兰患者安全中心（Maryland Patient Safety Center，MPSC）（http://www.marylandpatientsafety.org/）被公认为是患者安全领域的全美领导者。MPSC让患者和医疗服务提供者共同参与改善照护和沟通、自愿上报患者安全事件和未造成伤害的临界差错，并提供有关患者安全问题的教育和培训。
  - 该网站提供的资源包括TeamSTEPPS™、患者安全链接和安全相关出版物、工具、报告和演讲。
- 明尼苏达州患者安全联盟（Minnesota Alliance for Patient Safety，MAPS）（http://www.mnpatientsafety.org/）是明尼苏达州医院协会、明尼苏达州医学会、明尼苏达州卫生部和其他50多个公私医疗机构的合作伙伴，旨在携手促进患者安全。

第十二章 重要的网站和其他资源

- 该网站上有趣的发现包括消费者故事视频、安全工具包、链接和资源。
- 密苏里州患者安全中心（Missouri Center for Patient Safety，MOCPS）（http://www.mocps.org/）是一家私立的非营利性机构，致力于促进整个密苏里州的医疗服务系统和贯穿整个医疗照护过程的变革。该中心由密苏里州医院协会、密苏里州医学会和普里马里斯（一家非营利性医疗商业解决方案组织）根据该州州长提出的建立患者安全委员会的建议而成立的。该中心的愿景是"为所有患者的所有治疗过程一直提供安全的医疗环境"。
  - 一般资源包括网站和医务人员资源、免费工具包、近期的安全头条和研究与调查。该网站还提供安全警示和相关网站。
- 纽约州卫生部患者安全中心（New York State Department of Health Patient Safety Center）（http://www.health.state.ny.us/nysdoh/healthinfo/patientsafety.htm）。
  - 该网站提供患者安全的提示、报告、演讲、倡议及免费的《质量与安全简报》。网站上还有关于2010年药房安全论坛的相关信息。
- 俄亥俄州患者安全研究所（Ohio Patient Safety Institute，OPSI）（http://www.ohiopatientsafety.org/）是致力于改善俄亥俄州的患者安全的组织。该研究所是俄亥俄州卫生委员会的附属机构，由俄亥俄州医院协会、俄亥俄州医学会和俄亥俄州骨科协会共同创立。这种协作和共同的努力使OPSI能够与俄亥俄州的180多家医院和9000多名医师共同提高患者安全。OPSI于2009年2月被AHRQ指定为PSO。
  - 该网站拥有用药安全板块，包括免费的用药安全手册、用药安全卡、便携工具包、用药安全资源和健康素养等内容。

- 宾夕法尼亚州患者安全局（Pennsylvania Patient Safety Authority）（http://www.patientsafetyauthority.org）是一家独立的州立机构，其职责是发现问题和推荐解决方案，以减少医疗差错，从而改善医疗机构的患者安全。其角色是非监管和非惩罚性的。
  - 这是一个出色的免费网站，涉及许多患者安全的文章、患者安全工具（例如，胰岛素测量工作表）和重点领域（例如，安全文化、手术室安全、高警示药品、人因工程）。它包含特定学科的主题，ECRI和ISMP提出的患者安全建议，患者和消费者提示以及有关用药差错的具体建议。"患者安全教育建议"可免费订阅。

关注安全的网站

- 处方药黑框警告（http://blackboxrx.com/）
  - 该网站按照药名和治疗类别提供药品黑框警告信息。其他资源包括FDA的安全标签信息。这是一项订阅服务。
- 急救医学研究所（Emergency Care Research Institute，ECRI）（www.ecri.org）是一家非营利性组织，致力于引入应用科学研究学科，以发现哪些就医程序、设备、药品和流程最能帮助临床医生改善患者照护。
  - 患者安全中心（Patient Safety Center）（https://www.ecri.org/PatientSafety/Pages/default.aspx）为公众提供一些患者安全资源和服务。一些免费的患者安全资源来自其会员服务，包括医疗风险控制（Healthcare Risk Control，HRC）系统和医疗器械警报。一经注册即可获得免费的电子邮件简报。ECRI于2008年成为一家PSO，并拥有一个网站（https://www.ecri.org/pso），提供PSO会员和支持信息。
- 美国用药安全实践研究所（Institute for Safe Medication Practices，

第十二章 重要的网站和其他资源

ISMP)(www.ismp.org)是美国唯一一家致力于全面预防用药差错和安全用药的非营利性组织。ISMP在帮助医疗从业者保证患者安全方面积累了30余年的经验,并继续致力于引领改善用药的过程。作为提供公正、及时和准确的药物安全信息的首要资源,该组织在全球享有盛誉并备受尊崇。

- 它是用药安全问题和警报、安全工具(例如,"请勿压碎"清单、易出错缩写清单、ISMP差错评估表™等)、资源和安全实践自我评估方面最全面的网站之一。有4份ISMP用药安全警示®简报可供医疗专业人员和消费者使用。ISMP的《护士提出的差错建议》是网站提供的免费简报。其他ISMP简报还包括《急性照护版》《社区/门诊照护版》和《安全用药》(消费者用药安全简报),并需要付费订阅。(http://www.ismp.org/Newsletters/default.asp)

● 美国医学研究所(Institute of Medicine,IOM)(http://www.iom.edu/)是独立于政府工作之外的非营利性组织,为决策者和公众提供公正而权威的建议。其目的是通过提供值得信赖的证据,帮助政府和私营部门人士做出明智的健康决策。IOM开展的许多研究都始于国会的特定授权,还有一些是联邦机构和独立组织所要求的。

- 拥有关于质量和患者安全的页面,包括临床实践指南、系统评价标准和健康素养创新。在该网站可免费下载上述内容进行在线阅读(例如,《药物标签标准化:减少患者的迷惑》《研讨会摘要》《预防用药差错:质量鸿沟系列》,等等)。

● 美国联合委员会(The Joint Commission,TJC)(http://www.jointcommission.org/)是一家独立的非营利性组织,对18 000多个美国医疗机构和项目进行认证。TJC的认可和认证是全美公认的质量标志,反映了医疗机构对达到某些绩效标准的承诺。

- 该网站提供认证和标准信息、NPSGs、形似/音似药品清单、以及诸如警讯事件警示、患者安全、危险缩写以及失效模式影响与危害性分析工作表等主题。某些信息只能由经认可的网站访问。注册该网站可获取免费的新闻和警报。

● 公正文化社区（The Just Culture Community）（http://www.justculture.org）是在医疗行业和航空领域的合作伙伴的帮助下成立的，用以整合资源，以开发更多、更好的方法和工具，促进运营安全和绩效。

- 公正文化算法（必须作为培训产品的一部分进行购买），是一种结构化过程，通过评估事件、临界差错或分析风险行为来指导管理者。这是对事件进行调查、确定系统所起的作用以及评估事件参与者的相关责任（无论是补救性还是惩罚性）的过程。该网站必须经注册才能使用。

● 美国国家用药差错上报及预防协调委员会（National Coordinating Council for Medication Error Reporting and Prevention，NCC MERP）（www.nccmerp.org）是由美国的27家国家级组织组成的独立机构。1995年，美国药典委员会（United States Pharmacopeial Convention，USP）率先成立了NCC MERP，领导各医疗机构协作解决跨学科的差错原因，并促进用药安全。

- 对于MSO来说，这是一个有价值的网站，因为它包含了有关用药差错的信息——定义、分类、类别索引和危险的缩写。该网站涉及从1996年至今许多委员会提出的建议，包括如何报告用药差错的信息，用户也可访问用药安全的消费者信息页面。

● 英国国家患者安全局（National Patient Safety Agency，NPSA）（http://

www.npsa.nhs.uk/）通过告知、支持和影响英国的卫生部门，引领并促进患者安全改进工作。NPSA 有一个"国家上报与学习业务"。

- 本网站的一些有用的页面包括警示和工具（包括患者安全资源）、患者安全数据和"优良实践工具包"。

● 美国国家患者安全基金会（National Patient Safety Foundation，NPSF）（http://www.npsf.org/）作为美国患者安全的核心发声组织，致力于采用协作、包容、涉及多方涉众的方法改善患者照护的安全性。许多项目需要注册免费的会员才能访问。

- 该网站提供了大量的患者安全链接、患者信息、年度患者安全大会公告、研究资助和电子邮件列表服务存档，还有易于搜索的患者安全主题集，同时还提供《关注患者安全简报》，它是 NPSF 的在线季刊，涵盖了关于患者安全的关键问题。

- "患者安全–L"是经过审核的电子邮件列表服务（使用电子邮件的在线讨论论坛），致力于为开发更安全的医疗系统展开深思熟虑的谈话。NPSF 患者安全电子邮件列表服务的成员往往拥有不同的背景和丰富的知识及经验。包括患者和家属、研究人员、医疗服务提供者、管理人员以及董事会成员在内的各类人士共同组成了列表服务社区。

● 患者安全伙伴关系（Partnership for Patient Safety，p4ps®）（www.p4ps.org）是一项以患者为中心的倡议，旨在提高全球医疗系统的可靠性。p4ps® 与组织和个人建立重点合作伙伴关系与合资企业，共享核心价值观和目标，即成为真正以患者为中心和以系统为基础的医疗系统。

- 该网站包括有关合作伙伴研讨会、链接、最新医疗行业新闻、产品

（如患者安全书籍和《无损于患者为先》电影系列）和项目的信息。该网站的资源指向 AHRQ 的患者安全网络（Patient Safety Network，PSNet）以及"消费者促进患者安全"的在线资源合集。
- 用药安全途径（Pathways for Medication Safety）（http://www.medpathways.info/）提供了一套协调而广泛的工具，旨在采用流程驱动和基于系统的方法减少用药差错。这套工具是由 AHA、健康研究与教育信托基金会以及 ISMP 在英联邦基金会的支持下开发的。该网站的工具包括领导战略规划工作、共同审视风险以及评估床边条形码的准备情况。
- 世界卫生组织（World Health Organization，WHO）患者安全中心（http://www.who.int/patientsafety/en/）：WHO 是联合国系统内卫生方面的指导和协调机构。它负责领导全球卫生事务、制定卫生研究议程、制定规范和标准，阐明循证的政策选择，向各国提供技术支持，以及监测和评估卫生趋势。
  - 其"患者安全中心"网页位于"计划和项目"项下，其中包含一些特色内容，如"患者安全解决方案调查"，免费的小册子和视频"从患者安全研究的差错和案例研究中汲取教训"（评估危害、了解原因、确定解决方案、评估影响，并将证据转化为更安全的照护）。

医疗质量

- 美国医疗改进研究所（Institute for Healthcare Improvement，IHI）（http://www.ihi.org/ihi）与世界各地的医疗服务提供者和领导者合作，履行"人人都应得到安全有效的医疗服务"的承诺。它是一家独立的非营利性组织，专注于激发变革意愿、识别和检验新的照护模式，并确保尽可能广泛地采用最佳实践和有效创新。
- 该网站提供了丰富的安全和质量项目、资源和工具,包括"ADE触发工具""安全文化"RCA、FMEA,以及有关高危药物、药物整合、用药核心流程等部分。
- 跳蛙集团(The Leapfrog Group)(http://www.leapfroggroup.org/)是一项自愿性计划,旨在调动企业雇主的购买力,从而提醒美国医疗行业其在医疗安全、质量和客户价值方面的巨大飞跃将得到认可和回报。在其他举措中,跳蛙集团会对拥有高质量照护记录的医院提供奖励。
  - 该网站提供医院资源(例如,《改善患者安全的十个案例研究》《防止医疗服务流程设计出错》)和消费者资源(跳蛙集团医院评级)。
- 美国国家质量论坛(National Quality Forum,NQF)(http://www.qualityforum.org/)执行一项由三部分组成的使命来提高美国医疗服务质量,即就国家级优先事项和绩效改进目标达成共识,并通过合作实现这些目标;支持衡量和公开上报绩效的国家级共识标准;通过教育和延伸项目促进实现国家级目标。
  - 提供了患者安全页面,其中包含各种项目(例如,"医疗行业严重的可上报事件""患者安全指标和安全实践")、标准(例如,"患者安全指标")和资源(例如,"更好的医疗服务中的安全实践")。
- 美国国家医疗行业人因工程中心(National Center for Human Factors Engineering in Healthcare,NCHFEH)(http://chfeh.org/);(http://medicalhumanfactors.net/)
  - 这些网站彼此相关,定义了人因工程学(human factors engineering,HFE)及其在医疗行业中的应用。它们提供了大量的出版物、报告和与HFE相关的链接，还强调了相关课程和会议。网站还提供了名为"急诊药师研究中心"的链接（http://chfeh.org/epharm/index.html），其目的在于：在急诊医学中增加对临床药师的使用。

- 得克萨斯医学技术学院（Texas Medical Institute of Technology，TMIT）（http://www.safetyleaders.org/）是一家医学研究机构，致力于加速实施绩效解决方案，以拯救生命、节省资金并为社区创造价值。TMIT采用IOM的以患者为中心、循证医学和系统绩效改进的设计原则。
  - 使用该网站需要进行免费注册。该网站提供了一些震撼人心的患者安全纪录片的相关链接，如《追求零差错》（丹尼斯·奎德）、《走出危险地带》《事故之伟大》和《活着》（http://www.safetyleaders.org/pages/chasingZeroDocumentary.jsp）。其他有用的资源还包括"全面触发工具"、免费的安全研讨会和网络研讨会、安全方面的播客（可免费订阅电子化概念以及工具和资源提要）。

- 大学医疗系统联盟（University Health System Consortium，UHC）（http://www.uhc.edu/）是由学术医疗中心及其附属医院组成的联盟，代表全美约90%的非营利性学术医疗中心。其未来愿景是帮助成员在质量、安全和成本效益方面取得卓越成就，从而在医疗领域取得全国范围的领导地位。会员可获得额外的资源。

- 美国药典委员会（U.S. Pharmacopeial Convention，USP）（http://www.usp.org/）是一家非政府性权威机构，为在美国生产或销售的处方药、非处方药和其他保健品制定官方公共标准。USP的标准在全球130多个国家得到认可和使用。
  - 该网站有一个包含患者安全工具和资源的页面（http://www.usp.org/

hqi/patientSafety/resources/），包括"USP药品差错查找器"（一个访问形似/音似药名的免费工具）、海报和展示（例如，手术室、急诊科、患者家中、日间手术机构和麻醉后照护室的用药差错）、国会证词、公开发表的文章、USP患者安全简报、警示、建议和资源。

关注消费者的网站

- 明智用药（BeMedWise）（http://www.bemedwise.org/）是美国国家患者信息与教育委员会（National Council on Patient Information and Education，NCPIE）发起的一项公共教育倡议。明智用药旨在促进消费者更好地理解须严肃对待和谨慎使用非处方药。
  - 该网站提供"了解药物""药品成分标签""明智用药""提示""测验""常见问答""小册子""工具包"和"公共服务公告"等页面，还为消费者提供了有用的资源中心（例如，"FDA消费者教育：非处方药"），并提供许多有用的资源。
- 消费者促进患者安全（Consumers Advancing Patient Safety，CAPS）（http://www.patientsafety.org/）是以消费者为主导的非营利性组织，是患者、家属及治疗者的集体代言人，这些人士希望通过合作和协作来防止医疗服务引发伤害。
  - 该网站分享了患者遭遇医疗差错的相关事例，提供了名为"为你的医疗服务负责：成为有能力的患者的途径"的CAPS工具包，以及患者安全、一般医疗信息、沟通和教育资源。
- 消费者用药安全（Consumer Med Safety）（http://www.consumermedsafety.org/）
  - 该网站由ISMP创建并向消费者提供服务。它向消费者提供药品警示、工具和资源（通常是易混淆的药品名称、药品信息、药物识别）及消费者安全用药文章。这对消费者来说是很好的用药安全网站。

- 针对老年人™的用药安全训练（Medication Use Safety Training，MUST）(http://www.mustforseniors.org/)
  - 根据NCPIE，该项目旨在作为一项互动的国家级倡议，促进老年人的安全用药和适当用药。它设有的网页如"事实：老年人和用药"、项目材料和其他资源。
- 我的药物清单™（My Medicine List™）(http://www.ashpfoundation.org/MainMenuCategories/PracticeTools/MyMedicineList/MyMedicineListREFLogo.ASPX)
  - 这是一种患者可用来追踪其正在服用的药物的工具，包括药物的名称和剂量。该清单是ASHP基金会召开的"用药治疗的连续性峰会"的成果，由埃默里大学的一位健康素养专家制定。
- 美国国家患者信息与教育委员会（National Council on Patient Information and Education，NCPIE）(http://www.talkaboutrx.org/)是由超过125家组织组成的联盟，其使命是促进和改善向消费者和医疗专业人员提供的有关适当用药的信息沟通。它是采用更好的沟通方式向公众和医疗专业人员告知安全用药的国家级权威网站。
  - 该网站配有可供消费者使用的工具页面、可购买或免费下载的教育资源页面，以及用药统计数据、出版物和患者用药信息页面。
- 联合限制医疗行业中的不合规及差错（Persons United Limiting Substandards and Errors in Healthcare，PULSE）(www.pulseamerica.org)是一个非营利性的支持团队和组织，致力于通过宣传、教育和支持手段，提高患者的安全意识，减少医疗差错。其致力于使公众

第十二章 重要的网站和其他资源

能够做出明智的决策,增加医疗服务提供者与公众之间的有效沟通和尊重,并建立社区伙伴关系,打造更安全的医疗环境。
  - 在该网站可找到如下内容:宣传("患者/幸存者宣传")、教育("医疗差错研究与患者安全提示")、新闻和事件、关于受到伤害的患者的真实故事,以及真实故事的画报(医疗差错的各种表现)。
- 安全用药(Safe Medication)(http://www.safemedication.com/)是由ASHP提供服务的消费者网站。
  - 提供了超过1.2万种药品的完整且易读的信息。这些信息是基于ASHP的药品信息资源,这些资源是由药师和其他药物专家独立开发的。该网站提供了用药提示和工具、药师期刊、"如何给药"及"我的药物清单™"等内容。
- 患者安全项目(Safe Patient Project)(http://www.safepatientproject.org/2009/t1/voice4patients.html/)是一项消费者联盟运动,旨在消除医疗伤害、改善FDA对处方药的监管、并促进出台能向消费者披露医疗安全和质量信息的相关法律。该运动还通过确保消费者获得有关处方药的全部信息(例如,直接面向消费者的广告和获得临床试验结果)、加强FDA的监管、阻止能够造成利益冲突的活动(如制药公司向医生赠送礼品)等行为来提高用药安全。
  - 该网站分享了患者经历的医疗差错故事和许多用药安全话题。

期刊

- *American Journal of Health-System Pharmacy* (AJHP) http://www.ajhp.org/
- *Association of periOperative Registered Nurses* (AORN) Journal http://

www.aorn.org/AORNJournal/

- *BMJ Quality & Safety* http://qualitysafety.bmj.com/
- *Hospital Pharmacy* http://www.thomasland.com/hospitalpharmacy.html
- *International Journal for Quality in Health Care* http://intqhc.oxfordjournals.org/(search on "medication safety")
- *Joint Commission Journal on Quality and Patient Safety* http://store.jcrinc.com/thejoint-commission-journal-on-quality-and-patient-safety/
- *Journal of the American Medical Association (JAMA)* http://jama.ama-assn.org/
- *Journal of Clinical Outcomes Management* http://www.turner-white.com/jc/contentjc.php (search on "medication safety")
- *Journal of Patient Safety* http://journals.lww.com/journalpatientsafety/pages/default.aspx
- *Patient Safety & Quality Healthcare* http://www.psqh.com/

应用程序（Apps）

- 《医生文摘》（Doctor's Digest，免费）：来自ISMP的实时医疗和安全警示以及来自《医生文摘》的实践管理提示。（www.doctorsdigest.net/）
- 《药品监督系统》（MedWatcher）、药品安全上报（Drug Safety Reporting，免费）：及时发布处方药的最新新闻和政府安全警示。向FDA提交所经历的药物副作用的报告，以便使药品对所有人都更安全。（http://itunes.apple.com/us/app/medwatcher-drug-safety-reporting/id391767048?mt=8）
- 《产品召回》（Product Recalls，来自FDA，免费）（http://apps.usa.gov

product-recalls-2/）

- 《处方药短缺》（Rx Shortages，免费/收费）：关于药品短缺的可搜索信息，能够报告处方药短缺的最新情况；链接到ASHP网站上的药品短缺页面。（http://mickschroeder.com/rxshortages/）

| 期刊文章 |

药品不良事件（Adverse Drug Events，ADE）和药品不良反应（Adverse Drug Reactions，ADR）

Bates DW, Boyle DL, Vander Vliet MB, et al. Relationship between medication errors and adverse drug events. J Gen Intern Med, 1995, 10: 199-205.

Bates DW, Cullen DJ, Laird N, et al. Incidence of adverse drug events and potential adverse drug events. Implications for prevention. ADE prevention study group. JAMA, 1995, 274:29-34.

Bates DW Drugs and adverse reactions: how worried should we be? JAMA, 1998, 279(15): 1216-1217.

Brennan TA, Leape LL, Laird NM et al. Incidence of adverse events and negligence in hospitalized patients. Results of the Harvard Medical Practice Study I. N Engl J Med, 1991, 324(6):370-376.

Cavuto NJ, Woosley RL, Sale M. Pharmacies and the prevention of fatal drug interactions. JAMA, 1996, 275(14):1086-1087.

Classen DC, Pestonik SL, Evans RS, et al. Adverse drug events in hospitalized patients. JAMA, 1997, 277:301-306.

Cullen DJ, Sweitzer BJ, Bates, DW, et al. Preventable adverse drug events in hospitalized patients: A comparative study of intensive care and general units.

Critical Care Med, 1997, 25: 1289-1297.

Gholami K, Shalviri G. Factors associated with preventability, predictability and severity of adverse drug reactions. Ann Pharmocother, 1999, 33:236-240.

Golz G, Fitchett L. Nurses' perspectives on a serious adverse drug event. Am J Health Syst Pharm, 1999, 56:904-907.

Gurwitz JH, Field TS, Harrold LR, et al. Incidence and preventability of adverse drug events among older adults in the ambulatory setting. JAMA, 2003, 289:1107-1116.

Kaushal R, Bates OW, Landrigan C, et al. Medication errors and adverse drug events in pediatric inpatients. JAMA, 2001, 285:2114-2120.

LazarouJ, Pomeranz BH, Corey PN. Incidence of adverse drug reaction in hospitalized patients, JAMA, 1998, 279: 1200-1205.

Leape LL, Cullen DJ, Demspey-Clapp M et al. Pharmacist participation on physician rounds and adverse drug events in the intensive care unit. JAMA,1999, 282(3):267-270.

Leape LL. Preventing adverse drug events. Am J Health Syst Pharm, 1995, 52(4)379-382.

Leape LL, Bates DW, Cullen DJ et al for the ADE prevention group. Systems analysis of adverse drug events. JAMA, 1995, 274(1):35-43.

Leape LL. Reporting of adverse events. N Engl J Med, 2002, 347(20): 1633-1638.

Nebeker JR, Barach P, Samore MH. Clarifying adverse drug events: A clinician's guide to terminology, documentation, and reporting. Ann Intern Med, 2004, 140(10): 795-801.

Raschke RA, Gollihare B, Wunderlich TA, et al. A computer alert system to prevent injury from adverse drug events. JAMA, 1998, 280(15): 1317-1320

Rozich JD, Haraden CR, Resar RK. Adverse drug event trigger tool: a practical methodology for measuring medication related harm. Qual Saf Health Care, 2003, 12: 194-200.

Seeger JD, Kong SX, Schumock GT. Characteristics associated with ability to prevent adverse drug reactions in hospitalized patients. Pharmacotherapy, 1998, 18(6): 1284-1289.

Thomas EJ, Brennan TA Incidence and types of preventable adverse events in elderly patients: population based review of medical records. BMJ, 2000, 320:741-744.

Thomas EJ, Studdert DM, Burstin HR, et al. Incidence and types of adverse events and negligent care in Utah and Colorado. Med Care, 2000, 38:261-271.

Weideman RA, Bernstein IH, McKinney WP. Pharmacist recognition of potential drug interactions. Am J Health Syst Pharm, 1999 Aug 1, 56(15): 1524-1529.

差错成本与经济影响

Bates DW, Spell N, Cullen DJ, et al. The costs of adverse drug events in hospitalized patients. JAMA, 1997, 277:307-311.

Bootman JL, Harrison DL, Cox E. The health care cost of drug-related morbidity and mortality in nursing facilities. Arch Intern Med, 1997, 157(18):2089-2096.

Classen DC, Pestotnik SL, Evans et al.. Adverse drug events in hospitalized patients. Excess length of stay, extra costs, and attributable mortality. JAMA,

1997, 277(4):301-306.

Johnson JA, Bootman JL. Drug-related morbidity and mortality: A cost-of illness model. Arch Intern Med, 1995, 155(18): 1949-1956.

Johnson JA, Bootman JL. Drug-related morbidity and mortality and the economic impact of pharmaceutical care. Am J Health Syst Pharm, 1997, 54(5):554-558.

Rothschild JM, Federico FA, Gandhi TK. Analysis of medication-related malpractice claims: Causes, preventability, and costs. Arch Intern Med, 2002, 162:2414-2420.

Schneider PJ, Gift MG, Lee YP, et al. Cost of medication-related problems at a university hospital. Am J Health Syst Pharm, 1995, 52(21):2415-2418.

Thomas EJ, Studdert DM, Newhouse JP, et al. Costs of medical injuries in Utah and Colorado. Inquiry, 1999, 36:255-264.

◈ 差错管理/质量/预防和文化

Berwick DM, Leape LL. Reducing errors in medicine: It is time to take this more seriously. BMJ, 1999, 319(7203): 136-137.

Cohen MR. Cooperative approaches to medication error management. Top Hosp Pharm Manage, 1991, 11(Apr):53-65.

Cohen MR, Anderson RW, Attilio RM et al. Preventing medication errors in cancer chemotherapy. Am J Health-Syst Pharm, 1996, 53:737-746.

Cohen, MR. Medication naming, labeling, and packaging. Am J Health Syst Pharm, 2002, 59(9): 876-877, author reply 879.

Dang D, Feroli RE, Gill C, et al. Quest for the Ideal: A Redesign of the

Medication Use System. J Nurs Care Qual, 2007, 22(1): 11-19.

Frankel A, Graydon-Baker E, Neppl C, et al. Patient safety leadership walkrounds.Jt Com Qual Saf, 2003, 29: 16-26.

Goldspiel BR, DeChristoforo R, Daniels CE. Continuous-improvement approach for reducing the number of chemotherapy-related medication errors. Am J Health Syst Pharm, 2000, 57:S4-S9.

Henry TR, Azuma L, Shaban HM. Learning and process improvement after a sentinel event. Hosp Pharm, 1999, 34 839-844.

Hsia DC. Medicare quality improvement: bad apples or bad systems? JAMA, 2003, 289:354-356.

Hutchinson D. Getting to the bottom of a sentinel event. Am J Health Syst Pharm, 1999, 56(30):2031-2032.

Knudsen P, Herborg H, et al. Preventing medication errors in community pharmacy: frequency and seriousness of medication errors. Qual Saf Health Care, 2007, 16:291-296.

Kelly W, Rucker D. Compelling features of a safe medication-use system. Am J Health Syst Pharm, 2006, 63:1461-8.

Manasse HR. Pharmacists and the quality-of-care imperative. Am J Health Syst Pharm, 2000, 57(12): 1170-1172.

Meyer-Massetti C, Cheng CM, Schwappach DLB et al. Systematic review of medication safety assessment methods. Am J Health Syst Pharm, 2011, 68:227-240.

Myers CE. Medication misadventures: A policy of openness and learning. Am J Health Syst Pharm, 56 (9):863.

Nolan TW. System changes to improve patient safety. BMJ, 2000,

320(7237):771-773.

Ovretveit J, Bate P, Cleary P, et al. Quality collaboratives: lessons from research.Qual Safety Health Care, 2002, 11:345-351.

Ryan KD. Driving fear out of the medication-use process so that improvement can occur. Am J Health Syst Pharm, 1999, 56(17): 1765-1769.

Schneider PJ. Creating an environment for improving the medication-use process. Am J Health Syst Pharm, 1999, 56(17): 1769-1972.

Sirio CA, Segel KT, Keyser DJ, et al. Pittsburgh Regional Healthcare Initiative: A systems approach to achieving perfect patient care. Health Aff (Millwood), 2003, 22(5): 157-165.

Tucker LL, Cohen MR, Davis NM. Orientation teaching tool to prevent medication error. Hosp Pharm, 1994, 29(11):984,986-988,991.

差错、ADE与ADR的检测与上报

Betz RP, Levy HB. An interdisciplinary method of classifying and monitoring medication errors. Am J Hosp Pharm, 1985, 42(8): 1724-1732.

Cohen MR. Why error reporting systems should be voluntary. BMJ, 2000,320(7237): 728-729.

Colodny L, Spillane J. Toward increased reporting of adverse drug reactions. Hosp Pharm, 1999, 34:1179-1185.

Dean BS, Barber ND. A validated, reliable method of scoring the severity of medication errors. Am J Health Syst Pharm, 1999, 56(1):57-62.

Dunn EB, Wolfe JJ. Medication error classification and avoidance. Hosp Pharm, 1997, 32:860-865.

Edgar TA, Lee DS, Cousins DD. Experience with a national medication error reporting program. Am J Hosp Pharm, 1994, 51 (10): 13 35-1338.

Flynn EA, Barker KN, Pepper GA, et al. Comparison of methods for detecting medication errors in 36 hospitals and skilled-nursing facilities. Am J Health Syst Pharm, 2002, 59(5):436-446.

Handler S, Perera S, Olshansky EF, et al. Identifying modifiable barriers to medication error reporting in the nursing home setting. J Am Med Dir Assoc, 2007, 8:568-574.

Handler SM, Nace DA, Studenski SA, et al. Medication error reporting in longterm care. Am J Geriatr Pharmacother, 2004, 2(3): 190-196.

Rozich JD, Haraden CR, Resar RK. Adverse drug event trigger tool: a practical methodology for measuring medication related harm. Qual Saf Health Care, 2003, 12: 194-200.

Santell JP, Hicks RW, McMeekin J, et al. Medication errors: experience of the United States Pharmacopeia (USP) MEDMARX reporting system. J Clin Pharmacol, 2003, 43(7):760-767.

Savage SW, Schneider PJ, Pedersen CA. Utility of an online medication error reporting system. Am J Health Syst Pharm, 2005, 62(21):2265-2270.

Schneider PJ, Hartwig SC Use of severity-indexed medication error reports to improve quality. Hosp Pharm, 1994, 29(3):205-206,208-211.

人为因素

Gawron VJ, Drury CG, Fairbanks, RJ et al. Medical error and human factors engineering: Where are we now? Am J Med Qual, 2006, 21 (1):57-67.

Ginsburg G. Human factors engineering: A tool for medical device evaluation in hospital procurement decision-making. J Biomed Inform, 2005, 38(3):213-219.

Gosbee JW. Human factors engineering and patient safety. Qual Saf Health Care, 2002, 11:352-354.

Gosbee JW, Anderson T. Human factors engineering design demonstrations can enlighten your RCA team. Qual Saf Health Care, 2003, 12: 119-121.

Gosbee JW. Introduction to the human factors engineering series. Jt Comm J Qual Saf, 2004, 30(4):215-219.

Hellier E, Edwirthy J, Derbyshire N, et al. Considering the impact of medicine label design characteristics on patient safety. Ergonomics, 2006, 49(5-6):617-630.

Karsh BT, Holden RJ, Alper SJ, et al. Safety by design. A human factors engineering paradigm for patient safety: designing to support the performance of the health care professional. Qual Saf Health Care, 2006, 15:59-65.

Leape LL. "Smart" pumps: A cautionary tale of human factors engineering. Crit Care Med, 2005, 33(3):679-680.

Lin L, Vicente KJ, Doyle DJ. Patient safety, potential adverse drug events, and medical device design: A human factors engineering approach. J Biomed Inform, 2001, 34(4):274-284.

静脉用药安全

Adachi W, Lodolce AE. Use of failure mode and effects analysis in improving the safety of IV drug administration. Am J Health Syst Pharm, 2005, 62(9):917-920.

第十二章　重要的网站和其他资源

ASHP Reports. Proceedings of a summit on preventing patient harm and death from IV medication errors. July 14-15, 2008. Am J Health Syst Pharm, 2008, 65:2367-2379.

Eskew JA, Jacobi J, Buss WF, et al. Using innovative technologies to set new safety standards for the infusion of intravenous medications. Hosp Pharm, 2002, 37: 1179-1189.

Nicholas, PK. Toward Safer IV Medication Administration. Am J Neurosci, 2005, Supplement: 25-30.

Sanborn MD, Moody ML, Harder KA, et al. Second consensus development conference on the safety of intravenous drug delivery systems-2008. Am J Health Syst Pharm, 2009, 66: 185-192.

Schneider PJ. A review of the safety of intravenous drug delivery systems. Hosp Pharm, 1999, 34: 1044-1056.

公正文化

Connor M, Duncombe D, Barclay E, et al. Creating a fair and just culture: One institution's path toward organizational change. Jt Comm J Qual Patient Saf, 2007, 33(10):617-624.

Frankel AS, Leonard MW, Denham CR. Fair and just culture, team behavior, and leadership engagement: The tools to achieve high reliability. Health Serv Res, 2006, 41: 1690-1709.

Khatri N, Brown GD, Kicks LL. From a blame culture to a just culture in health care. Health Care Manage Rev, 2009, 34(4):312-322.

Smetzer JL, Cohen MR. Lessons from the Denver medication error/criminal negligence case: look beyond blaming individuals. Hosp Pharm, 1998, 33:640-657.

用药差错（开具处方、配药、给药）

Allan EL, Barker KN. Fundamentals of medication error research. Am J Hosp Pharm, 1990, 47:555-571.

Ashley ES, Kirk K, Fowler VG. Patient detection of a drug dispensing error by use of physician provided drug samples. Pharmacotherapy, 2002, 22: 1642-1643.

Barker KN, Flynn EA, Pepper GA, et al. Medication errors observed in 36 health care facilities. Arch Intern Med, 2002, 162: 1897-1903.

Bond CA, Raehl CL. Pharmacist assessment of dispensing errors: risk factors, practice sites, professional functions, and satisfaction. Pharmacotherapy, 2001, 21:614-626.

Bryony D, Schachter M, Vincent C, et al. Causes of prescribing errors in hospital inpatients: a prospective study. Lancet, 2002, 359: 1373-1378.

Cohen MR, Proulx SM, Crawford SY. Survey of hospital systems and common serious medication errors. J Healthcare Risk Manage, 1998, 18(1): 16-27.

Flynn EA, Barker KN, Carnahan BJ. National observational study of prescription dispensing accuracy and safety in 50 pharmacies. J Am Pharm Assoc, 2003, 43: 191-200.

Hasegawa GR. Responsibility for medication errors. Am J Health Syst Pharm, 1999, 56(3):215.

Kistner UA, Keith MR, Sergeant KA, et al. Accuracy of dispensing in a high-volume, hospital-based outpatient pharmacy. Am J Hosp Pharm, 1994, 51(22):2793-2797.

第十二章 重要的网站和其他资源

Kuiper SA, McCreadie SR, et al. Medication error in inpatient pharmacy operations and technologies for improvement. Am J Health Syst Pharm, 2007, 64(9):955-959.

Leape LL, Berwick OM. Five years after to err is human: What have we learned? JAMA, 2005, 293(19):2384-2390.

Lesar TS, Briceland L, Stein DS. Factors related to errors in medication prescribing. JAMA, 1997, 277(4):312-317.

Lesar TS, Lomaestro BM, Pohl H. Medication-prescribing errors in a teaching hospital. A 9-year experience. Arch Intern Med, 1997, 157(14): 1569-1576.

Lesar TS. Tenfold medication dose prescribing errors. Ann Pharmacother, 2002, 36: 1833-1839.

Manasse HR. Medication use in an imperfect world: drug misadventuring as an issue of public policy. Part 1. Am J Hosp Pharm, 1989, 46:929-944.

Manasse HR. Medication use in an imperfect world: drug misadventuring as an issue of public policy. Part 2. Am J Hosp Pharm, 1989, 46: 1141-1152.

Means BJ, Derewicz HJ, Lamy PP. Medication errors in a multidose and a computer-based unit dose drug distribution system. Am J Hosp Pharm, 1975, 32(2): 186-191.

Phillips J, Beam S, Brinker A, et al. Retrospective analysis of mortalities associated with medication errors. Am J Health Syst Pharm, 2001, 58: 1835-1841.

Prot S, Fontan JE, Alberto C, et al. Drug administration errors and their determinants in pediatric in-patients. Int J Qual Health Care, 2005, 17:381-389.

Santell JP, Kowiatek JG, Weber RJ, Hicks RW, Sirio CA Medication errors resulting from computer entry by non-prescribers. Am J Health Syst Pharm, 2009,

66:843-853.

Sellers JA. Too many medication errors, not enough pharmacists. Am J Health Syst Pharm, 2000, 15:57:337.

领导力、MSO与相关项目

Burgess LH, Cohen MR, Denham CR. A new leadership role for pharmacists:a prescription for change. Patient Saf, 2010, 6:31-37.

Kowiatek JG, Weber RJ, Skledar S, Sirio C. Medication safety manager in an academic medical center. Am J Health Syst Pharm, 2004, 61:58-64.

Mark S, Weber RJ. Developing a medication patient safety program: Infrastructure and strategy. Hosp Pharm, 2007, 42(2): 149-154.

Mark S, Weber RJ. Developing a medication patient safety program, part 2: process and implementation. Hosp Pharm, 2007, 42(3):249-254.

McCarthy ID, Cohen MR, Kateiva J, McAllister JC, Ploetz PA. What should a pharmacy manager do when a serious medication error occurs? A panel discussion.Am J Hosp Pharm, 1992, 49(16): 1405-1412.

Phillips MA. Institutionwide medication safety program. Am J Health Syst Pharm, 2003, 60(21):2198-200.

Rozich JD, Resar RK. Medication safety: one organization's approach to the challenge. JCOM, 2001, 8(10):27-34.

Sanks RJ. A pharmacy manager's perspective on a serious adverse drug event. Am J Health Syst Pharm, 1999, 56:907-909.

Schneider PJ. Five worthy aims for pharmacy's clinical leadership to pursue in improving medication use. Am J Health-Syst Pharm, 1999, 56:2549-2552.

Weeks WB, Bagian JP. Making the business case for patient safety. Jt Comm J Qual Saf, 2003, 29:51-54.

技术和自动化（CPOE、eMAR和自动发药机）

Bates DW. Using information technology to reduce rates of medication errors in hospitals. BMJ, 2000, 320(7237):788-791.

Bates DW, Teich JM, Lee J, et al. The impact of computerized physician order entry on medication error prevention. J Am Med Inf Assoc, 1999, 6:313-321.

Bates DW, Gawande AA. Improving safety with information technology. N Engl J Med, 2003, 348(25):2526-2534.

Bates DW, Leape LL, Cullen, et al. Effect of computerized physician order entry and a team intervention on prevention of serious medication errors. JAMA, 1998, 280(15):1311-1316.

Eskew JA, Jacobi J, Buss WF, et al. Using innovative technologies to set new safety standards for the infusion of intravenous medications. Hosp Pharm, 2002, 37:1179-1189.

Hammond J, Bermann M, Chen B, et al. Incorporation of a computerized human patient simulator in critical care training: a preliminary report. J Trauma, 2002, 53: 1064-1067.

Kaushal R, Bates DW. Information technology and medication safety: What is the benefit? Qual & Saf in Health Care, 2002, 11:261-265.

Schiff GD, Rucker TD. Computerized prescribing: building the electronic infrastructure for better medication usage. JAMA, 1998, 279(13): 1024-1029.

Schneider P J. Using technology to enhance measurement of drug-use safety.

Am J Health Syst Pharm, 2002, 59:2330-2332.

| 书籍 |

Aspden P, Wolcott JA, Boatman JL, et al., eds. Preventing Medication Errors. Washington, DC: National Academy Press, 2007.

Cohen MR, ed. Medication Errors. 2nd ed. Washington, DC: American Pharmaceutical Association, 2007.

Committee on Quality of Health Care in America, Institute of Medicine. Crossing the Quality Chasm: A New Health System for the 21st Century. Washington, DC: National Academy Press, 2001.

Cousins DD, ed. Advancing Patient Safety in U.S. Hospitals, Basic Strategies for Success. Rockville, MD: US Pharmacopeia, 2004.

Dekker S. The Field Guide to Understanding Human Error. Burlington, VT: Ashgate, 2006.

Joint Commission Resources. The Pharmacists Role in Patient Safety. Oakbrook Terrace, IL: Joint Commission Resources, 2007.

Kohn LT, Corrigan JM, Donaldson MS. eds. To Err Is Human, Building a Safer Health System. Washington, DC: National Academy Press, 2000.

Kirschling TE, ed. The Handbook on Storing and Securing Medications. 2nd ed. Chicago, Illinois: Joint Commission Resources, 2009.

Manasse Jr HR, Thompson KK, ed. Medication Safety: A Guide for Health Care Facilities. Bethesda, MD: American Society of Health-System Pharmacists, 2005.

McNeil MJ, ed. ASHP's Safety and Quality Pearls. Bethesda, MD: American Society of Health-System Pharmacists, 2008.

Phelps, PK, ed. Smart Infusion Pumps. Bethesda, MD: American Society of Health System Pharmacists, 2011.

Reason J, ed. Human Error. Cambridge: Cambridge University Press, 1990.

Saine DR, ed. ASHP's Safety and Quality Pearls 2. Bethesda, MD: American Society of Health-System Pharmacists, 2009.

Wachter, RM, Shojania KG. Internal Bleeding. New York: Rugged Land, 2004.

Zipperer L, Cushman S, eds. Lessons in Patient Safety. Chicago: National Patient Safety Foundation, 2001.

用药安全博客

博客通常包括评论和链接等功能，以提高用户的互动性。它们同博主的观点及知识库一样精妙。有些博客属于个人，有些则是机构网站的一部分。以下展示了一些与用药安全相关的博客示例：

- Jerry Fahrni, Pharmacy Informatics and Technology: http://jerryfahrni.com/category/medication-safety/
- ASHP Connect: http://connect.ashp.org/ASHP/ASHP/Blogs/Default.aspx
- Florence dot com: http://florencedotcom.blogspot.com/
- American Society of Medication Safety Officers blog: http://asmso.org/blog

术语表

认证（accreditation）：自愿过程，即医疗机构满足通过初始和定期审查确定的既定规范或标准的过程。

药品不良事件（adverse drug event，ADE）：用药造成的伤害事件。

药品不良反应（adverse drug reaction，ADR）：不可预防的药物特异质反应或其他不良反应（不是用药差错）。

不良事件（adverse event）：与患者使用医疗产品或医疗机构提供的照护或服务直接相关的不良事件。

警报疲劳（alert fatigue）：因存在大量意义不大或具干扰性的警报，医务人员倾向于忽视或不彻底审查信息系统中弹出的警报/警告信息。

平衡计分卡（balanced scorecard）：显示机构的使命和愿景并将其与战略目标联系起来的工具。

责备和培训文化（blame and train culture）：这种文化认为，只要受到适当的教育和激励，人们就不会在工作中犯错。潜在失效不在考虑范围之内。犯错是由于懒惰、玩忽职守或不胜任工作造成的，这导致犯错者受到责备和/或重新接受培训。

变革（change）：改变或引导到不同的方向。

共同原因分析（common cause analysis）：一种用于从多个事件的信息中

查找共同原因的技术，也称为汇总性根本原因分析。

计算机化医嘱录入（computerized provider order entry，CPOE）**系统**：由获得许可的独立从业人员或其他具有特定医嘱特权的医务人员（而不是临床或行政支持人员）直接将医嘱录入医疗系统的电子病历中；该系统可能包括或不包括与其他信息系统（如药房、检验室或放射科）的直接整合。

持续质量改进（continuous quality improvement，CQI）：系统性、有组织的方法用于持续改进流程以提供优质的服务和产品。

仪表盘（dashboard）：一种能使选定的指标或关键绩效指标"一目了然"的可视化显示模块，通常用于在相对本地化的层面跟踪单个计划、目标和目的［dashboard是商业智能仪表盘（business intelligence dashboard，BI dashboard）的简称——译者注］。

数据挖掘（data mining）：从管理和临床病历等大型数据库中提取有意义（有用且潜在可行的）的信息的过程（筛选大量数据，从中发现隐藏的有价值的材料）。

检测灵敏度水平（detection sensitivity level，DSL）：机构实际报告和识别的差错发生率。通过高差错报告率证明了高检测灵敏度水平。

终端用户（end-user）：技术产品的主要用户，通常是直接参与患者照护的一线员工。

差错捕获（error trap）：是FMEA的组成部分，寻求通过旨在检测差错的机制防错，排除可能导致差错混淆/混乱的备选方案或选择，防范可能导致或助长差错的举动，以及/或尽量减轻差错导致的后果。

失效模式与效果分析（failure mode and effects analysis，FMEA）：解决问题的工具，用于分析过程或系统以识别可能的失效模式和这些失效造成的潜在后果。

重点标准评估（focused standards assessment，FSA）：TJC为用户提供的在线工具；每年在组织实践和法规要求之间进行差距分析的过程，通过制订和完成行动计划来纠正缺陷，并采取成功指标来进行衡量。

FOCUS-PDCA循环：9步流程（发现—组织—阐明—了解—选择—计划—执行—检查—处理），强调工作团队、数据驱动分析、仔细规划、有组织地实施和结果衡量。

FDA药品监督系统：美国食品药品监督管理局安全信息和不良事件上报程序。

强制功能（forcing function）：一种设计特征，当用户使用该功能时，它能自动指导用户正确使用设备或流程，防止出错。

差距分析（gap analysis）：评估和比较两个项目之间差异的流程工具，通常用于比较实际绩效和期望绩效，并确定达到期望状态所需的操作步骤。

全面触发工具（global trigger tool）：IHI开发的一种工具，帮助识别不良事件。该工具的方法允许在审查病历时识别各种"触发器"，确定是否存在不良事件。触发器实例包括异常的检验结果、中止医嘱或施用解毒剂。

交接（handoff）：照护责任转移的过程；信息交互传递，允许交接者和接收者之间展开询问。

高可靠性组织（high reliability organization，HRO）：一个具有发生灾难性差错的高风险复杂性组织，但在长期保持高水平的安全性方面往往有着相当成功的记录。

高警示或高风险药品（high-alert or high-risk medications）：使用不当时，此类药品更可能对患者造成显著伤害。

事后认识偏差（hindsight bias）：评估错误者倾向于高估自己本来知道的以及他人在错误发生时应该知道的。

人为差错（human error）：在没有某些不可预见的事件干预的情况下，计划的行动未能达到预期目的。人为差错可进一步分为失误、疏忽和错误。

人为因素（human factors）："有关理解人类与系统中的其他元素之间相互作用的学科，以及应用理论、原理、数据和方法进行设计以优化人类福祉和整体系统绩效的专业。"

无意盲视（inattentional blindness）：执行任务的人看不到本应清晰可见的东西，事后也无法解释这种疏忽。

公正文化（just culture）：一种认识到系统对于错误的促成并关注行为选择和责任的文化。公正文化区分了可接受和不可接受的行为，将不安全的行为和公然无视大多数同行会遵守的安全程序区分开来。公正文化是总体安全文化的一个组成部分。

形似/音似药品（look-alike/sound-alike medications）：书面或口头上的药品名称相似，当其相互混淆时可能导致潜在有害的用药差错。

有意义的使用（meaningful use）：用于描述2009年颁布的《美国复苏和再投资法案》的一个组成部分的术语，该法案为实施了电子病历系统和各种医疗技术的特定级别和要素的医疗机构提供政府货币激励。

药物（medication）：按照TJC的规定，指任何处方药、药品样本、草药、维生素、营养制剂、疫苗或非处方药；用于诊断、治疗或预防疾病或其他异常情况的诊断剂和造影剂；放射性药物、呼吸治疗用药、肠外营养、血液制品和静脉注射溶液（注射用水、含电解质和/或药物）；以及FDA指定为药品的任何产品。该定义不包括肠内营养溶液（被认为是食品）、氧气和其他医用气体。

用药差错（medication error）：用药过程中的任何环节发生的差错；可能导致用药不当或患者伤害的任何可预防性事件。

防错措施（mistake/error-proofing）：实施故障安全机制以防止流程中出现差错；例如，自动取款机在流出现金之前会先行退出借记卡，以防止使用者忘记取卡。

美国国家用药差错上报及预防协调委员会（National Coordinating Council for Medication Error Reporting and Prevention，NCC MERP）：是由美国的27个国家级组织（如TJC、AHA）组成的独立机构，其使命是通过公开沟通、提升上报数量和推广用药差错预防策略，来最大程度地提高用药安全和对用药差错的认识。

临界差错（near miss）：指偶然或是通过用药过程中的检查制衡系统而被叫停或中断的差错过程，例如，经验丰富的执业者识别出差错并加以干预。类似术语包括侥幸脱险事件（close call）和幸免事件（good catch）。

非惩罚（non-punitive）：对报告错误（包括自我报告）的个人予以积极反馈而不是采用发现差错时进行惩罚的方法，这有助于形成鼓励公开交流差错的文化。

手动操作（override）：可根据患者信息调配药品的ADC的一项功能，它允许使用者（例如护士）在药师核验前获得药物。

患者安全组织（patient safety organizations，PSO）：根据《患者安全法》和《患者安全守则》在AHRQ注册并在列其中的实体机构，为涉及患者安全的信息提供隐私保护和特权保护。

PDCA循环：一种质量改进方法，包括"计划—执行—检查—改进"4项步骤，以规划、实施、评估和改进流程或系统。

法规（regulation）：政府强制要求遵守的规则。

改进要求（requirement for improvement，RFI）：指对认证调查过程中发现的不合规标准的引用，也称调查结果。

风险缓解策略（risk mitigation strategies）：用于避免系统失灵和预防差错的策略，既可用于解决当前问题，也可作为前瞻性策略。通常需要多种风险缓解策略来充分解决安全隐患。包括强制功能、自动化、双重核对以及对医务人员展开教育培训。

根本原因（root cause）：在一个事件序列中，任何明确的、若能避免就可防止该事件再次发生的确定的原因。必须具有明确的因果关系，一旦根除了该原因，便可防止事件再次发生。

根本原因分析（root cause analysis，RCA）：用于确定系统失灵的主要原因的系统化流程，其目标是确定根本原因并制订应对计划，防止不良事件再次发生或降低其再次发生的风险。

安全文化（safe culture）：是组织共同的价值观和信念，在一线员工和领导层之间形成持续改善和维护员工及患者安全的共同目标。在安全文化中，组织致力于持续改进和鼓励上报潜在的或实际的危害。

安全性（safety）：患者或其他人员（包括医疗执业者）在医疗干预（例如，用药或手术）和照护环境中的风险降低程度。安全风险可能源于任务的执行、物理环境的结构或医疗机构不可控的状况（如天气）。

警讯事件（sentinel event）：TJC定义为"涉及死亡或严重的身体或心理伤害的意外事件，或其带来的风险"。

模拟（simulation）：使用代表所选系统或流程的关键特征的模型，来模仿系统或流程的操作。

失误和疏忽（slips and lapses）：指行为与意图相背离的人为差错。失误是指所采取的行动偏离了意图。疏忽则指有行动意图，但忘记付诸行动。

涉众/利益相关者（stakeholder）：受流程影响或本身可能会影响流程的个人、团体或组织。

标准化（standardize）：消除变异和不规范，使其保持一致性。

标准（standards）：经协商一致确立并由公认机构批准的一套规则或原则，用于描述服务、系统或实践，从而达到一定的质量水平；在医疗行业中，特指为患者在安全的环境中提供安全的诊疗服务。

统计过程控制图（statistical process control chart）：用于检测流程随时间变化的统计图，是监控流程的持续稳定性的工具，并区分由常见原因或特殊原因（潜在可行）引起的流程变化。

超级用户（super-user）：指在使用特定技术方面接受过额外培训的个人，通常是终端用户，可作为经过培训或解决问题/排除故障的资源。

对称偏差（symmetry bias）：倾向于运用与结果的严重程度成正比的方式指责差错（也称严重性偏差）。

系统（system）：一组相互作用、相互关联或相互依赖的要素，它们在特定环境中协同工作，以执行实现系统目标所需的功能。

系统思维（systems thinking）：评估整个流程而不是某一特定部分，因为各部分间都是相互关联的。这种方法包括考虑所有可能会影响流程的人员。

分类学（taxonomy）：分类的实践和科学。NCC MERP是一个分类系统，用于描述和分析单个用药差错事件的详细信息。

团队章程（team charter）：定义团队的使命、范围、结构和目标的书面文件；用于向团队成员、组织领导和其他工作组传达团队的重点和方向。

追踪（tracer）：一种评估方法，使用医疗病历作为指导，跟踪患者在照护过程中的过渡，以评估是否符合标准。该方法也可用于评估药物管理流程和其他组织系统，以提供或评估患者照护。

单剂量（unit dose）：在特定时间给予特定患者的药品，按当时所需的确切剂量包装。

违规（violation）：违反规则、标准或安全操作规程的行为。违规行为可进一步分为优化性违规、必要性违规和常规性违规。

巡视（walk round）：协助领导层和一线员工进行讨论的工具，以便对所需的系统变革提高认识，促进建立安全环境的问责制，并支持用于未来的系统改进和资源分配的决策。

变通方法（workaround）：不遵循适当的规程而完成任务的方法、捷径，通常是在不消除问题的情况下绕过问题的创造性解决方案。

缩略语表

ACPE: Accreditation Council for Pharmacy Education	（美国）药学教育认证委员会
ADC: automatic dispensing cabinet	自动配药柜
ADE: adverse drug event	药品不良事件
ADR: adverse drug reaction	药品不良反应
ADT: admission, discharge, transfer	入院、出院和转院
AHA: American Hospital Association	美国医院协会
AHRQ: Agency for Healthcare Research and Quality	美国医疗研究与质量管理局
APPE: advanced pharmacy practice experience	高级药学实践体验
aPTT: partial thromboplastin time	部分凝血活酶时间
ASHP: American Society of Health-System Pharmacists	美国卫生系统药师协会
ASMSO: American Society of Medication Safety Officers	美国用药安全主管协会
BCMA: bar code medication administration	条形码给药系统
BCMSS: board certified medication safety specialist	委员会认证用药安全专家
BCMV: bar code medication verification	药品验证条形码

CBPPS: Certification Board for Professionals in Patient Safety	患者安全专业人员认证委员会
CCA: common cause analysis	共同原因分析
CCG: clinical care guideline	临床照护指南
CDC: Centers for Disease Control and Prevention	美国疾病预防控制中心
CDS: clinical decision support	临床决策支持
CE: continuing education	继续教育
CEO: chief executive officer	首席执行官
CI: criticality index	临界指数
CMS: Centers for Medicare & Medicaid Services	美国医疗保险与补助服务中心
CNO: chief nursing officer	首席护理官
CONT: contingent (accreditation)	临时（认证）
CoP: conditions of participation	参与条件
CPHQ: certified professional in healthcare quality	医疗质量认证专家
CPO: chief pharmacy officer	首席药房官
CPOE: computerized provider order entry	计算机化医嘱录入（系统）
CPPS: Certified Professional in Patient Safety	患者安全认证专家
CQI: continuous quality improvement	持续质量改进
CSG: clinical/service group	临床/服务组
DNVHC: Det Norske Veritas	挪威船级社（一家提供管理服务的国际机构）
DSL: detection sensitivity level	检测灵敏度水平
EBOS: evidence-based order set	循证医嘱集
EC: environment of care(TJC standards)	医疗环境（美国联合委员会标准）
ED: emergency department	急诊科
EHR: electronic health record	电子健康记录

EM: emergency management (TJC standards)	应急管理（美国联合委员会标准）
eMAR: electronic medication administration record	电子给药记录
EMR: electronic medical record	电子病历
EP: element of performance	绩效要素
EPA: Environmental Protection Agency	美国环境保护局
ESC: Evidence of Standards Compliance	标准合规性证据
FAQs: frequently asked questions	常见问题
FDA: Food and Drug Administration	美国食品药品监督管理局
FMEA: failure mode and effects analysis	失效模式与效果分析
FOCUS: find–organize–clarify–understand–select	发现—组织—阐明—了解—选择
FSA: focused standards assessment	重点标准评估
HAC: hospital acquired conditions	医院获得性疾病
HEN: hospital engagement network	医院信息交流联合体系
HFAP: Healthcare Facilities Accreditation Program	医疗机构认证计划
HR: human resources (TJC standards)	人力资源（美国联合委员会标准）
HRO: high–reliability organization	高可靠性组织
IC: infection control (TJC standards)	感染控制（美国联合委员会标准）
ICD: International Classification of Diseases	国际疾病分类
ICM: intracycle monitoring	周期内监测
IHI: Institute for Healthcare Improvement	美国医疗改进研究所
IID: intelligent infusion device	智能输液设备
IM: information management (TJC standards)	信息管理（美国联合委员会标准）

IOM: Institute of Medicine	美国医学研究所
ISMP: Institute for Safe Medication Practices	美国用药安全实践研究所
IT: information technology	信息技术
IV: intravenous	静脉
KSA: knowledge, skill, ability	知识、技能、能力
L & D: labor and delivery	分娩
LASA: look–alike/sound–alike	形似/音似
LD: leadership (TJC standards)	领导力（美国联合委员会标准）
LMWH: low molecular weight heparin	低分子量肝素
MAR: medication administration record	给药记录
ME: medication error	用药差错
MERP: medication error reduction plan; medication error reporting program	用药差错减少计划；用药差错上报程序
MM: medication management	药物管理
MOS: measure of success	成功指标
MS: medical staff (TJC standards)	医务人员（美国联合委员会标准）
MSC: Medication Safety Committee	用药安全委员会
MSDS: material safety data sheet	材料安全数据表
MSO: medication safety officer	用药安全主管
MUE: medication–use evaluation	用药评估
NAHQ: National Association for Healthcare Quality	美国国家医疗质量协会
NCC MERP: National Coordinating Council for Medication Error Reporting and Prevention	美国国家用药差错上报及预防协调委员会
NF: nonformulary	非处方集
NHS: National Health Service (U.K.)	英国国家医疗系统
NIAHO: National Integrated Accreditation for Healthcare Organizations	美国国家医疗机构综合认证

NICU: neonatal intensive care unit	新生儿重症监护病房
NIOSH: National Institute for Occupational Safety and Health	美国国家职业安全与健康研究所
NNP: neonatal nurse practitioner	新生儿执业护士
NPSA: National Patient Safety Agency (U.K.)	（英国）国家患者安全局
NPSF: National Patient Safety Foundation	美国国家患者安全基金会
NPSG: National Patient Safety Goals	美国国家患者安全目标
NQF: National Quality Forum	美国国家质量论坛
OR: operating room	手术室
OSHA: Occupational Safety and Health Administration	美国职业安全与健康管理局
P&T: Pharmacy and Therapeutics	药事与药物治疗
PC: provision of care, treatment and services (TJC standards)	照护、治疗和服务（美国联合委员会标准）
PDA: preliminary denial of accreditation	初步拒绝认证
PDCA: Plan–Do–Check–Act	计划—执行—检查—改进
PFA: priority focus area	优先关注领域
PGY1: postgraduate year one (residency)	第一年住院药师
PGY2: postgraduate year two (residency)	第二年住院药师
PI: performance improvement	绩效改进
PIS: pharmacy information system	药学信息系统
POA: plan of action	行动计划
POCT: point-of-care testing	床旁即时检测
PPMI: Pharmacy Practice Model Initiative	药房实践模式倡议
P/P: policy and procedure	政策和规程
PSO: patient safety organization; patient safety officer	患者安全组织、患者安全主管
PT: prothrombin time	凝血酶原时间

QI: quality improvement	质量改进
RC: record of care, treatment, and services (TJC standards)	照护、治疗和服务记录（美国联合委员会标准）
RCA: root cause analysis	根本原因分析
RCRA: Resource Conservation and Recovery Act	美国资源保护和回收法
REMS: risk evaluation and mitigation strategy	风险评估与缓解策略
RFI: requirement for improvement	改进要求
RI: rights and responsibilities of the individual (TJCstandards)	个人的权利和责任（美国联合委员会标准）
RRT: rapid response team	快速反应团队
RT: respiratory therapy	呼吸疗法
SAQ: Safety Attitudes Questionnaire	安全态度问卷
SBAR: situation, background, assessment, recommendation	状况、背景、评估、建议（一种沟通框架）
SCIP: Surgical Care Improvement Project	外科照护改善项目
SEA: sentinel event alert	警讯事件警报
SIG: Standards Interpretation Group	标准解读小组
SOD: severity–outcome–detection	严重程度—结果—检测
TJC: The Joint Commission	美国联合委员会
TPN: total parenteral nutrition	全胃肠外营养
UFH: unfractionated heparin	普通肝素
UHC: University Health–System Consortium	大学医疗系统联盟
USP: United States Pharmacopeia	美国药典
VANCPS: Veterans Affairs National Center for Patient Safety	美国退伍军人事务部国家患者安全中心
VBP: value–based purchasing	基于价值的购买
WT: waived testing (TJC standards)	免试（美国联合委员会标准）

Medication Safety
Officer's Handbook
用药安全主管

好书精选

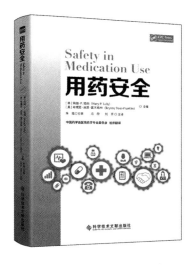

预计 20 个患者中有 1 个是由于其用药问题而被收治入院，100 个住院患者中就会有 1 个会由于住院期间的用药错误而受到医疗伤害。开具药品是最为常见的医疗干预手段，而药品安全则是所有医疗环境中与所有的医疗专业人士及其患者息息相关的。本书纵览了药品安全的理论与实践知识，总结了用于当地实践操作的国际文献和实用建议。每章都是由世界范围内的一到多位因其在该领域的成就地位被选出的专家撰写而成。本书涉及面很广，包含了用药流程的各种问题、理解和解决这些问题的方法手段，以及付诸实践的方式方法。

主　编：玛丽·P. 塔利（Mary P. Tully）
　　　　布莱尼·迪恩·富兰克林（Bryony Dean Franklin）
主　审：朱　珠
主　译：冯　欣　刘　芳
上市时间：2019 年 11 月

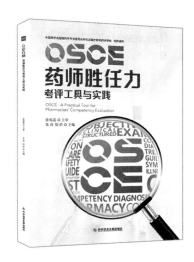

药师的胜任力需要通过系统培训并结合有效的实践来获得。本书通过 8 个领域、71 个案例全方位介绍了 OSCE 这一国际通行的新型实践技能考核评价体系在医药教育领域的应用，既适用于药学教学人员与教学对象，也适于广大医院的执业药师、家庭药师、医院管理者等各个群体。

主　编：朱　珠　陆　浩
主　审：张海莲
上市时间：2020 年 7 月

好书精选

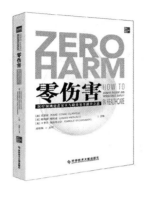

本书对医疗安全科学做了一次全方位的概述，结合大量医疗系统安全方面的真实案例，介绍了一系列具体的医疗安全循证解决方案。书中横向纳入了核能行业、航空业、制造业等行业可借鉴的成功实践经验，为医疗行业从业者实现"零伤害"目标提供了一站式参考。

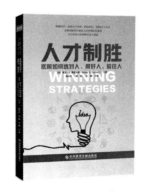

本书是凯文·S. 格罗夫斯博士过去 10 年与医疗机构合作循证继任者管理和人才培养策略的实践成果与经验总结。大部分数据来自他的医疗人才管理调查，旨在向高层领导团队提供明确有力的证据，证明人才管理和继任规划能力是投入重点。

书中包含了克利夫兰诊所、凯撒医疗、萨特医疗和美国 HCA 公司共计四家大型医疗集团的案例研究，向读者阐明了医疗机构实施人才管理战略以实现领导力健康发展的必要性，为医疗行业的人才培养实践提供了实用指导。

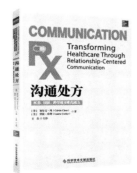

这本可以救人一命的实用书籍，包含了关于合作、培训、共同决策、反馈、冲突、多样性和跨等级沟通等多个章节。来自医疗行业沟通学会的强效处方，促进有效沟通，促使医务人员提供最高质量的医疗服务。本书还描述了一流机构开展的成功项目，可以帮助你改进所在组织的相关实践，并促进医疗行业的沟通更加健康。

好书精选

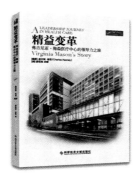

本书从内部视角讲述了一家世界领先的医疗机构如何将精益方法应用于医疗领域进行流程改善的故事。全书呈现了弗吉尼亚·梅森医疗中心在其 12 年流程改善的旅程中所汲取的经验教训和收获的最佳实践。

本书旨在帮助医疗领导者、医务人员和其他员工自觉地树立改变的信念，从而建立行之有效的管理系统，让所有人在日常工作中有章可循。本书提供了实施 LDM 系统四要素（LDM 看板、领导巡访、领导日常准则、精益项目）的实操指南。LDM 为领导者提供了直接方法来实现这一目标，并提升了他们将精益传播和部署到机构的其他领域并将其与战略联系起来的能力。

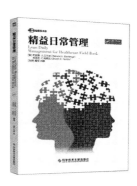

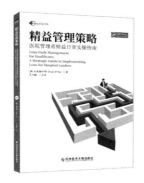

本书呈现了精益日常管理系统在医疗领域的应用，该系统可帮助打破员工、主管和领导层之间的壁垒，并赋予一线员工解决自身问题的能力。书中举例说明了实施精益日常管理的整个过程，并通过对医院不同服务领域如急诊、手术室和门诊以及出院时间、质量和患者满意度等方面的案例研究，解释说明了如何结合需要解决的问题以实现可衡量的实质性改进。

扫一扫,关注
健康界悦读微信公众号
获取书讯,优惠购书